Leitsymptom chronischer Unterbauchschmerz der Frau

Martin Sillem
Friederike Siedentopf
Sylvia Mechsner
(Hrsg.)

Leitsymptom chronischer Unterbauchschmerz der Frau

Interdisziplinär Klinisch Praxisorientiert

Springer

Herausgeber
Martin Sillem
Praxisklinik am Rosengarten
Mannheim
Deutschland

Friederike Siedentopf
Brustzentrum
Martin-Luther-Krankenhausbetrieb GmbH
Berlin-Grunewald
Deutschland

Sylvia Mechsner
Charite Universitätsmedizin
Endometriosezentrum Charité,
Klinik für Gynäkologie,
Berlin, Deutschland

ISBN 978-3-662-43668-4
ISBN 978-3-662-43669-1 (eBook)
DOI 10.1007/978-3-662-43669-1

Die Deutsche Nationalbibliothek verzeichnet diese Publikation in der Deutschen Nationalbibliografie; detaillierte bibliografische Daten sind im Internet über ► http://dnb.d-nb.de abrufbar.

Springer Medizin

Umschlaggestaltung: deblik Berlin
Fotonachweis Umschlag: © eyetronic / fotolia.com
Satz: Crest Premedia Solutions (P) Ltd., Pune, India

Gedruckt auf säurefreiem und chlorfrei gebleichtem Papier

Springer Medizin ist Teil der Fachverlagsgruppe Springer Science+Business Media
www.springer.com

Vorwort der Herausgeber

Frauen mit chronischen Unterbauchschmerzen ziehen im Verlauf ihrer Erkrankung oft zahlreiche Therapeuten zu Rate. Mit diesem Satz ist das zentrale Dilemma dieser Patientinnen umrissen. Die Intensität ihrer Beschwerden lässt ein »weiter so« nicht zu, der Verlauf ist langwierig und eine monokausale Ätiopathogenese die Ausnahme. Entsprechend führen Therapieansätze, die auf ein einziges Organ oder System gerichtet sind, oft nicht zu Beschwerdefreiheit. Damit kommt das Dilemma der Therapeuten ins Spiel.

Unsere systematische Ausbildung (Organmedizin, Facharztweiterbildung) ist hervorragend dazu geeignet, gut umschriebene Krankheitsbilder effizient zu behandeln. Idealerweise ist bekannt, welche Maßnahme in welcher Konstellation mit welchem »Level of Evidence« hilft und wir müssen sie lediglich fachgerecht umsetzen. Die Klarheit der Datenlage und der zu erwartende Erfolg befördern die ärztliche Hinwendung zur Patientin. Ein Paradebeispiel hierfür ist die Entwicklung der leitliniengerechten Therapie des Mammakarzinoms in den letzten Jahrzehnten.

Mit derselben Ausbildung nähern wir uns zunächst auch der Patientin mit Unterbauchschmerzen. Schnell sammeln wir beglückende Erfahrungen, wenn die antibiotische Therapie eines Harnwegsinfekts, die Marsupialisation eines Bartholin-Empyems oder die Beseitigung einer torquierten Ovarialzyste ein Problem quasi im Handumdrehen löst. Die zu Recht empfundene Befriedigung über unsere Rolle bei der Herbeiführung dieses Erfolgs kann dazu verführen, die Wirksamkeit der angewendeten Methoden zu generalisieren.

Leider sind **chronische** Unterbauchschmerzen und die von ihnen geplagten Frauen oft anders – die schnellen Erfolge sind die Ausnahme. Die resultierende Frustration, so absehbar sie ist, führt früher oder später zu einer erheblichen Belastung oder gar dem Ende der Arzt-Patienten-Beziehung. Im Ergebnis häufen sich bei den Betroffenen scheinbar nebeneinander stehende Diagnosen und bestenfalls stellt sich in einem langwierigen und kostenintensiven Prozess aus »trial and error« schließlich heraus, was Linderung bringt.

Auch das Gesundheitssystem ist so ausgelegt, dass monokausale Diagnose-Therapie-Sequenzen einzelner Organsysteme effektiv behandelt werden können. Ausführliche Anamnesegespräche, wiederholte Interventionen im Sinne der Psychosomatischen Grundversorgung, Nachforschungen über Vorbefunde oder das abwägende Konsil zwischen verschiedenen Fach- und Berufsgruppen sind dagegen zeitraubend und im EBM nicht abgebildet.

Alle diese Umstände entlassen uns aber weder aus der Verantwortung für die betroffenen Frauen, noch ist es realistisch zu hoffen, dass sich entsprechende gesundheitspolitische Veränderungen einfach umsetzen ließen.

Mit dem vorliegenden Buch möchten wir denjenigen, die in ihrer täglichen Arbeit mit dem Problem des chronischen Unterbauchschmerzes der Frau konfrontiert sind, ein praktisches Instrumentarium an die Hand geben. Die Autoren der einzelnen Kapitel nähern sich der Fragestellung vor dem Hintergrund ihrer jeweiligen Spezialisierung ganz unterschiedlich. Gemeinsam ist allen eine langjährige klinische Erfahrung, die dazu geführt hat, jenseits einzelner Diagnosen oder Therapieverfahren Muster zu erkennen, die sich miteinander decken, unabhängig von Methodik, theoretischem Hintergrund und Vokabular.

Ein Kapitel ist insofern besonders, als es die Sicht einer Patientin darstellt. Hilary Mantel, eine weltbekannte Schriftstellerin und zweimalige Trägerin des Booker Prize, ist selbst Schmerzpatientin (▸ Kap. 1). Sie schildert plastisch und wortgewandt, welche Rolle verschiedene Arten von Schmerz in ihrem Leben gespielt haben.

Wir hoffen, dass die vorgestellten Anamnese- und Untersuchungstechniken dabei helfen, das Problem der einzelnen Patientin mit vertretbarem Aufwand zu erfassen, notwendige Maßnahmen zu veran- und nutzlose zu unterlassen, sowie die Diagnosen und Therapien anderer Fach- und Berufsgruppen einzuordnen.

Schon der Patientin vermitteln zu können, dass man sie ernst nimmt und sich kümmert, ist ein entscheidender therapeutisch wirksamer Schritt, ihr Problem zu behandeln – selbst wenn eine vollständige Lösung desselben naturgemäß nicht immer auf Dauer erreicht werden kann.

Die Aufgaben, vor die uns Patientinnen mit chronischen Unterbauschmerzen stellen, sind anspruchsvoll, ihre Geschichten oft bewegend und die Behandlung kann, richtig angegangen, sehr befriedigend sein.

In diesem Sinne wünschen wir den Leserinnen und Lesern und den ihnen anvertrauten Patientinnen viel Erfolg bei der Anwendung der dargestellten Erkenntnisse.

Mannheim und Berlin im September 2014,

Die Herausgeber

Inhaltsverzeichnis

Autorenverzeichnis

Baessler, Kaven, PD Dr. med.
Beckenboden-Zentrum Charité
Charité Universitätsmedizin Berlin
Abteilung für Gynäkologie
Hindenburgdamm 30
12200 Berlin

Barmeyer, Christian, Dr. med.
Klinische Physiologie
Charité Universitätsmedizin Berlin (CBF)
Hindenburgdamm 30
12203 Berlin

Brandes, Iris, Dr. MPH
Institut für Epidemiologie, Sozialmedizin und Gesundheitssystemforschung
Medizinische Hochschule Hannover
Carl-Neuberg-Straße 1
30625 Hannover

David, Matthias, Prof. Dr. med.
Klinik für Gynäkologie
Charité Universitätsmedizin Berlin
Campus Virchow-Klinikum
Augustenburger Platz 1
13353 Berlin

Engelsing, Maria, Dr. med.
Frauenheilkunde, Homöopathie, Naturheilverfahren
Kirchgasse 3
83075 Bad Feilnbach

Häuser Winfried PD Dr.med.
Klinik für Innere Medizin 1 (Gastroenterologie, Hepatologie, Stoffwechsel- und Infektionskrankheiten, Psychosomatik)
Klinikum Saarbrücken gGmbH
Winterberg 1
66119 Saarbrücken

Hausteiner-Wiehle, Constanze, PD Dr. med.
Psychosomatischer Konsildienst, Unfallklinik Murnau
Klinik und Poliklinik für Psychosomatische Medizin und Psychotherapie der Technischen Universität München
Klinikum rechts der Isar
Langerstr. 3
81675 München

Junginger, Bärbel, PT, MT (OMT)
Beckenboden-Zentrum Charité Gynäkologie
Charité Universitätsmedizin Berlin
Abteilung für Gynäkologie
Hindenburgdamm 30
12200 Berlin

Kentenich, Heribert, Prof. Dr. med.
Fertility Center Berlin
Spandauer Damm 130, Haus 14
14050 Berlin

Mechsner, Sylvia, PD Dr. med.
Klinik für Gynäkologie
Charité Universitätsmedizin Berlin (Mitte)
Charitéplatz 1
10117 Berlin

Schäfer, Michael, Univ.-Prof. Dr. med.
Klinik für Anästhesiologie mit Schwerpunkt op. Intensivmedizin
Charité Universitätsmedizin Berlin
Campus Virchow Klinikum
Augustenburgerplatz 1
13353 Berlin

Siedentopf, Friederike, PD Dr. med.
Brustzentrum
Martin-Luther-Krankenhausbetrieb GmbH
Caspar-Theyß-Str. 27-31
14193 Berlin

Sillem, Martin PD Dr. med.
Praxisklinik am Rosengarten
Augustaanlage 7-11
68165 Mannheim

Ulrich, Uwe Andreas, Prof. Dr. med.
Klinik für Gynäkologie und Geburtshilfe
Brustzentrum (DKG)
Gynäkologisches Krebszentrum (DKG)
Endometriosezentrum
Martin-Luther-Krankenhausbetrieb GmbH
Paul Gerhardt Diakonie
Caspar-Theyß-Str. 27-31
14193 Berlin

Wie viel Schmerz ist zu viel Schmerz?

H. Mantel

M. Sillem et al. (Hrsg.), *Leitsymptom chronischer Unterbauchschmerz der Frau*,
DOI 10.1007/978-3-662-43669-1_1, © Springer-Verlag Berlin Heidelberg 2015

Vorbemerkung der Herausgeber
Hilary Mary Mantel ist eine englische Schriftstellerin, deren Themen sich von persönlichen Memoiren über Short Stories zu historischen Romanen und Aufsätzen erstrecken. Ihr wurde zwei Mal der Booker Prize verliehen. Dieser Literaturpreis wird jedes Jahr für den besten neu erschienen englischsprachigen Roman vergeben, der von einem Bürger des Commonwealth of Nations, Irland oder Simbabwe veröffentlicht wurde. Zur Einführung in die Thematik dieses Buchs eignet sich die Beschreibung ihrer Erlebnisse mit Schmerz sehr gut, da neben ihrer Sicht auf sich selbst als Patientin auch das Verhalten der Ärzte dargestellt wird (Übersetzung aus dem Englischen: M. Sillem).

Schon früh im Leben lernte ich, dass ein Schmerz fast immer mehr ist als nur ein Schmerz. Kleine Wellen verbreiten sich vom Nervensystem aus über das ganze Leben des Betroffenen. Wenn man sich den Zeh anstößt oder den Finger verbrennt, tut es zwar weh, es ist aber auch schnell wieder vorbei. Alles, was komplizierter ist – und besonders die Art von Schmerz, die immer wieder auftritt oder chronisch ist – hat einen Einfluss auf die Persönlichkeit des Patienten und seine Verbindung mit der Welt. Schmerz tritt nicht im Labor auf. Er widerfährt einem Individuum in einem kulturellen Kontext, in dem die Erfahrung des Individuums geformt wird. Was ein Schmerz ist und ob er für mich wichtig ist, ist nicht nur eine medizinische Frage.

Ich habe an drei schmerzhaften Erkrankungen gelitten: Gicht, Migräne und Endometriose. Wie ich diese Krankheiten erlebt habe, und wie mit ihnen umgegangen wurde, spricht Bände über die ärztliche Praxis und darüber, wie die Gesellschaft mit kranken Menschen umgeht.

Die meisten Menschen kennen Gicht aus einer Komödie; für diejenigen, die sie haben, ist die Krankheit furchterregend. Ich weiß noch gut, wie sie bei mir das erste Mal zuschlug, nämlich an meinem 45. Geburtstag – genau so, wie es in den Lehrbüchern steht, in den frühen Morgenstunden. Ich wachte auf und hatte den Eindruck, dass ich mir im Schlaf den Knöchel verstaucht hatte. Ich wusste nicht, was das war. Es tat für einige Stunden schrecklich weh, gegen Abend war alles vorbei. Der nächste Anfall folgte einige Wochen später, dieses Mal war es das Großzehengrundgelenk. So kannte ich die Gicht aus Karikaturen. Die junge Ärztin, zu der ich am nächsten Tag ging, beugte sich geschmeidig zu meinem Zeh hinunter – nichts hätte den Unterschied zwischen ihr und mir besser illustrieren können. »Ich glaube, es ist .... Gicht?« Ich glaube, sie zögerte, weil sie erwartete, dass ich sagen würde: »Gicht? Ich? Niemals!« Die Krankheit stigmatisiert, denn man bringt sie in Verbindung mit Trunkenbolden und Völlerei. Aber da war sie nun, schnell erkannt und schnell behandelt. Nach einigen Wochen war ich auf Allopurinol eingestellt und hatte kaum noch Anfälle. Ich war ebenso überrascht wie dankbar. Wenn ich sonst über Schmerz klagte, war ich gewöhnt, dass mir ein Arzt sagte, dass ich den Schmerz eigentlich gar nicht hätte und/oder dass ich mich damit abfinden müsse und dass alles sowieso nicht so schlimm sei, wie ich dachte.

Gicht kann man natürlich eindeutig erkennen. Außerdem, und das ist beklagenswert, befällt sie hauptsächlich Männer. Sie ist mit einigem kulturellen Ballast beschwert, man schämt sich ihrer auch, aber sie berührt nicht dieselben Fragen wie jene Schmerzen, die nur Frauen befallen, und die mit »verbotenen« Körperteilen zu tun haben. Und niemand würde zu einem Gichtpatienten sagen: »Vielleicht haben sie eine niedrige Schmerzschwelle.«

Man kann den Schmerz nicht so einfach von den Gefühlen trennen, die ihn umgeben. Furcht schärft den Schmerz, Hoffnungslosigkeit verstärkt ihn, Einsamkeit verlängert ihn, so dass Stunden wie Tage erscheinen. Der schlimmste Schmerz ist unerklärter Schmerz. Gicht ist erklärbar und auch sichtbar; das heiße und pochende Gelenk illustriert die innere Pathologie. Das ist nicht beängstigend – anders als ein Schmerz im Inneren des Leibes. Man hat den Schmerz, man ist nicht der Schmerz. Aber etwas treibt mich um, und in keinem der Patientenratgeber, die ich gelesen habe, wurde es erwähnt. Im Comic sitzt der Graf in seinem Sessel, den gewickelten Gichtfuß auf einem Schemel, die Zähne zusammengebissen, und von seinem Krönchen strahlen Linien ab, die den Stress darstellen. Wer an Gicht leidet, fühlt sich zutiefst verwundbar. Kommt ein Haustier oder ein Kleinkind in die Nähe, läuft es Gefahr, zertrampelt zu werden. Der Leidende ist in höchstem Maße wachsam und streitlustig. Was mir auffällt, ist, dass (zumindest in meinem Fall) der

Groll vor dem Schmerz kommt: Eine Welle starken, prädiktiven, unsinnigen Gefühls, welches ich sonst nie verspüre. Zum Glück verschwindet es mit dem Anfall – und Gichtkranke randalieren ohnehin nicht auf der Straße.

Meine Erfahrung mit Endometriose erstreckt sich fast auf mein gesamtes bisheriges Leben. Den Schmerz und das Elend meiner ersten Monatsblutung werde ich nie vergessen. Als Teenager litt ich fürchterlich, aber ich wagte es nicht, das Thema bei unserem vertrockneten alten Hausarzt anzusprechen, der sich auch um die Nonnen meiner Klosterschule kümmerte, und der entsetzt gewesen wäre, wenn ein junges Mädchen irgendetwas unterhalb ihrer Gürtellinie erwähnt hätte.

Menstruationen waren nichts, was man unter jungen Mädchen besprach. Damals, in den späten 1960ern, waren wir in einem Kulturwandel gefangen. Ein paar Jahre vorher wäre eine Schülerin wie ich eine Woche pro Monat vom Sport freigestellt gewesen. Aber jetzt hieß es, Menstruation sei keine Krankheit und man sollte weitermachen als würde nichts geschehen. Für die meisten jungen Frauen ist das völlig in Ordnung, für mich war es das nicht. Ich verlor sogar das Vertrauen in meinen eigenen Schmerz; ich dachte, ich wäre weichlich. Meine Mutter hätte nie erlaubt, dass ich alleine zum Arzt gehe und da sie solche Sorgen nie gehabt hatte, erschien ihr die ganze Sache trivial. Bedauerlicherweise waren in meiner langen Laufbahn mit dieser Erkrankung weibliche Ärzte für mich keineswegs hilfreicher als männliche. Ihre Einstellung war: »Ich bin eine Frau, also weiß ich Bescheid; sie machen Theater um etwas, das wir alle aushalten müssen«. Als ich 18 wurde, begann ich die Pille einzunehmen und meine Regelschmerzen wurden erträglicher. Als ich anfing an anderen, kräftezehrenden Symptomen zu leiden – Schmerzen in den Beinen, Übelkeit, Erschöpfung – kam ich nicht auf die Idee, es könnte etwas Gynäkologisches sein. Ich fing an, Hilfe zu suchen, als ich 19 war, aber die Ärzte des Gesundheitsdienstes für Studenten hörten nicht richtig zu. Niemand empfahl, dass ich Buch führen sollte. Niemand untersuchte mich je körperlich. Mir wurde gesagt, ich sei neurotisch.

Als ich eine junge berufstätige Frau war, wandte ich mich an meinem Hausarzt um Hilfe. Allerdings klagte ich bei ihm hauptsächlich über andauernde Müdigkeit und ich gebe zu, dass dieses Symptom so wenig fassbar ist, dass es für jeden Arzt schwierig ist, damit umzugehen. Ich wurde auf Anämie untersucht, aber ich war nicht anämisch, und ab da war ich abgeschrieben. Mir wurden Beruhigungsmittel und Antidepressiva angeboten. Als ich 24 war, setzte ich die Pille ab. Mir wurde klar, dass die unterschiedlichen und verwirrenden Symptome etwas mit meinem Zyklus zu tun hatten, und ich fragte mich, ob daran die Pille schuld sei. So wie ich es heute verstehe, hat sie die Erkrankung wohl hinausgeschoben. Mein Schmerz wurde rasch sehr viel schlimmer: Es waren die Art von Schmerzen, unter denen man sich krümmt und die einem die Luft nehmen.

Ein neuer Arzt in einem neuen Land bot mir Hilfe an. »Meine Liebe«, sagte er, »Sie brauchen nicht so zu leiden«; ich weinte fast. Er war der erste Doktor, der mir mit Freundlichkeit begegnete und nicht mit Hohn und Verachtung. Er gab mir ein wirksames Schmerzmittel und 2 Jahre lang ging es mir besser. Natürlich hätte er fragen sollen: »Warum haben sie diese Schmerzen?«. Obwohl er sah, dass ich Hilfe brauchte, nahm er an, dass es ein »normaler Schmerz« war, und dass es genügen würde, ihn zu erleichtern. Mit 27 las ich zum ersten Mal etwas über Endometriose und bemerkte, dass die Beschreibung im Lehrbuch auf mich zutraf. Die Befriedigung darüber, Recht gehabt zu haben, war schnell verflogen, denn bei der darauf folgenden Operation fand man einen ausgedehnten Befall in meinem Becken. Dies führte zum Verlust meiner Gebärmutter und Eierstöcke. Mir wurde gesagt, ich sei nun geheilt. Dies war nicht der Fall. Ich weiß nun, dass Endometriose nicht so leicht auszurotten ist. Es reicht nicht herauszunehmen, was ins Auge fällt. Es braucht einen spezialisierten Operateur mit Zeit und Geschick.

Als ich 2 Jahre später wieder Schmerzen bekam, wiederholte sich das traurige Spiel. Ich könnte diese Schmerzen nicht haben, wurde mir gesagt. Ich war doch operiert worden, oder? Hatte man mir nicht gesagt, dass Endometriose nicht nachwächst? Es stellte sich heraus, dass auch mein Darm schwer befallen war. In den Jahren danach musste ich auch mit einem Dominoeffekt, ausgelöst durch den Verlust meiner Eierstöcke, zurechtkommen. Eine Schilddrüsenschwäche war voraussehbar, obwohl sie über Jahre ignoriert wurde, da »Ihre Blutwerte unauffällig sind«. Es interessierte niemanden, dass ich dick war, immer fror und mein Haar und mein Gedächtnis Lücken aufwiesen. Ich war geheilt. Erst eine private Konsultation bei einem Endokrinologen führte aus diesem Teufelskreis heraus.

Aber das ist eine andere Geschichte. Mittlerweile war ich besser informiert und ich durchschaute den Prozess, durch den mein Empfinden ignoriert wurde. Mir wurden Medikamente gegen die verbleibende Endometriose verabreicht, diese hatten allerdings beunruhigende Nebenwirkungen und funktionierten auch nicht besonders gut. Mitte der 1980er Jahre entschied ich mich, mit dem Schmerz zu leben. Es half mir enorm, dass sich in dieser Zeit eine Gruppe von Betroffenen gebildet hatte, und dass man als Laie leichter an Informationen heran kam. Ich erlernte Autogenes Training, was dazu führte, dass ich den Schmerz auf seinen Ursprungsort begrenzen konnte, anstatt zuzulassen, dass sich mein ganzer Körper verspannte und alles weh tat.

So schlug ich mich mit Schmerzattacken verschiedener Schweregrade durch – bis vor Kurzem. Manchmal fragte ich mich in einer fremden Stadt, ob ich mich in die nächste Notaufnahme begeben sollte. Dies führt zu den Fragen, die ich mir nie beantworten konnte: Wie viel Schmerz ist zu viel Schmerz? Wann weiß man, wann es gefährlich wird? Woher weiß man, ob ein solcher Gleichmut bewundernswert oder lächerlich ist? Wie erkennt man einen Notfall? Tag für Tag verschaffte ich mir Erleichterung durch frei verkäufliche Medikamente. Das tägliche Leben war hart, weil mein Bauch sich so unberechenbar benahm. Vielleicht fragen Sie sich, warum ich die Hilfe nicht dringender eingefordert habe. Aber ein Mensch mit Schmerzen ist kein leeres Gefäß, das vorübergehend mit einer Sinneserfahrung gefüllt wird, die wie Wasser ausgeleert werden kann und keine Spuren hinterlässt. Schmerz verändert uns. Es braucht mehr als eine Tablette, um diese Veränderung rückgängig zu machen oder zu behandeln.

Es war mir immer klar, dass sich mein Zustand unter Stress verschlechterte und ich wusste dass, wenn ich dieses zugab, der Stress für alles verantwortlich gemacht werden würde und dass mein beruflicher Erfolg (das Einzige woran ich mich klammern konnte) so aussehen würde wie ein Aspekt meiner Erkrankung. Außerdem begann jeder Besuch bei jedem Arzt mit einem Vortrag über mein Gewicht. Da ich oft nicht essen konnte und da ich ursprünglich als Folge der Endometriosebehandlung zugenommen hatte, fand ich das unerträglich – ehrlich gesagt noch weniger erträglich als den Schmerz selbst.

Letzten Endes führte mein Gewichtsproblem in die Krise. Über 6 Monate nahm ich Reductil unter ärztlicher Aufsicht. Ich verlor sehr wenig Gewicht und handelte mir dafür eine unbehandelbare Verstopfung ein. 2010 ging ich zu einem Chirurgen, der mir sagte, ich hätte Divertikulitis und müsste rasch operiert werden. Auf den Röntgenbildern sah man nichts Ungewöhnliches, es wurde ein Routineeingriff angesetzt. Stattdessen entwickelte sich ein 8-stündiger Marathon, in dessen Verlauf der Chirurg die Verwachsungen löste, welche die Endometriose hinterlassen hatte. Zwar war es schon eine Weile her, dass die Erkrankung aktiv gewesen war, aber was mir weh tat, war die Zerstörung, die sie hinterlassen hatte. Die Genesung von der Operation war kompliziert und verlängert, aber nun hatte ich zum ersten Mal seit Kindertagen fast kein Bauchweh mehr. Die Veränderung in meinem Leben vollzog sich schrittweise und ich muss mit meinem Körper sehr vorsichtig umgehen, da ich nun mit einigen anderen Krankheiten zurechtkommen muss. Aber ich habe keine Angst mehr.

Leider hat sich seit meinen Teenagertagen bei der Diagnose der Endometriose nicht viel getan. Immer noch höre ich Geschichten, die wie meine klingen, obwohl sie zum Glück meist nicht so desaströs enden. Die Krankheit ist schwer zu diagnostizieren und zeigt sich in einer verstörenden Vielfalt von Erscheinungen. Der Schlüssel ist wie immer das Zuhören und dann die Vermittlung von Informationen und die Darstellung der verschiedenen Optionen, denn diese Krankheit wirkt sich auf Fruchtbarkeit, Karriere und das Familienleben aus. Was dem Arzt die beste Lösung zu sein scheint, mag nicht der beste Weg für die individuelle Patientin sein. Dann, nach Diagnose und Behandlung, braucht die Betroffene immer noch Hilfe, sowohl Schmerzmanagement als auch psychologische Unterstützung und vor Allem, wie bei so vielen Krankheiten, braucht die Betroffene eine Möglichkeit – ja geradezu eine Erlaubnis – über Schmerzen zu reden, ohne das Gefühl zu bekommen, es mangele ihr an moralischer Stärke, sie übertreibe oder würde irgendwie gegen ihre Weiblichkeit rebellieren.

Ich fing an, unter Migräne zu leiden, als ich 18 Jahre alt war. Sie kam als eine Art Nachfolgerkrankheit, ein Ersatz für etwas, das mich während meiner Kindheit geplagt hatte. Meine Familie leidet unter verschiedenen Allergien. In meinem Fall hörte der allergische Schnupfen auf und die Migräne fing an. Das konnte eigentlich kein Zufall sein. Meine Mutter leidet unter Migräne, aber mir fiel zunächst nicht auf, dass ich die gleichen Beschwerden hatte wie sie. Ich dachte, Migräne sei einfach nur ein schlimmer Kopfschmerz. Ich wusste nicht, wie unterschiedlich die Symptome sein können. Ich kam damit zurecht – mit frei verkäuflichen Schmerzmitteln und indem ich sorgfältig mit mir selbst umging; indem ich z. B. lernte dass Hungern und Schlafentzug die Gefahr eines Anfalls erhöhten und indem ich schließlich lernte, die Warnzeichen zu deuten und eine Vermeidungsstrategie durch Ruhepausen, wenn möglich, zu entwickeln.

Vor einigen Jahren, als das Muster der Schmerzen hartnäckiger wurde und der Umgang mit ihnen schwieriger, wurde ich zu einem Neurologen überwiesen. Die Stunde, die ich bei ihm verbrachte, wird mir als leuchtendes Beispiel ärztlichen Handelns immer im Gedächtnis bleiben. Die Art, wie er die Krankengeschichte erfragte, war so strukturiert, so gründlich, so umfassend, dass ich zum ersten Mal das Gefühl hatte, jemand hörte meinem Schmerz zu. Die Konsultation als solche war therapeutisch. Am Ende bot er mir 3 Optionen an. Ich entschied mich dafür, die Einfachste auszuprobieren und sie funktionierte. Auf diese Weise habe ich eine etwa 75%ige Erfolgsrate in der Abwehr einer Schmerzattacke und mit dem Rest kann ich, glaube ich, leben.

Heutzutage ist Migräne für mich weniger eine Pathologie als vielmehr eine Art, sein Leben zu leben. Manchmal habe ich das Gefühl, mein Kopf explodiert gleich im Angesicht eines unkontrollierbaren Überflusses an Kreativität oder nachdem ich mich zu einem Kraftakt an Empathie habe hinreißen lassen. Dann sorgt mein Körper dafür, dass ich mich an einen dunklen und stillen Ort zurückziehe, wo mein Gehirn von Siedetemperatur auf ein leichtes Köcheln abkühlen kann. Ich weiß, dass Migräne ein Teil meiner inneren Ökonomie ist. Durch die Migräne kann ich besser mit mir selber haushalten. Mein Prodromalsyndrom zieht sich schier endlos hin – eine Aura, die fast eine Woche anhalten kann, bevor der eigentliche Schmerz auftritt. Und manchmal, wenn ich selbst und nicht andere Leute meinen Zeitplan bestimmen, löst sich die Aura auf und der Anfall vergeht ohne Krise. Ich glaube, Familienangehörige und Freunde von Betroffenen verstehen nicht, wie viele Gesichter die Migräne hat. Sie denken »klar, entweder hat man Kopfweh oder man hat keins«. Das Konzept eines »Vorkopfschmerzes« ist schwer zu begreifen, bis man es einmal erlebt hat. Bis ich Oliver Sacks' Buch »Migräne« gelesen hatte, war mir nicht klar, wie vielfältig und individuell die Manifestationen einer Aura sein können. Wissen ist Macht, dies gilt insbesondere für einen Patienten, und ich fühlte mich nach der Lektüre dieses Buches bestärkt. Migräne-Aura wird oft mit Begriffen von Sehstörungen beschrieben. Aber diese Phänomene halten üblicherweise nur sehr kurz an und man erkennt sie auch leicht. Subtiler und komplexer sind die Störungen des Denkens und Fühlens: »Alpträume« im Schlaf- und Wachzustand, anhaltende Episoden von »déjà vu«, die unheimliche Illusion, man sei in einem leeren Raum nicht allein. Nachdem ich einmal begriffen hatte, dass diese Merkwürdigkeiten Teil der Erkrankung sind, konnte ich mich damit abfinden.

Zwei Dinge treiben mich weiterhin um, aber sie haben nichts mit mir selbst zu tun. Das Eine ist unser Verständnis und die Behandlung chronischer Schmerzen. Wenn ich für ein Gesundheitssystem verantwortlich wäre, würde ich Aufmerksamkeit und Ressourcen auf das Thema Schmerzmanagement richten, damit die Patienten körperlich und beruflich aktiv bleiben und um sie aufzufangen, bevor sie in ein Muster chronischen Leidens fallen – bevor der Schmerz ihre Persönlichkeit und ihren Intellekt zersetzt.

Das Andere, was mir Sorgen bereitet, sind die Ärzte und Pflegekräfte, die sich um Patienten mit Schmerzen kümmern müssen. Ich stelle mir vor, dass diese Arbeit deprimierend und beunruhigend ist, es sei denn, man ist gut ausgebildet und wird gut unterstützt. Manchmal wirken Mediziner abgestumpft und ich frage mich oft, ob sie erstarrt sind, weil sie Angst haben. Menschen, die leiden, haben oft eine Aura von Unnahbarkeit. Sie wirken abgeschnitten, nach innen gewandt und vertieft in ihre inneren Erfahrungen. Schmerz erfordert eine besondere Art der Konzentration und man fühlt sich im Angesicht der Andersartigkeit des Patienten oft hilf- und nutzlos. Therapeuten sollten ihre eigenen Ressourcen an Persönlichkeit und professionellem Wissen mobilisieren und die Angst ebenso wie den Schmerz ansprechen: Um wohlüberlegte Beruhigung, Information und Hoffnung zu vermitteln.

Einführung, Historische Grundlagen, Epidemiologie, Differenzialdiagnose

F. Siedentopf

M. Sillem et al. (Hrsg.), *Leitsymptom chronischer Unterbauchschmerz der Frau*,
DOI 10.1007/978-3-662-43669-1_2, © Springer-Verlag Berlin Heidelberg 2015

2.1 Einführung, Historische Grundlagen

Die uneinheitliche Definition des chronischen Unterbauchschmerzes spiegelt letztendlich den Umstand wider, dass dieses Krankheitsbild in der Vergangenheit unterschiedlich beschrieben und beurteilt wurde. Artner dokumentierte Anfang der 1980er Jahre, dass über 150 Synonyme für den chronischen Unterbauchschmerz existieren (Richter 1999). Die Häufigkeit des Auftretens der entsprechenden Symptomatik in der weiblichen Bevölkerung macht verständlich, dass sich Wissenschaftler in aller Welt frühzeitig mit der Ursachenforschung beschäftigten.

Einen Überblick über die historische Entwicklung des Krankheitsbildes gab Prill 1964. Danach leitete Morgagni 1761 die Unterbauchschmerzen vom vermeintlichen Sitz der »Hystera« in der Gebärmutter ab. In der 1855 aufkommenden Ära der Virchow'schen Zellularpathologie favorisierte man die lokale entzündliche Genese, obwohl der Nachweis verursachender Entzündungsherde nicht erbracht werden konnte. In dieser Zeit beginnen die Mediziner, zwischen Patientinnen mit und ohne Organpathologie zu unterscheiden (Garrigues 1894, Herman 1898, Robert 1851). Diese Dichotomisierung setzt sich hinsichtlich des Krankheitsbildes des chronischen Unterbauchschmerzes teilweise noch bis in die heutige Forschung fort.

Freud beschrieb 1903 eine »Parametritis posterior chronica« im Zusammenhang mit einer Dysmenorrhoe. Nach 1920 wurden hormonelle Zusammenhänge mit einer Osteomalazie diskutiert. Die damals schon häufig beobachtete Begleitsymptomatik in Form von Sexual-, Verdauungs- und Kreislaufstörungen sowie auftretenden Kopfschmerzen und Dysmenorrhoe deutete auf eine allgemeine Funktionsstörung hin, die »Spasmophilia genitalis«. In den 1940er Jahren postulierte Taylor ein Congestion-Fibrosis-Syndrom mit nachfolgenden organischen Veränderungen (Taylor 1949). Er vermutete eine Störung des autonomen Nervensystems, die durch psychische Faktoren beeinflusst wird. Biografische Untersuchungen seinerseits lieferten Hinweise auf eine Reifungsstörung bei kindlicher Deprivation, die zu einer neurotischen Fehlhaltung und Symptombildung, insbesondere bei einer sogenannten »stressful-life-situation«, führen kann. 1951 kam man auf dem Bad Pyrmonter Gynäkologenkongress zu der Übereinkunft, dass ursächlich psychogene und soziale Faktoren bei der Ausbildung dieses allgemein vegetativen Syndroms in Betracht kommen (Prill 1964).

Die **Untersuchung psychosozialer und sozialwissenschaftlicher Komponenten** gewann damit in den nächsten Jahrzehnten zunehmend an Bedeutung. In den 1980er Jahren vermutete Molinski als Ursache der Beschwerden eine larvierte Depression (Molinski 1982). Er bezieht sich in seinen Ausführungen allerdings nur auf Schmerzpatientinnen, bei denen kein organisch-pathologischer Befund erhoben werden konnte. Zu diesem Schluss kommen auch Magni et al. (1984, 1986). Die Autoren untersuchten Patientinnen mit und ohne organische Schmerzursachen und verglichen sie mit einer asymptomatischen Kontrollgruppe. In jedem Arm der Studie befanden sich 30 Patientinnen. Für die Patientinnen ohne organische Ursache fanden sich im Zung »Self-Rating Depression Scale« (SDS) höhere Werte. Im Vergleich zur Kontrollgruppe erreichten beide Gruppen von symptomatischen Patientinnen höhere Werte für eine Somatisierung. In Deutschland wurden von Richter, Molinski, Nijs und Dmoch in den 1980er Jahren therapeutische Konzepte entwickelt, die sich die psychosomatischen Erkenntnisse zunutze machten (Richter u. Stauber 1990). Es wurde mit regelmäßigen Gesprächsterminen gearbeitet, die bei der somatisierenden Patientin eine »psychosomatische Umschaltung« erreichen sollten. Es fehlten hier jedoch kontrollierte Studien, die die Wirksamkeit des Vorgehens belegten. Frühe, weitgehend deskriptive Studien verfolgten den klassischen psychoanalytischen Ansatz, dass die Schmerzsymptomatik Ausdruck unbewusster Konflikte sei. Diese Sichtweise wurde weitgehend verlassen (Fry et al. 1997). Eine französische Arbeit von 1981 interpretiert den Unterbauchschmerz als Abwehrmechanismus (Maruani u. Atlan 1981).

Die bisherige wissenschaftliche und klinische Herangehensweise wird von vielen Autoren kritisiert. McGowan et al. interviewten telefonisch 75 Hausärzte in Großbritannien, um etwas über angewandte Diagnostik und Behandlungsstrategien beim chronischen Unterbauchschmerz zu erfahren (McGowan et al. 1999). Es stellte sich heraus, dass die Herangehensweise, die bei organischer Basis der Beschwerden eher einheitlich war, sehr variabel wurde bei Patientinnen, deren Schmerzursache nicht organisch war. Daher wird zunehmend eine **multimodale Betrachtungsweise** unter Einbeziehung verschiedener Faktoren favorisiert. Beispielsweise propagieren Savidge und Slade (1997) in einem Review ein integratives biopsychosoziales Modell, welches auch Erkenntnisse anderer, insbesondere psychologisch-psychiatrischer Fachgebiete berücksichtigt. Auch Grace fordert in ihren Veröffentlichungen zu den sozialwissenschaftlichen Hintergründen des chronischen Unterbauchschmerzes, die Dichotomisierung des Krankheitsbildes endgültig zu verlassen und ein integratives Modell zu erarbeiten (Grace 1998; Grace 2001).

Eine weitere theoretische Grundlage zur Entstehung einer somatoformen Schmerzstörung ist die **Bindungstheorie**. Sie wurde von J. Bowlby begründet und in den letzten 25 Jahren weiter entwickelt sowie intensiv beforscht. Von der Bindungsforschung gehen wichtige Impulse zum Verständnis von chronischen Schmerzen aus. Zentral in der Behandlung von chronischen Schmerzpatienten ist die Arzt-Patienten-Beziehung. Die Herstellung einer vertrauensvollen Beziehung zum Arzt kann bei Patientinnen vom unsicheren oder desorganisierten Bindungstyp paradoxerweise einen erheblichen Stressfaktor darstellen. Der Behandlungsauftrag, den Schmerz zu behandeln, ist damit verbunden, sich anzuvertrauen. Dies bedeutet u. a. aber auch die Aufgabe von Kontrolle und stellt eine Situation dar, die in der Kindheit immer wieder verletzt, entwertet oder missbraucht wurde. Schmerzen und damit jede aktuelle Beziehungserfahrung mit dem Arzt bedeutet somit unvermeidbar eine Aktivierung des Stresssystems und es gilt, diesen Circulus vitiosus zu unterbrechen.

2.2 Epidemiologie und Definition

Eine große Problematik bei der Erhebung epidemiologischer Daten im Hinblick auf den chronischen Unterbauchschmerz der Frau ergibt sich aus der Tatsache, dass derzeit keine internationale allgemeingültige Definition bezüglich dieses Krankheitsbildes vorliegt. So ist es aufgrund der derzeit vorliegenden Datenlage nicht möglich, die Prävalenz des chronischen Unterbauchschmerzes für die Gesamtbevölkerung abzuschätzen, da sich die meisten Studien auf einzelne Symptomenkomplexe und spezifische Krankheitsursachen beziehen. Insgesamt wird jedoch davon ausgegangen, dass die Prävalenz des chronischen Unterbauchschmerzes bei Frauen weit höher liegt als gegenwärtige Studien darstellen.

In einer 2006 veröffentlichten epidemiologischen Studie der WHO wurden mittels international umfangreicher Literaturrecherche erstmals die Daten zur weltweiten Prävalenz zusammengefasst (Latthe et al. 2006). Allerdings wurden auch hier die relevanten 178 Publikationen mit einer betrachteten Patientinnenzahl von über 450.000 drei unterschiedlichen Symptomenkomplexen des chronischen Unterbauchschmerzes zugeordnet. Diese umfassten zyklische Beschwerden im Rahmen einer Dysmenorrhoe, chronische Dyspareunie und nichtzyklische Schmerzen im Unterbauch. Die ermittelten Publikationen zum chronischen Unterbauchschmerz wurden diesen drei Gruppen zugeordnet und die Daten wurden in den einzelnen Gruppen getrennt analysiert. Die Prävalenzdaten der einzelnen Veröffentlichungen zeigten eine breite Varianz, was gemäß den Autoren v. a. auf sehr starke Qualitätsunterschiede der betrachteten Studien zurückzuführen ist. Innerhalb der Studien mit einem hohen qualitativen Level (23% aller Studien) wurde für dysmenorrhoische Beschwerden eine Prävalenz von 17–81% ermittelt, für Patientinnen mit Dyspareunie von 8–22% und für Patientinnen mit nichtzyklischem chronischem Unterbauchschmerz von 2–24%. Insgesamt liegen die meisten Daten zur Prävalenz des chronischen Unterbauchschmerzes in den nach WHO-Kriterien hoch entwickelten Ländern vor, wohingegen unterentwickelte Länder bisher kaum Daten zur Prävalenz ermittelt haben.

In der **US-amerikanischen Literatur** wird davon ausgegangen, dass 15% aller Frauen vom chronischen Unterbauchschmerz betroffen sind und dass ca. 10% aller gynäkologischen Konsultationen aufgrund solcher Beschwerden erfolgen. Diese Zahlen beruhen hauptsächlich auf zwei in den USA durchgeführten Erhebungen zur Prävalenz des chronischen Unterbauchschmerzes in der Gesamtbevölkerung und auf Daten der American Pain Society. Mathias et al. (1996) ermittelten in einer telefonischen Umfrage einen Anteil von 14,7% (773/5263) an Frauen im Alter zwischen 18 und 50 Jahren, die unter chronischen Unterbauchschmerzen über mehr als 6 Monate litten. Betrachtet wurden hierbei nur Patientinnen mit nichtzyklischen Beschwerden.

Lediglich bei 39% (301/773) dieser Frauen war durch die behandelnden Ärzte eine somatische Diagnose gestellt worden (z. B. Endometriose, Infektionen, Reizdarmsyndrom, u. a.). Somit war bei 61% der Frauen, die nicht zyklische chronische Unterbauchschmerzen über mehr als 6 Monate angaben, die Ursache ihrer Schmerzen unklar.

Eine weitere amerikanische Umfrage durch Jamieson und Steege (1996), bei der Patientinnen und ihre weiblichen gesunden Begleitpersonen im Alter von 18–45 Jahren in verschiedenen ärztlichen Einrichtungen befragt wurden, zeigte eine Prävalenz von 32% (185/581) für das gelegentliche Auftreten chronischer, nicht zyklusassoziierter Unterbauchschmerzen. 7% (42/581) der befragten Frauen gaben an, regelmäßig oder immer unter diesen Unterbauchschmerzen zu leiden. Dass 39% aller befragten Frauen intermittierend oder stetig unter nichtzyklischen Unterbauchschmerzen leiden und zusätzlich 90% bzw. 46% der an der Umfrage beteiligten Frauen gelegentlich oder regelmäßig Beschwerden im Sinne von Dysmenorrhoe oder Dyspareunie angaben, zeigt die Komplexität dieses Krankheitsbildes und die Schwierigkeit, den Patientinnen die Diagnose chronischer Unterbauchschmerz definiert zuzuordnen.

Auch für **Europa und Deutschland** liegen wenige Daten zur Prävalenz des chronischen Unterbauchschmerzes vor. Zondervan et al. (2000) zeigten, dass die meisten Studien lediglich die Prävalenz einzelner Symptomenkomplexe, wie Dysmenorrhoe, Dyspareunie, gastrointestinaler Beschwerden oder urogenitaler Beschwerden ermittelten. Eine Abschätzung der Gesamtprävalenz des chronischen Unterbauchschmerzes kann aber anhand der bisher vorliegenden Daten nicht getroffen werden kann. In einer britischen Studie von Mahmood et al. (1991) an 559 Frauen, die sich einer Laparoskopie unterzogen und keine pathologischen Organveränderungen aufzeigten, konnte für den chronischen Unterbauchschmerz ohne menstruelle oder koitale Assoziation eine Prävalenz von 39% ermittelt werden. Eine daraufhin durchgeführte Analyse, die über 250.000 Frauen im Alter von 18–50 Jahren umfasste, ergab eine jährliche Prävalenz von 37/1000 Frauen, wobei ein deutlicher Anstieg mit zunehmendem Alter zu verzeichnen war. Der Studie lagen nur die Arztbesuche wegen chronischer Unterbauchschmerzen zugrunde, die im Rahmen der britischen Erhebungen zur medizinischen Grundversorgung angegeben wurden. Frauen, die sich nicht in medizinische Behandlung begaben, konnten somit nicht einbezogen werden, sodass in der Gesamtbevölkerung von einer noch höheren Prävalenz auszugehen ist, vergleichbar mit Erkrankungen wie Migräne, Asthma oder Rückenschmerzen (Zondervan et al. 1999).

Verbindliche epidemiologische **Daten für Deutschland** liegen derzeit nicht vor. Die einzige bisher in Deutschland durchgeführte Prävalenzstudie zum chronischen Unterbauchschmerz ermittelte eine altersassoziierte Häufigkeit von 12% mit häufigerem Auftreten bei jüngeren Patientinnen (Beutel et al. 2005). Dabei wurde bei Frauen unter 40 Jahren eine Häufigkeit von 15% für das Auftreten chronischer Unterbauchschmerzen ermittelt, bei Frauen über 60 Jahren dagegen von nur 8%. Diese Umfrage war im Rahmen einer Repräsentativerhebung unter 1146 Frauen im Alter zwischen 14 und 92 Jahren durchgeführt worden.

> **Insgesamt ist sich die Mehrheit der Autoren darin einig, dass die Daten zur Prävalenz und Inzidenz des Auftretens chronischer Unterbauchschmerzen unzureichend sind und dass weitere gezielte, prospektive epidemiologische Studien erforderlich sind, um die tatsächliche Verbreitung und Bedeutung für die Gesellschaft zu begreifen.**

Für die derzeit in Aktualisierung befindliche S2k-Leitlinie zum chronischen Unterbauchschmerz der Frau wurde folgende **Definition** gewählt:

»Der chronische Unterbauchschmerz ist ein andauernder, schwerer und quälender Schmerz der Frau mit einer Dauer von mindestens 6 Monaten. Er kann sich zyklisch, intermittierend-situativ oder nicht zyklisch chronisch ausprägen. Dieser Schmerz führt zu einer deutlichen Einschränkung der Lebensqualität. Bei einem Teil der Patientinnen können körperliche Veränderungen/Störungen als überwiegend ursächlich anzusehen sein. Bei anderen Patientinnen können emotionale Konflikte oder psychosoziale Belastungen als entscheidende ursächliche Faktoren gelten.«

Diskussionswürdig und bei der Überarbeitung der Leitlinie mit in Betracht zu ziehen ist die zeitliche Dauer von mindestens 6 Monaten, da sich Hinweise häufen, dass eine Chronifizierung auch deutlich rascher manifest werden kann.

2.3 Differenzialdiagnosen

Die unklare Begriffsbestimmung und Abgrenzung des Begriffs »chronischer Unterbauchschmerz« im internationalen Schrifttum bringt es mit sich, dass praktisch alle Pathologien im kleinen Becken in unterschiedlichem Maße einerseits als Differenzialdiagnosen, andererseits als zumindest verstärkende Begleitdiagnosen infrage kommen. Einige dieser Diagnosen sind ihrerseits schwer fassbar oder unklar definiert.

Nach Durchsicht der Literatur ist die Liste derjenigen Diagnosen und Befunde, die mit chronischen Unterbauchschmerzen assoziiert sein können, sehr lang. Im Folgenden soll der Versuch unternommen werden, diese Befunde in ihrer Bedeutung zu gewichten. Zum Einstieg dient eine modifizierte Übersicht nach Howard (2003) und ACOG (2004):

Übersicht über Differenzialdiagnosen zu »chronischem Unterbauchschmerz« je nach Befunden

(modifiziert nach Howard [2003] und ACOG [2004])

Gynäkologische Erkrankungen und Befunde:

- Endometriose/Adenomyosis
- Maligne gynäkologische Erkrankungen
- Pelvic inflammatory disease und deren Folgen (PID)
- Ovarian retention syndrome/Ovarian remnant syndrome (residual ovary syndrome)
- andere seltene Ursachen (z. B. tuberkulöse Salpingitis)
- Adhäsionen
- Leiomyome
- Zervikale Stenose mit Hämatometra
- Dysmenorrhoe
- Ovulationsschmerz
- Fehlbildungen (z. B. akzessorische Ovarien, Uterus duplex)
- Andere (z. B. postoperative peritoneale Zysten, postoperative Hydrosalpingitiden, benigne zystische Mesotheliome)
- Zysten im Adnexbereich (nicht endometriosebedingt)
- Chronische Endometritis
- Endometriumpolypen
- Intrauterine Kontrazeption
- Pelvine Varikosis
- Symptomatischer Descensus genitalis

Urologische Erkrankungen:

- Bladder-pain-Syndrome
- Urethralsyndrom
- Maligne urologische Erkrankungen
- Blasenfunktionsstörungen (Detrusordyssynergien)
- Urethraldivertikel
- Chronische Harnwegsentzündungen
- Urolithiasis
- Urethralkarbunkel

Gastrointestinale Erkrankungen:

- siehe ► Kap. 9 Das Reizdarmsyndrom

Erkrankungen des Muskel-/Skelettsystems und des Bindegewebes:

- Fibromyalgie
- Myofasziale Schmerzen, Triggerpunkte
- Chronische Rückenschmerzen
- Andere (z. B. Neuralgien/Neuropathisches Schmerzsyndrom, Fehlstellungen)
- Beckenbodendysfunktion
- Narbenschmerzen
- Bandscheibenprolaps
- Maligne Erkrankungen des Muskel/Skelettsystems und des Bindegewebes
- Nervenkompressionssyndrome

- Neoplasien von Rückenmark oder Nerven
- Nervenkompressionssyndrome
- Hernien
- Andere (z. B. degenerative Erkrankungen, muskuläre Überlastung, Beckengelenk-Syndrom)
- Narbenschmerzen, z. B. nach Sectio caesarea

Psychische Störungen:
- Somatoforme Störungen
- Psychosen, schizotype und wahnhafte Störungen
- Affektive Störungen
- Anpassungsstörungen
- Depressionen

Andere Ursachen und Befunde:
- Zöliakie
- Herpes zoster
- Schlafstörungen
- Abdominelle Migräne

Bei den folgenden Ursachen existiert nur eine limitierte oder unbeständige wissenschaftliche Evidenz für einen **kausalen Zusammenhang zum chronischen Unterbauchschmerz**:
- Gynäkologische Ursachen:
  - Adhäsionen
  - Leiomyome
  - Andere (z. B. postoperative peritoneale Zysten, postoperative Hydrosalpingitiden, benigne zystische Mesotheliome)
- Urologische Ursachen:
- Blasenfunktionsstörungen (Detrusordyssynergien)
- Urethraldivertikel
- Gastrointestinale Erkrankungen: nicht genannt
- Neuromuskuloskelettale Erkrankungen:
  - Bandscheibenprolaps
  - Neoplasien von Rückenmark oder Nerven
- Andere Erkrankungen:
  - Zöliakie
  - Porphyrien
  - Herpes zoster
  - Schlafstörungen

Bei den folgenden Diagnosen und Befunden basiert ein möglicher kausaler Zusammenhang zum chronischen Unterbauchschmerz auf Meinungen und Stellungnahmen von Experten:
- Gynäkologische Erkrankungen:
  - Atypische Dysmenorrhoe und Ovulationsschmerz
  - Zysten im Adnexbereich (nicht endometroid)
  - Chronische Endometritis
  - Endosalpingiose
  - Endometriumpolypen und Zervixpolypen
  - Zervikale Stenose
  - Intrauterine Kontrazeption
  - Fehlbildungen (z. B. akzessorische Ovarien, Uterus duplex)
  - Symptomatischer Descensus genitalis
- Urologische Erkrankungen:
  - Chronische Harnwegsentzündungen
  - Urolithiasis
  - Urethralkarbunkel
- Gastrointestinale Erkrankungen:
  - Kolitis
  - Chronische intermittierende Darmobstruktionen
  - Sigmadivertikel
- Neuromuskuloskelettale Erkrankungen:
  - Nervenkompressionssyndrome
  - Hernien
  - Andere (z. B. degenerative Erkrankungen, muskuläre Überlastung, Beckengelenk-Syndrom)
- Andere Erkrankungen:
  - Abdominelle Epilepsie
  - Abdominelle Migräne
  - Bipolare Störungen

Die häufigsten gesicherten Ursachen für chronische Unterbauchschmerzen werden in anderen Kapiteln dieses Buchs genauer erläutert.

Literatur

ACOG Practice Bulletin No. 51. (2004) Chronic pelvic pain. Obstet Gynecol 103(3): 589–605

AWMF (Hrsg) (2009) Chronischer Unterbauchschmerz der Frau. AWMF-Leitlinie Reg. Nr. 016/001. Online unter ► http://www.awmf.org/uploads/tx_szleitlinien/016-001l.pdf

Beutel ME, Weidner K, Brähler E (2005) Chronic pelvic pain of Women and its Co-Morbidity. Geburtsh Frauenheilk 65: 61–67

Fry RP, Crisp AH, Beard RW (1997) Sociopsychological factors in chronic pelvic pain: a review. J Psychosom Res 42(1): 1–15

Garrigues HJ (1894) A Textbook of the Diseases of Women. London: Henry Kimpton

Grace VM (1998) Mind/body dualism in medicine: The case of chronic pelvic pain without organic pathology: a critical review of the literature. Int J Health Serv 28(1): 127–151

Grace VM (2001) Critical encounters with the medical paradigm: Encouraging dialogue. Feminism Psychology 11(3): 421–428

Herman GE (1898) Diseases of Women. A Clinical Guide to their Diagnosis and Treatment. Cassell and Co., London

Howard FM (2003) Chronic pelvic pain. Obstet Gynecol 101(3): 594–611

Jamieson DJ, Steege JF (1996) The prevalence of dysmenorrhea, dyspareunia, pelvic pain, and irritable bowel syndrome in primary care practices. Obstet Gynecol 87(1): 55–58.

Latthe P, Latthe M, Say L, Gulmezoglu M, Khan KS (2006) WHO systematic review of prevalence of chronic pelvic pain: a neglected reproductive health morbidity. BMC Public Health 6: 177

Magni G, Andreoli C, De Leo D, Martinotti G, Rossi C (1986) Psychological profile of women with chronic pelvic pain. Arch Gynecol 237(3): 165–168

Magni G, Salmi A, De Leo D, Ceola A (1984) Chronic pelvic pain and depression. Psychopathology 17(3): 132–136

Mahmood TA, Templeton AA, Thomson L, Fraser C (1991) Menstrual symptoms in women with pelvic endometriosis. Br J Obstet Gynaecol 98(6): 558–563

Maruani GG, Atlan P (1981) Algies pelviennes chroniques la place de psy. Genitif 3(9): 3–10

Mathias SD, Kuppermann M, Liberman RF, Lipschutz RC, Steege JF (1996) Chronic pelvic pain: prevalence, health-related quality of life, and economic correlates. Obstet Gynecol 87(3): 321–327

McGowan L, Pitts M, Carter DD (1999) Chronic pelvic pain: The general practitioner's perspective. Psychology, Health and Medicine 4(3): 303–317

Molinski H (1982) [Abdominal pain without organic pathology and an observation on a vaginal pseudoinfectious syndrome]. Gynäkologe 15(4): 207–215

Prill HJ (1964) Psychosomatische Gynäkologie. Erfahrungen und Ergebnisse einer aktiv-klinischen Psychotherapie. Urban und Schwarzenberg Verlag, München

Richter D, Stauber M (1990) Gynäkologie und Geburtshilfe. In: Adler RH, Hrsg. Psychosomatische Medizin. Urban und Schwarzenberg Verlag, München: 941–974

Richter D (1999) Unterbauchschmerz. In: Stauber M, Kentenich H, Richter D, Hrsg. Psychosomatische Geburtshilfe und Gynäkologie. Springer-Verlag, Berlin, Heidelberg: S. 511–513

Robert J (1851) Essays and Notes on the Physiology and Diseases of Women. John Churchill, London

Savidge CJ, Slade P (1997) Psychological aspects of chronic pelvic pain. J Psychosom Res 42(5): 433–444

Taylor HC (1949) Vascular congestion and hyperaemia I: physiological basis and history of the concept. Am J Obstet Gynecol 57:210–230

Taylor HC (1949) Vascular congestion and hyperaemia II: the clinical aspects of congestion fibrosis syndrome. Am J Obstet Gynecol 57: 637–653

Taylor HC (1949) Vascular congestion and hyperaemia III: etiology and therapy. Am J Obstet Gynecol 57:654–668

Zondervan K, Barlow DH (2000) Epidemiology of chronic pelvic pain. Baillieres Best Pract Res Clin Obstet Gynaecol 14(3): 403–414

Zondervan KT, Yudkin PL, Vessey MP, Dawes MG, Barlow DH, Kennedy SH (1999) Prevalence and incidence of chronic pelvic pain in primary care: evidence from a national general practice database. Br J Obstet Gynaecol 106(11): 1149–1155

Pathophysiologie der Schmerzentstehung

M. Schäfer

M. Sillem et al. (Hrsg.), *Leitsymptom chronischer Unterbauchschmerz der Frau,*
DOI 10.1007/978-3-662-43669-1_3, © Springer-Verlag Berlin Heidelberg 2015

3.1 Definition Schmerz

Schmerz wird von der International Association for the Study of Pain (IASP) definiert als »ein unangenehmes Sinnes- und Gefühlserlebnis, das mit aktueller oder potentieller Gewebeschädigung einhergeht oder mit den Begriffen einer solchen Schädigung beschrieben wird«. Schmerz ist also ein komplexes Geschehen, an dem sensorische, emotionale und verhaltensbestimmende Faktoren beteiligt sind. In den letzten 25 Jahren haben unsere Forschungsbemühungen für ein besseres Verständnis des Schmerzes exponentiell zugenommen. Dabei sind zahlreiche Mechanismen, die zur Entstehung und Modulation des Schmerzes beitragen, neu beschrieben worden. Eine wesentlich neue Erkenntnis ist, dass Schmerz kein Begleitsymptom im Rahmen bestimmter Krankheitsverläufe, sondern ein eigenständiger krankmachender (»ätiologischer«) Prozess ist, der die Morbidität und Mortalität unserer Patienten beeinflusst (Kehlet et al. 2006). Daraus ergibt sich, dass nicht oder nur unvollständig behandelter Schmerz das physiologische und psychologische Gleichgewicht (Homöostase) unseres Körpers stört und zahlreiche negative Auswirkungen auf die Funktionsfähigkeit verschiedener Organsysteme hat (Kehlet et al. 2006).

3.2 Neurophysiologische Grundlagen

3.2.1 Schmerz – Physiologische Konsequenzen

Schmerzreize triggern über segmentale Reflexbahnen einen erhöhten Muskeltonus von interkostaler, abdomineller sowie auch Zwerchfellmuskulatur. Konsekutiv sind Parameter der Atmung, z. B. Tidalvolumen (Vt), forciertes exspiratorisches Minutenvolumen (FEV1), Vitalkapazität (VC) und funktionelle Residualkapazität (FRC) erniedrigt, was Atelektasen und die Entstehung einer Pneumonie begünstigt (Kehlet et al. 2006). Schmerzen nach chirurgischem Trauma führen auch zur Stimulation des sympatho-adrenergen Systems. Unter anderem kommt es über thorakale sympathische Reflexbahnen zur direkten Reizung der nervalen Versorgung des Herzens und zur Ausschüttung von Adrenalin aus dem Nebennierenmark in den Blutkreislauf. Als Folge steigen Herzfrequenz, Herzarbeit und systolischer Blutdruck und dadurch letztlich der myokardiale Sauerstoffverbrauch an. Durch adäquate Analgesie kann die Inzidenz kardiovaskulärer Komplikationen reduziert werden (Kehlet et al. 2006).

Die neuroendokrine Stressantwort nach Gewebstrauma ist durch eine vermehrte Sekretion kataboler (ACTH, Kortisol, Glukagon, Katecholamine) und verminderte Sekretion anaboler (Insulin, Testosteron, Wachstumsfaktoren) Hormone gekennzeichnet (Kehlet et al. 2006). Neben dem Hypermetabolismus kommt es durch vermehrte Aldosteron- und Vasopressionsekretion zu vermehrter Natrium- und Wasserrückresorption. Des Weiteren kann die stressinduzierte Aktivierung der hypothalamo-hypophysären Achse eine Suppression des Immunsystems, eine Beeinträchtigung der Wundheilung und das Auftreten einer Sepsis begünstigen. Verfahren der Regionalanästhesie, die den afferenten Einstrom von Schmerzreizen blockieren, können die genannten Veränderungen im Rahmen der postoperativen bzw. posttraumatischen Stressantwort wirksam reduzieren (Kehlet et al. 2006). Werden Schmerzen allerdings unzureichend therapiert, resultieren auch Veränderungen auf der psychologischen Ebene wie Leiden, Angst, Übelkeit und Schlaflosigkeit, die an dem Auftreten und der Unterhaltung einer Stressantwort sowie dem Entstehen einer erhöhten Sensitivität gegenüber Schmerzen beteiligt sind. Obwohl wir heutzutage um diese schädlichen Auswirkungen von Schmerzen wissen, erleiden noch immer mehr als 50% der Patienten während ihres Krankenhausaufenthalts »unerträgliche Schmerzen« (Maier et al. 2010).

3.2.2 Transduktion: Kodierung afferenter Schmerzreize

Unser Wahrnehmungssystem, das sensorische Nervensystem, empfängt die Informationen aus der Umwelt durch Stimulation von Rezeptoren in der Peripherie unseres Körpers. Diese Reize werden in elektrische Signale kodiert (Transduktion) und über spezifische Nervenbahnen zunächst zum Rückenmark und dann zum Gehirn weitergeleitet (Transmission) (Woolf 2010). Das Gehirn interpretiert die Informationen hereinkommender Reize über assoziative Bahnen des Frontalhirns im Kontext früherer Erkenntnisse und Erfahrungen (Perzeption). Wenn ein Reiz im peripheren Hautgewebe auf den entsprechenden Rezeptor trifft, so wird die hereinkommende Information, d. h. die spezifischen Eigenschaften des Reizes, in einer bestimmten Abfolge an Membranaktionspotenzialen des peripheren sensorischen Neurons kodiert.

Vier elementare Eigenschaften charakterisieren die **Wechselwirkung eines Reizes mit seinem Rezeptor**:

- die Art,
- Intensität,
- Dauer und
- Lokalisation des Reizes.

Während die Art durch den Rezeptor (z. B. Mechano-, Thermo-, Nozirezeptoren) bestimmt ist, wird die Intensität durch die Frequenz der Aktionspotenziale und die Anzahl erregter Nervenfasern, die Dauer durch die Schnelligkeit der Adaptation und die Lokalisation durch die Dichte der einzelnen rezeptiven Felder (das Hautareal, welches von einem Nervenende innerviert wird) determiniert.

Von den peripheren sensorischen Nervenfasern unterscheiden wir entsprechend deren Nervenendigungen, Nervendicke, Myelinisierung und Leitungsgeschwindigkeit folgende **Rezeptortypen** (Schaible u. Grubb 1993):

- die Mechanorezeptoren (A-beta-Fasern),
- die Thermorezeptoren (A-delta- und C-Fasern) und
- die Nozizeptoren (A-delta- und C-Fasern).

Nozizeptoren unterscheiden sich in einigen wesentlichen Eigenschaften von den anderen sensorischen Nervenfasern. Sie sind häufig polymodal, d. h. die Spezifität der Information ist von untergeordneter Bedeutung. Ihre vorrangige Funktion ist es, den gefährdeten Körperteil so schnell wie möglich von der Quelle des schädlichen Reizes zu entfernen. Nozizeptoren folgen nicht dem »Alles oder Nichts«-Prinzip. Der elektrische Impuls kann auf dem Weg von der Peripherie zum Gehirn in mannigfaltiger Weise moduliert werden. Im Gegensatz zu anderen sensorischen Rezeptoren ist bei Nozizeptoren keine Amplifikation des Reizes notwendig, da ausschließlich starke – d. h. schädigende – Reize zu ihrer Aktivierung führen. Eine Adaptation kann bei Nozizeptoren durch die Einwirkung von freigesetzten Gewebemediatoren aufgehoben sein, was eine andauernde Senkung der Reizschwelle und folglich Sensitivierung des peripheren Nervenendes bewirkt. Nozizeptoren haben somit eine einzigartige Stellung in der Population der sensorischen Nervenfasern.

Nozizeptoren werden durch mechanische, thermische oder chemische Reize aktiviert (◘ Abb. 3.1). Die Transduktion dieser Reize durch die Nozizeptoren in eine Depolarisation der Zellmembran erfolgt über eine Aktivierung von membranständigen Na^{+}-und Ca^{2+}-Ionenkanälen (Cesare u. McNaughton 1997). Andere »Schmerzmediatoren«, z. B. Bradykinin, Prostaglandine oder Substanz P, führen nicht zu einer direkten Aktivierung von Ionenkanälen. Sie wirken auf intrazelluläre Botenstoffe (Second Messenger) ein, welche die Reizschwelle von Ionenkanälen senken und dadurch indirekt eine erhöhte Empfindlichkeit von Nozizeptoren gegenüber schädlichen Reizen bewirken, die sog. periphere Sensitivierung (Cesare u. McNaughton 1997).

3.2.3 Periphere Sensitivierung

Aufgrund des Gewebeschadens nach einem Trauma kommt es zur Freisetzung von Zellprodukten, z. B. Protonen, Radikalen, ATP und Prostaglandinen. Kinine werden aus verletzten Gefäßen angeschwemmt und enzymatisch in das stark schmerzreizende Bradykinin umgewandelt. Zusätzlich wandern Entzündungszellen, wie Leukozyten, Makrophagen und Lymphozyten, an den Ort des Geschehens, wo sie Zytokine (z. B. IL-1, IL-6, TNF-α) und Entzündungsmediatoren (Histamin, Nervenwachstumsfaktor [nerve growth factor, NGF], Prostaglandine) freisetzen. Pro-inflammatorische Neuropeptide (z. B. Substanz P) werden als Folge neurogener Reflexe aus peripheren Nervendigungen sezerniert. Alle diese Substanzen tragen zur Entstehung eines entzündlichen Milieus

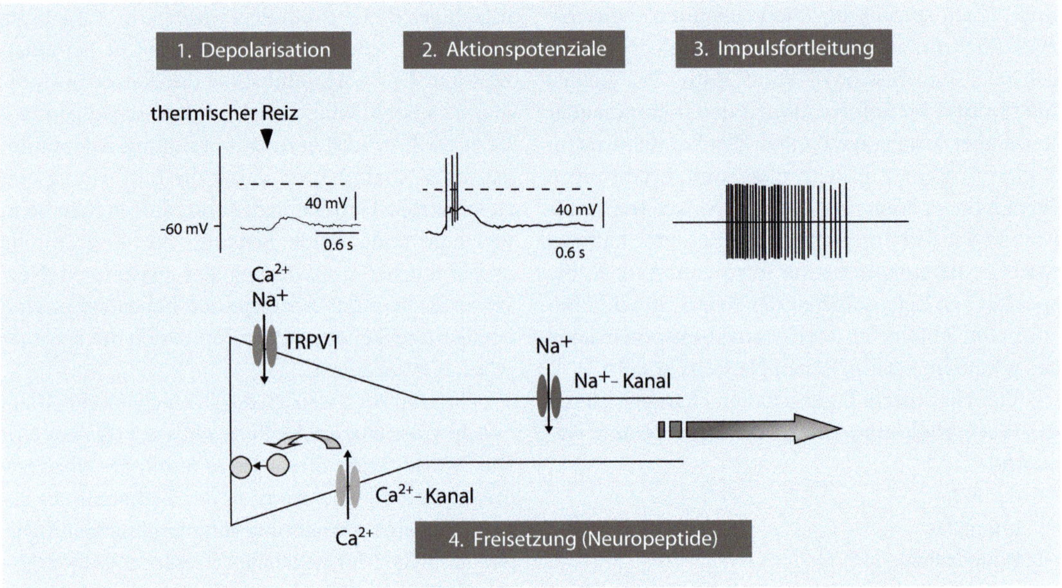

Abb. 3.1 Transduktion und Transmission schädlicher Umweltreize in Schmerzimpulse. Schädliche Umweltreize – z. B. Hitzereize –aktivieren Ionenkanäle (z. B. TRPV1) und resultieren in einer Änderung des Membranpotenzials. Erreicht dieses einen Schwellenwert, werden spannungsabhängige Natrium-Ionenkanäle aktiviert, die eine Serie an Aktionspotenzialen auslösen und zentralwärts zum Rückenmark senden. Spannungsabhängige Kalzium-Ionenkanäle führen zu einem Einstrom dieser Ionen in die Zelle, was Neurotransmitter und Neuropeptide aus Vesikeln freisetzt. (Adaptiert nach Zernikow 2009)

in unmittelbarer Umgebung der peripheren Nozizeptoren bei (Woolf 2010). Die Nozizeptoren werden entweder direkt durch eine Aktivierung von Ionenkanälen oder indirekt durch eine Aktivierung spezifischer Rezeptoren und nachfolgender Herabsetzung der Reizschwelle der Zellmembran beeinflusst. Zusammen mit einer weitergehenden Rekrutierung von Nozizeptoren (»schlafende Nozizeptoren«) resultieren die beschriebenen Veränderungen in einer **Hyperalgesie**, einer gesteigerten Schmerzwahrnehmung.

Eine andere Situation liegt vor, wenn periphere Nerven geschädigt bzw. durchtrennt werden. Regenerative Prozesse stehen jetzt – unterstützt durch Wachstumsfaktoren (NGF) – im Vordergrund, und es kommt zu einer erneuten Aussprossung von Nervenfasern, die jedoch in teilweise ungeordneter Form mit Neurombildung verlaufen kann. An den Orten der Neurombildung, aber auch an anderen Prädilektionsstellen der traumatisierten Nervenfaser, findet sich eine erhöhte Dichte an Na^{+}-Ionenkanälen. An diesen Stellen kommt es zu spontanen, ektopen Entladungen und nachfolgender Exzitation des Neurons, was sich klinisch als spontan einschießender Schmerz äußert (abnormer bzw. neuropathischer Schmerz). Typisch für **neuropathische Schmerzen** ist eine große Berührungsempfindlichkeit (Allodynie), d. h. schon das Bestreichen mit einer Feder kann unter Umständen heftigste Schmerzen auslösen. Durch eine deutliche Zunahme sympatho-adrenerger Rezeptoren auf der verletzten Nervenfaser sowie der Einsprossung von sympathischen Nervenfasern in die Umgebung des Zellkörpers der verletzten Nervenfaser können die Schmerzen auch dem Einfluss des peripheren sympathischen Nervensystems unterliegen. Man spricht dann vom »Sympathetically Maintained Pain« (SMP) (Baron u. Jänig, 1998).

Neueste Erkenntnisse haben zu einem Paradigmenwechsel geführt: Es kann nicht mehr scharf zwischen entzündungsbedingtem und neuropathischem Schmerz unterschieden werden. Besonders in der Anfangsphase einer Nervenläsion – aber auch später – kommt es zur massiven Einwande-

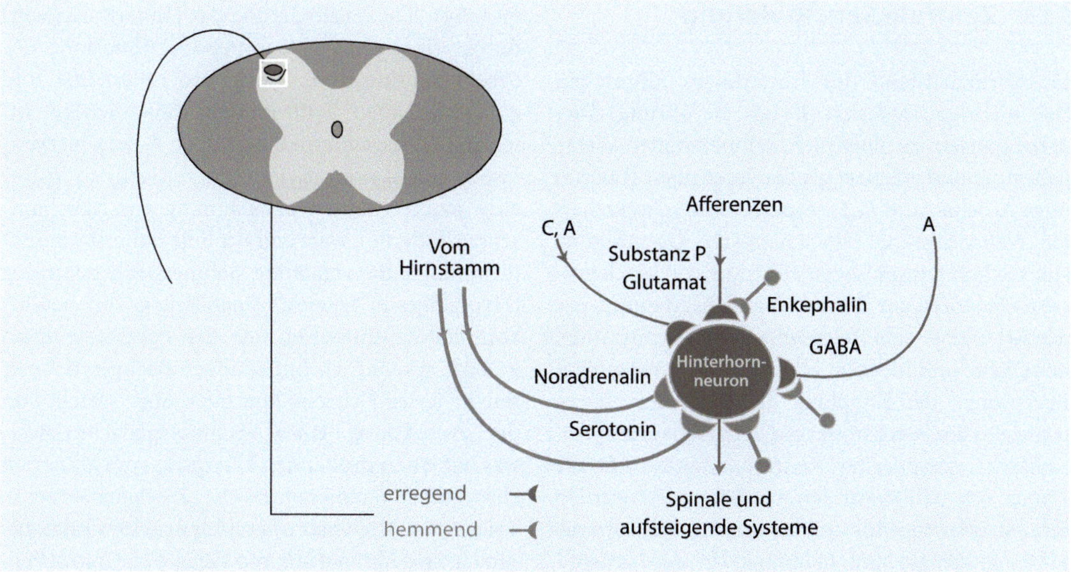

Abb. 3.2 Übertragung schmerzhafter Impulse aus der Peripherie an zentrale Synapsen des Rückenmarks. Im Hinterhorn des Rückenmarks befinden sich die nachgeschalteten sensorischen Neurone, die nach synaptischer Übertragung des aus der Peripherie eintreffenden Schmerzimpulses diesen weiter zentralwärts zu höheren Schmerzzentren im Gehirn transportieren. Das Hinterhornneuron empfängt jedoch Impulse von zahlreichen verschiedenen Neuronen, die an dieser Stelle konvergieren und sich gegenseitig verstärken (erregend) oder behindern (hemmend) können. (Adaptiert nach Zernikow 2009)

rung von Monozyten/Makrophagen bzw. einer Aktivierung von Gliazellen, die über eine Freisetzung von Entzündungsmediatoren erheblich zum Auftreten von neuropathischen Schmerzen beitragen (Watkins u. Maier, 2002).

3.2.4 Transmission: Übertragung von Schmerzimpulsen

Die nozizeptiven Nervenfasern enden im Hinterhorn des Rückenmarks (Rexed Zonen I bis V), wo die aus der Peripherie eintreffenden elektrischen Impulse empfangen und durch synaptische Übertragung auf ein zweites sensorisches Neuron übergeleitet werden (Transmission). Das nachgeschaltete Neuron kann entweder ein »nozizeptiv-spezifisches«, ein »wide dynamic range« oder ein Interneuron sein. Während das erste hauptsächlich nozizeptive Schmerzimpulse weiterleitet, übermittelt das zweite Impulse sowohl von nozizeptiven (A-delta, C-) als auch von nichtnozizeptiven (A-beta) Nervenfasern. Das dritte gibt Impulse entweder verstärkt als exzitatorisches oder abgeschwächt als inhibitorisches Interneuron weiter. Auffällig ist, dass die Anzahl nachgeschalteter Neurone deutlich geringer ist als die Anzahl der aus der Peripherie eintreffenden Afferenzen (**Konvergenz**). Exemplarisch hierfür sind die »wide dynamic range«-Neurone, bei denen Impulse sowohl von C- (Nozizeptoren) als auch von A-beta-Nervenfasern (Mechanorezeptoren) konvergieren (Zieglgänsberger u. Tölle 1993). Diese Konvergenz führt zu einer Zusammenlegung von zahlreichen kleineren zu einem größeren rezeptiven Feld auf der hierarchisch nächsthöheren Ebene. Zusätzlich treffen im Hinterhorn deszendierende Nervenfasern aus supraspinalen Hirnregionen ein. Durch das komplexe Zusammenspiel all dieser Komponenten ist das Hinterhorn des Rückenmarks eine wichtige »Relaisstation« zur Modulation afferenter Impulse (Abb. 3.2).

3.2.5 Zentrale Sensitivierung

Im Normalzustand des Hinterhorns führen ein Reiz niedriger Intensität (Druck, Berührung) über A-beta-Fasern zu einer nicht schmerzhaften Wahrnehmung und ein Reiz großer Intensität (Trauma) über A-delta- und C-Fasern zu einer schmerzhaften Wahrnehmung. Die synaptische Übertragung eines Schmerzimpulses ist abhängig von biochemischen Faktoren der synaptischen Übertragung, wie der Art und Anzahl freigesetzter Neurotransmitter, der Dichte und Identität prä- und postsynaptischer Rezeptoren, der Kopplung dieser Rezeptoren an intrazelluläre Botenstoffe und dem Abbau bzw. Abtransport synaptischer Neurotransmitter. Für die Dauer von Millisekunden bis Sekunden werden schnell übertragende, exzitatorische Neurotransmitter (Aspartat und Glutamat) in den synaptischen Spalt freigesetzt und aktivieren postsynaptische Na^{+}- und Ca^{2+}-Ionenkanäle (z. B. AMPA-Rezeptoren) (Zieglgänsberger u. Tölle, 1993). Für die Dauer von Sekunden werden Neuropeptide (z. B. Substanz P) freigesetzt und aktivieren korrespondierende Rezeptoren (Neurokinin-Rezeptoren) auf prä-, postsynaptischen oder auch entfernter gelegenen Zellmembranen. Während Erstere Informationen über Lokalisation, Intensität und Dauer übertragen, dienen Letztere der räumlichen und zeitlichen Integration des schmerzhaften Impulses.

Durch einen andauernden Schmerzreiz, d. h. eine repetitive Stimulation von C-Nervenfasern bzw. sensitivierten A-beta-Nervenfasern, kommt es zur prolongierten Freisetzung exzitatorischer Neurotransmitter und zu einer Summation postsynaptischer Membranpotenziale. Dies führt zu einer Aktivierung spezifischer Na^{+}-und Ca^{2+}-Ionenkanäle, den NMDA-Rezeptoren, die durch einen Einstrom von Ca^{2+}-Ionen intrazelluläre Enzymsysteme (z. B. Proteinkinasen) bzw. spezifische Immediate Early Genes (IEG) – z. B. c-Fos – aktivieren (Zieglgänsberger u. Tölle 1993). Als Folge wird die Funktion bzw. Anwesenheit intrazellulärer Proteine durch eine Phosphorylierung bzw. veränderte Genexpression moduliert.

Alle diese »plastischen« Veränderungen (Neuroplastizität) nachgeschalteter sensorischer Neurone überführen das Hinterhorn von einem ruhenden in einen aktivierten Zustand (Zentrale Sensitivierung). Die Sensitivierung des Hinterhorns wird durch freigesetzte Neuropeptide (Substanz P), Prostaglandine u. a. Substanzen unterstützt und aufrechterhalten. Trifft nun ein Reiz niedriger Intensität (Druck, Berührung) über A-beta-Nervenfasern auf das sensitivierte Hinterhorn, so löst er eine schmerzhafte Wahrnehmung aus (mechanische Allodynie), während ein Reiz hoher Intensität (Trauma) eine verstärkte Schmerzwahrnehmung (Hyperalgesie) bewirkt. Unabhängig von hereinkommenden Impulsen aus der Peripherie kann es auch spontan zu Entladungen nachgeschalteter sensitivierter Neurone kommen. Man spricht von der Ausbildung eines »Schmerzgedächtnisses«, was auf einen drohenden Übergang vom akuten in chronischen Schmerz hinweist (Zieglgänsberger u. Tölle 1993). Auch hier trägt nach neuesten Erkenntnissen eine Aktivierung von Gliazellen (Astrozyten und Mikroglia) erheblich zu zentralen Sensitivierungsprozessen bei.

3.2.6 Perzeption: Subkortikale und kortikale Schmerzzentren

Die vom Hinterhorn kommenden, nachgeschalteten Neurone steigen entweder im kontralateralen Vorderseitenstrang (Impulse von A-delta- und C-Fasern) oder im ipsilateralen Hinterstrang (Impulse von A-alpha- und A-beta-Fasern) auf. Beide Anteile werden erneut im Thalamus synaptisch umgeschaltet und erreichen danach den somatosensorischen Kortex. Hier findet sich im Homunkulus die strikte somatotopische Gliederung dieser Bahnsysteme wieder. Zusammenfassend lässt sich sagen, dass alle wichtigen sensorischen Nervenbahnen entweder im Thalamus enden oder synaptisch umgeschaltet werden. Der Thalamus wird daher auch als »Tor zum Bewusstsein« bezeichnet. Weitere ZNS-Kerne wie die Hypophyse, das limbische System und die Stammhirnkerne stehen mit ihm in enger Verbindung, wodurch es zu Interaktionen zwischen den somato-sensorischen und emotional-affektiven Komponenten des Schmerzes kommt. Nach Eintreffen der schmerzhaften Impulse im somato-sensorischen Kortex (Gyrus postcentralis) werden sie in Verbindung mit zahlreichen assoziativen Bahnen aus dem präfrontalen Kortex als eigentliches Schmerzerlebnis wahrgenommen (Perzeption). Ebenso wie in der Peripherie und im Hinterhorn des Rückenmarks kann es bei persistierendem Schmerz auch im Thalamus und Kortex zu neuroplastischen Veränderungen kommen.

3.2.7 Unterschiede zwischen somatischen und viszeralen Schmerzen

Somatischer Schmerz, z. B. nach Verletzung der Haut, ist in der Regel scharf und stechend, gut lokalisierbar und kann in allen Hautarealen hervorgerufen werden. Im Gegensatz dazu ist der viszerale Schmerz stumpf und bohrend, schwer zu lokalisieren und ist nicht in allen Eingeweiden (z. B. Leber, Milz) auslösbar, es sei denn, es kommt zu einer Entzündung (Robinson 2008). Viszerale und kutane afferente Neurone kodieren verschiedene Qualitäten von Sinnesinformationen: Völlegefühl, Blähungen, Spannungsgefühl der inneren Organe stehen in scharfem Kontrast zu den Empfindungen Berührung, Wärme und Vibration der Haut.

Neuere Erkenntnisse aus experimentellen Studien sehen große Unterschiede zwischen der Innervation der Viszera und derjenigen der Haut (Robinson 2008). Die Fähigkeit, die Schmerzquelle zu identifizieren, ist ausgezeichnet in der Haut, in der Regel gut in den Muskeln und tieferen Gewebe, jedoch äußerst schlecht und diffus in den Eingeweiden. Im Gegensatz zu der dichten und somatotop orientiert Innervation der Haut werden die Eingeweide nur spärlich innerviert. Weniger als 7% der afferenten Nerven, die das Rückenmark erreichen, kommen von den Eingeweiden und nur ein kleiner Bruchteil dieser überträgt sensorische Informationen zum zentralen Nervensystem (Robinson 2008).

Wichtig ist, dass sich sensorische Afferenzen aus den Eingeweiden weit über mehrere Segmente und sogar auf die Gegenseite des Rückenmarks verzweigen, was die Ausbreitung und den diffusen Charakter viszeraler Schmerzen erklären könnte. Die Innervation der Scheidenwand breitet sich beispielsweise über die pelvinen und hypogastrischen Nerven über mehrere Wirbelsegmente (L2 bis S2) aus, während die Innervation der Magenwand sich sogar über noch mehr Wirbelsäulensegmente (T1 bis L4) erstreckt. Dadurch kommt es zum Übertragungsschmerz, »referred pain«, der die Auslösung eines viszeralen Schmerzereignisses in die oberflächliche Haut bestimmter Körperregionen projiziert (Head-Zonen).

Besonderheiten des Endometrioseschmerzes werden in ► Kap. 5 dargestellt.

3.3 Zusammenfassung

Schmerz ist die individuelle sensorische und emotionale Wahrnehmung einer drohenden oder bereits eingetretenen Gewebeschädigung. Ein schmerzhafter Reiz führt in der Körperperipherie zu einer Aktivierung von Nozizeptoren, die den Reiz als elektrischen Impuls kodieren. Dieser Impuls wird zum Hinterhorn des Rückenmarks und nach synaptischer Übertragung zu subkortikalen Schmerzzentren und weiter zum Gehirn fortgeleitet. Erst hier wird der Reiz im Kontext seiner einzigartigen Situation und früherer Erfahrungen als Schmerzereignis wahrgenommen. Schmerz dient in seiner physiologischen Funktion der Prävention einer Gewebeschädigung. Ist eine solche Schädigung bereits eingetreten, so kommt es zu persistierenden Schmerzreizen, die sowohl in der Peripherie, im Rückenmark als auch im Gehirn zu zahlreichen neuroplastischen Veränderungen führen. Daraus resultiert auf allen genannten Ebenen eine gesteigerte Sensitivierung des Nervensystems gegenüber schädlichen wie auch nichtschädlichen Reizen. Viszerale Schmerzen unterscheiden sich von somatischen Schmerzen, indem sie dumpf, bohrend, und schwer zu lokalisieren sind, was an der relativ spärlichen Innervation der Eingeweide liegt. Durch Konvergenz im Rückenmark mit anderen eintreffenden peripher sensorischen Neuronen kommt es zur Projektion viszeraler Schmerzen in die Haut bestimmter Körperregionen (»referred pain«).

Literatur

Baron R, Jänig W (1998) Schmerzsyndrome mit kausaler Beteiligung des Sympathikus. Anaesthesist 47: 4–23.
Cesare P, McNaughton P (1997) Peripheral pain mechanisms. Curr Opin Neurobiol 7(4): 493–499

Kehlet H, Jensen TS, Woolf CJ (2006) Persistent postsurgical pain: risk factors and prevention. Lancet 367(9522): 1618–1625

Maier C, Nestler N, Richter H et al. (2010) The quality of pain management in German hospitals. Dtsch Aerztebl Int 107(36): 607–14

Robinson DR, Gebhart GF (2008) Inside information: the unique features of visceral sensation. Mol Interv 8(5): 242–253

Schaible HG, Grubb BD (1993) Afferent and spinal mechanisms of joint pain. Pain 55: 5–54

Watkins LR, Maier SF (2002) Beyond neurons: evidence that immune and glia cells contribute to pathological pain states. Physiol Rev 82: 981–1011

Woolf CJ (2010) What is this thing called pain? J Clin Invest 120(11): 3742–3744

Zernikow B (2009) Schmerztherapie bei Kindern, Jugendlichen und jungen Erwachsenen. 4. Aufl. Springer Verlag, Heidelberg

Zieglgänsberger W, Tölle R (1993) The pharmacology of pain signalling. Curr Opin Neurobiol. 3(4): 611–8

»Nichtspezifisch«? »Funktionell« ? »Somatoform«?

Eine leitlinienorientierte psychosomatische Perspektive zu Gesprächsführung, Haltung, diagnostischem und therapeutischem Vorgehen beim chronischen Unterbauchschmerz der Frau

C. Hausteiner-Wiehle

M. Sillem et al. (Hrsg.), *Leitsymptom chronischer Unterbauchschmerz der Frau*,
DOI 10.1007/978-3-662-43669-1_4, © Springer-Verlag Berlin Heidelberg 2015

4.1 Einleitung

Viele Gynäkologen und Gynäkologinnen in Deutschland verfügen über Kenntnisse der psychosomatischen Grundversorgung (und können diese Leistungen meist auch abrechnen). Dies erleichtert es ihnen, neben der reinen somatischen Differenzialdiagnostik und Therapie auch psychosoziale Faktoren in ihrer Arbeit zu berücksichtigen, den Patientinnen ein Mehr an Gesprächszeit und kleinere psychotherapeutische Interventionen anzubieten – ohne sie dafür weiterschicken zu müssen. Sie können die Patientinnen also eine lange Zeit betreuen, ohne die (ohnehin wenig hilfreiche) Zuordnung als »psychische« oder »körperliche Erkrankung« treffen zu müssen. Gerade der chronische Unterbauchschmerzist ja schwierig als »das eine« oder »das andere« einzuordnen, sondern ist vielmehr meistens »mehreres zugleich« – ein multifaktorielles Geschehen, das ein biopsychosoziales Vorgehen sowohl in der Diagnostik als auch in der Therapie erfordert. Auf diese Weise können die Versorgungsqualität verbessert, einer Chronifizierung entgegengewirkt und – durch ein umfassenderes Krankheitsverständnis, eine höhere Patienten- und höhere Behandlerzufriedenheit – auch Zeit und Nerven eingespart werden. Es lohnt sich von Behandlungsbeginn an in ein solches »psychosomatisches« Vorgehen zu investieren, denn gerade bei nichtspezifischen, funktionellen oder somatoformen Beschwerdeanteilen stellen gut überlegte Gesprächsführungstechniken, eine empathische Haltung, eine biopsychosoziale Simultandiagnostik und eine ebenso einfühlsame wie informative Diagnosemitteilung bereits erste therapeutische Interventionen dar.

Die folgenden Anregungen orientieren sich weitgehend an der entsprechenden S3-Leitlinie (Hausteiner-Wiehle et al. 2013, Schaefert et al. 2013) und sind so ausgelegt, dass sie bereits vom Erstkontakt an nützlich sein können – auch wenn Sie noch gar nicht wissen, ob der chronische Unterbauchschmerz bei dieser Patientin »organisch erklärt«, »nichtspezifisch«, »funktionell« oder »somatoform« ist.

4.2 Gesprächsführung und Haltung

4.2.1 Gesprächsführung

Eine Vielzahl von klinischen Beobachtungen, Experimenten und kontrollierten Studien hat gezeigt, wie wirkmächtig Konditionierungen, Erwartungen und Suggestionen sein können – auch durch uns Ärzte (Häuser et al. 2012). Im ungünstigen Fall kann allein durch das ärztliche Gespräch Verunsicherung, Angst oder Ärger ausgelöst werden (»Probieren wir halt mal etwas anderes aus.« »Da werden Sie in ganz viele dünne Scheiben geschnitten.«, »Es wurde nach Tumoren gesucht – der Befund war negativ.«, »Da werden Sie eingeschläfert«, »Diese Erkrankung verläuft meist schwer.« »Nerven werden abgequetscht.«). Die Gesprächsführung sollte daher aufmerksam und positiv erfolgen, der Patientin genug Raum geben, ihre eigene Sicht der Dinge zu schildern, aber auch bereits – im Sinne einer psychosomatischen Intervention –Wohlbefinden und Selbstwirksamkeit fördern (Miller u. Rollnick, 2009, Hoyer et al. 2010, Schaefert et al. 2008, Schaefert et al. 2013, Häuser et al. 2012).

Praxistipps zur Gesprächsführung

- Schaffen Sie eine ruhige **Atmosphäre** in einem ansprechend eingerichteten Raum, möglichst nicht unterbrochen durch Telefon oder Ähnliches.
- Kündigen Sie die **verfügbare Gesprächsdauer** an (»Ich habe jetzt 10 min/50 min Zeit für Sie und werde mich nicht/nur durch Notfälle unterbrechen lassen«) – und halten Sie dies auch ein.
- Kündigen Sie den (aus Ihrer Sicht) **geplanten Gesprächsinhalt** an, fragen Sie die Patientin aber auch nach ihren persönlichen Anliegen.
- **Hören** Sie aktiv und verständnisvoll **zu** (Nicken, Lächeln, nonverbale Äußerungen wie »hm, hm«, interessiertes Nachfragen, Wiederholen und Zusammenfassen, Auffangen von Stockungen durch Wiederholung des zuletzt Gesagten).
- Es sollten überwiegend **offene Fragen** gestellt werden (»Wie geht es Ihnen damit?« »Können Sie den Schmerz genauer beschreiben?«).

- Patientenseitige **Hinweise auf emotionale und soziale Probleme und Bedürfnisse** sollen **empathisch aufgegriffen** und zumindest kurz als bedeutsam benannt (»markiert«, »gespiegelt«) werden, und zwar auch dann, wenn die Gefühle vielleicht nur indirekt durch Andeutungen, Tonfall, Körperhaltung etc. sichtbar werden (z. B. »Sie wirken traurig/ wütend auf mich, wenn Sie das erzählen.«, »Da haben Sie sich also geärgert.« »Es könnte ein wichtiger Hinweis sein, dass Sie zurzeit viel Ärger im Büro haben«). Solche eigenen Äußerungen sollten eher beiläufig eingeschoben werden, z. B. durch den Wechsel zwischen einer Thematisierung psychosozialer Belastungen und der Rückkehr zur Beschwerdeklage, aber nicht konfrontativ und frontal (Man nennt dies auch »tangentiale Gesprächsführung.«).
- **Indirekte, permissive Suggestionen** (z. B. durch den häufigen Gebrauch von Worten wie »Veränderung« oder »Wohlbefinden«) oder Umformulierungen eines negativen, generalisierenden Satzes in eine vorsichtigere, positivere Version (»Ich habe unablässige Schmerzen!«, »Sie haben bisher also sehr häufig Schmerzen – gibt es auch Pausen, selbst wenn sie noch so kurz sind?«) sollten eingestreut, aber nicht manipulativ eingesetzt werden.
- Äußerungen des Behandlers sollten möglichst **optimistisch, lösungsorientiert und motivierend** sein und die Ressourcen, Lebensleistungen, Resilienzen, Ziele, Chancen und Wünsche der Patientin in den Mittelpunkt stellen. (»Beim Tanzen fühlen Sie sich also befreit und fröhlich. Wir sollten überlegen, wie Sie sich das erhalten und weiter fördern können«, »Diese Atemübung hilft vielen Frauen mit Unterbauchschmerz. Trauen Sie sich ruhig, ich unterstütze Sie.«).
- Übergeneralisierend oder katastrophisierend dargestellte Probleme sollten in **kleine, konkrete Einzelprobleme** aufgeteilt werden (»Am einfachsten ist es, wenn Sie sich immer nur den nächsten Schritt vorstellen«, »In welchen Situationen ist das nicht so?«).
- Informationen, auch die Ankündigung von Untersuchungen und die Mitteilung von Befunden, sollten **transparent** und **entkatastrophisierend** erfolgen (»Wir führen diesen Test zur Absicherung durch, wir erwarten unauffällige Ergebnisse«, »Die Befunde sind durchwegs unauffällig; da dürfen Sie beruhigt sein.«)
- Wenn die Beeinflussbarkeit der Probleme zunächst schwer zu erkennen ist, sollten vorwiegend die **Akzeptanz und die Vorstellung einer guten Lebensqualität trotz gewisser Einschränkungen** gefördert werden (»bedingte Gesundheit«, Entlastung durch Loslassen, »auch das andauernde Dagegen-Ankämpfen kostet Kraft«).
- **Nachfragen, Konkretisieren, Zusammenfassen und Rückmelden** sind hilfreich, um Missverständnisse zu vermeiden, das Gespräch zu präzisieren und zu strukturieren, und der Patientin die Gewissheit zu vermitteln, gesehen und verstanden zu werden (»Verstehe ich Sie richtig, dass Sie in dieser Situation…?« »Wenn ich das einmal für Sie zusammenfasse, würden Sie dann am liebsten …?« »Welche Punkte erscheinen Ihnen dabei besonders wichtig?« »Wie würden Sie das zusammenfassend beschreiben?«, »Moment, da will ich nachfragen«).

4.2.2 Empathische »Sowohl-als-auch«-Haltung

Die ärztliche Haltung sollte empathisch sein, d. h. versuchen, die Gedanken, Gefühle, Motive der Patientin zu erkennen und zu verstehen und sich in sie einzufühlen. Dies gelingt am besten mit einem angemessenen Maß aus Wertschätzung, Nähe und Echtheit einerseits, aber auch professioneller Distanz und Zurückhaltung andererseits (»Nicht alles, was echt ist, will ich sagen, doch was ich sage, soll echt sein«). Die Legitimität der geklagten Beschwerden ist auch dann anzuerkennen, wenn sie nicht ausreichend durch somatische Befunde erklärt sind. Dabei hilft eine freilassende »Sowohl-als-Auch-Haltung«, die signalisiert, dass es »die eine« Ursache oft ohnehin nicht gibt, und die sowohl dem subjektiven Erklärungsmodell der Patientin als auch weiteren möglichen, körperlichen **und** seelischen Einflussfaktoren Raum lässt. Einer empathischen Kommunikation abträglich sind hingegen monokausale Ursachenfestlegungen, Wertungen, Überrumpelung, eine Gesprächsführung »von oben herab«, Unterbrechen, Zynismus, Bagatellisierungen, Intellektualisieren, Moralisieren, Interpretationen oder bohrendes Nach- oder Ausfragen (Rogers 1993, Cohn 2009, Hoyer et al. 2010, Hausteiner-Wiehle u. Schaefert, im Druck).

Eine empathische Beziehung ist nicht nur für die beidseitige Behandlungszufriedenheit, sondern auch für die Prognose von Bedeutung, wie Daten bei anderen (»somatischen«, »psychosomatischen« und »psychischen«) Erkrankungen belegen (Hoyer et al. 2010, Hausteiner-Wiehle et al. 2013, Schaefert et al. 2013, Hausteiner-Wiehle u. Schaefert im Druck). Als alleiniger Wirkfaktor für den Therapieerfolg scheint Empathie jedoch nicht auszureichen. Empathie ist lehr- und lernbar, es gibt aber Hinweise darauf, dass sie im Laufe der medizinischen Ausbildung eher **abnimmt** (Hoyer et al. 2010, Hausteiner-Wiehle u. Schaefert im Druck).

Praxistipps zur Haltung

- Versuchen Sie herauszufinden, was die Patientin **fühlt, braucht** und **will**. Beobachten Sie dazu auch Blickkontakt, Gesichtsmuskulatur bzw. Gesichtsausdruck, Haltung, Affekt und Tonfall.
- Um der Patientin aufrichtiges Interesse und Einfühlungsbereitschaft zu signalisieren, sollten v. a. ihre **subjektive Realität anerkannt** (»Das muss schlimm für Sie (gewesen) sein«, »Ich kann mir gut vorstellen, dass Sie da erleichtert waren«) und Verständnis vermittelt werden (»Das ist etwas, was ich schon (öfter) von anderen Patientinnen gehört habe.«, »Das ist wirklich kein leichtes Thema«.)
- Eine empathische Grundhaltung einzunehmen und zu signalisieren heißt aber **nicht**, der Patientin automatisch und in allen Punkten zuzustimmen (»Da sollten wir keine voreiligen Schlüsse ziehen – viele Menschen vertragen Amalgam ohne Probleme«)!
- Für die Herstellung einer vertrauensvollen, empathischen Atmosphäre sind die **eigene Mimik** und **Gestik** mindestens ebenso entscheidend wie der Gesprächsinhalt. Ein einfühlsames Nicken, ein sanfter Tonfall, eine zuversichtliche Ausstrahlung oder Humor können ganz entscheidende Interventionen sein (s. auch Gesprächsführungstechniken).
- Beobachten Sie auch:
  - Ihre **eigenen Gefühle** und **Verhaltensweisen** (z. B. Hilflosigkeit, Langeweile, Ungeduld, Ärger, Frustration, Vermissen von Dankbarkeit, Gefühl des Manipuliertwerdens; schnell helfen müssen, »dichtmachen«, unnötige Untersuchungen durchführen),
  - die **Funktion**, die Sie in der Begegnung bekommen (z. B. die Anteilnehmende, der Tröster, die Unterstützende, der Retter, die Strenge, der Ermahnende, die Abweisende, der Komplize?)
  - und die **Vorteile**, die Sie möglicherweise von der Behandlung haben (geschmeichelt sein, unangemessene Bindung der Patientin, viele IGEL-Leistungen).
- Zur Reflektion der eigenen Haltung können **Fallarbeits- oder Balintgruppen** hilfreich sein.

4.3 Simultandiagnostik organischer und psychosozialer Einflussfaktoren

Viele Patientinnen machen die Erfahrung, dass ihre Schmerzen zunächst viel Interesse und Betriebsamkeit im Hinblick auf eine organische Abklärung auslösen, dann aber, falls alle Befunde »unauffällig« ausfallen, dieses Interesse erlahmt. Oft wird die (eigentlich ja gute) Nachricht, dass keine schwerwiegenden organischen Erkrankungen vorliegen, mit einem betretenen oder zu diesem Zeitpunkt bereits genervten Schulterzucken mitgeteilt: »Dann wird es wohl psychisch sein«, »Sie haben nichts«, »Dann kann ich nichts mehr für Sie tun«. Es gibt zwar Fälle, in denen allein die Erleichterung über eine unauffällige Diagnostik die Beschwerden lindert. Die meisten Patientinnen leiden aber natürlich trotzdem in unverminderter Weise unter ihren Beschwerden und empfinden solche Äußerungen nicht selten – und nicht ganz zu Unrecht – als »Fallengelassen-« oder »in die Psycho-Schublade-Gesteckt-Werden«.

Aus psychosomatischer Sicht ist daher entscheidend, neben Informationen zum Unterbauchschmerz selbst (▶ Kap. 3 bis ▶ Kap. 6) **frühzeitig** und **gleichberechtigt** weitere Kontextfaktoren zu erfassen (»Simultan- oder »Paralleldiagnostik«). Dabei macht es Sinn, zunächst eine Basis-Anamnese zu erheben und diese zu vertiefen, falls sie Hinweise auf psychosoziale Belastungen ergibt (Hausteiner-Wiehle et al. 2013, Schaefert et al. 2013).

Übersicht: Simultandiagnostik

Basis-Anamnese:

- Art, Lokalisation, v. a. aber Anzahl, Dauer und Intensität der Beschwerden (mit den eigenen Worten der Patientin!)
- Verlaufsmuster, Trigger, und subjektive Beeinflussbarkeit
- Weitere Beschwerden (auch in der Vorgeschichte; z. B. unklare Kopf-/Bauchschmerzen; systematisch Organsysteme abfragen)
- Aktuelle Funktionsfähigkeit im Alltag und aktuelles psychisches Befinden
- Dysfunktionale krankheits- und gesundheitsbezogene Annahmen bzw. Verhaltensweisen (subjektives Erklärungsmodell, Bewältigungsstrategien, Umgang der Angehörigen mit den Beschwerden)
- Vorerkrankungen, Medikamente, Suchtmittel

Wichtig! Die häufigen **beiläufigen** Hinweise auf psychosoziale Belastungen (»Die Schmerzen sind unerträglich, wäre ja auch kein Wunder«, »Entschuldigen Sie bitte die Verspätung, bei mir zuhause geht es zur Zeit drunter und drüber«) nicht übersehen/überhören!

Somatische Diagnostik

- Vorgehen verantwortlich begrenzen, zeitlich straffen und mit der Patientin besprechen.
- Regelmäßige körperliche Untersuchung
- Somatische (v. a. apparative) Untersuchungen sorgfältig abwägen (Leitlinie!) und entkatastrophisierend ankündigen; Endpunkt festlegen und einhalten.
- Befunde besprechen: Handelt es sich evtl. um »Bagatellbefunde« oder Normvarianten ohne weitere diagnostische oder therapeutische Bedeutung?
- Unabhängige (komorbide) oder differenzialdiagnostisch wichtige Befunde bzw. somatische Erkrankungen erfassen und leitliniengerecht behandeln.
- Bei neu auftretenden Beschwerden/Warnsymptomen (kritisch geprüfte!) Ergänzungsdiagnostik einleiten

Wichtig! Die Patientin vor unnötiger, ggf. schädigender Diagnostik schützen!

Erweiterte Anamnese des Beschwerdekontexts (bei Hinweisen auf psychosoziale Belastung):

- Aktuelle Lebenssituation, v. a. Beziehungs- und Arbeitsplatzzufriedenheit, kultureller Hintergrund, finanzielle Situation.
- Umstände des ersten Auftretens der Beschwerden; Koinzidenz mit Life Events (wie Heirat, Scheidung, Kündigung, Todesfälle).
- Ressourcen (Hobbies), Pläne und Wünsche (z. B. unerfüllter Kinderwunsch) sowie verbliebene Verhaltensaktiva.
- Orientierend biografischer Hintergrund, am besten im Rahmen der Familienanamnese:
  - Gesundheitszustand und ggf. Todesursache der Eltern und Geschwister,
  - Atmosphäre im Elternhaus, Erfahrungen im Umgang mit Schmerzen/Krankheiten, aktueller Kontakt der Familienmitglieder untereinander,
  - Pubertät/Entwicklung, evtl. Entwicklungsschwierigkeiten, lebensgeschichtliche Belastungen, Lebensleistungen und berufliche Entwicklung.
- Screening-Fragen für psychische Erkrankungen (v. a. Angst, Depression, Sucht- oder Traumafolgeerkrankungen).
- Ggf. erweiterte psychosoziale Anamnese (Traumaanamnese, Fragebogendiagnostik, klinisches Interview oder Ähnliches – in der Regel aber besser durch einen hinzu-

gezogenen Facharzt für Psychosomatische Medizin oder Psychiatrie bzw. im Rahmen einer Psychotherapie).

Wichtig! Bei Verdacht auf traumatische Erfahrungen nicht das Trauma selbst explorieren, sondern zunächst nur indirekte Hinweise darauf (Alpträume, Flashbacks, Schreckhaftigkeit, starkes Rückzugs- und Vermeidungsverhalten).

4.3.1 Die »Landkarte der Beschwerden«

Durch das Erfragen **aller** Beschwerden und deren Kontext erhält der Arzt eine Art »Landkarte der Beschwerden«. Sie bildet die verschiedenen körperlichen Beschwerden und Befunde ebenso ab wie die Gedanken, Gefühle, Erinnerungen und Verhaltensmuster und die aktuelle Lebenssituation (Partnerschaft, Freunde, Hobbies, Arbeit, Wohnen, Finanzen) der Patientin, und ermöglicht so ein »ganzheitlicheres« Bild der Beschwerden. Denn: Möglicherweise profitiert eine Patientin, deren Partnerschaft aufgrund eines unerfüllten Kinderwunsches gefährdet ist, die Probleme mit häuslicher Gewalt andeutet oder hohe Schulden hat, hinsichtlich ihrer Schmerzen von anderen Maßnahmen als eine Patientin ohne erkennbare psychosoziale Belastungsfaktoren.

Diese »Landkarte« wird zwar so gut wie nie eine eindeutige Erklärung bzw. Diagnose liefern und sollte auch nicht zu diesem Zwecke geschehen (»Jetzt haben wir es: Die Patientin lebt in Scheidung«). Daher sollten schwierige Kontextfaktoren auch weniger als Ursachen, sondern vielmehr als mögliche **Verstärker** verstanden werden. Manchmal führt das Erfragen dieser Faktoren aber für die Patientin selbst zu einem »Aha-Effekt« (»Ja, das versuche ich wegzuschieben, aber es quält mich fast noch mehr als die Schmerzen«). Dies sind wichtige Momente, in denen die Beschwerden beginnen können, für die Patientin einen ganz individuellen Sinn zu machen, und in denen sich plötzlich neue Handlungsoptionen ergeben.

4.3.2 Diagnostische Zuordnung

Wenn Sie bei Ihrer Patientin eine relevante psychosoziale Störungskomponente gefunden haben (die oft unschön »psychische Überlagerung« oder Ähnliches genannt wird), stellt sich die Frage, wie diese diagnostisch abgebildet und kommuniziert werden kann.

Die Frage nach der diagnostischen Kodierung ist aktuell, im Jahr 2014, nicht ganz leicht zu beantworten, und zwar aus folgenden Gründen (Creed et al. 2010):

- Bislang gibt es eine Parallelklassifikation funktioneller und somatoformer Störungen. So erfüllen Patientinnen oft gleichzeitig die Kriterien für »Unterleibsadhäsionen«, eine »Fibromyalgie« und eine »anhaltende somatoforme Schmerzstörung«.
- Eine hilfreiche Neuerung in der deutschen ICD-10 ist die »Chronische Schmerzstörung mit somatischen und psychischen Faktoren«, die anerkennt, dass die Schmerzen ihren Ausgangspunkt in einem physiologischen Prozess oder einer körperlichen Störung haben, psychische Faktoren aber eine wichtige Rolle für Schweregrad, Exazerbation oder Aufrechterhaltung der Schmerzen spielen.
- Das »funktionelle« und »somatoforme« Störungsspektrum ist weder in den organbezogenen »somatischen« ICD-Kapiteln, noch im Kapitel F der ICD-10 »psychische und Verhaltensstörungen« und auch im DSM-V befriedigend eingeordnet. Vielmehr argumentieren Fachleute, es handle sich am ehesten um eine eigene »Zwischen-« oder »Brücken-Kategorie« (»interface disorders«), die aber bislang in keinem aktuell gültigen Klassifikationssystem eingeführt ist.
- Funktionelle oder somatoforme Störungskomponenten treten oft komorbide zu somatischen Grunderkrankungen auf (»somafotorm mit organischem Kern« bzw. »organisch mit psychischer Ausgestaltung«). Aus dem Bedürfnis heraus, Krankheiten eindeutig entweder als »organisch« oder als »psychisch« einzuordnen erfolgen Doppelkodierungen jedoch bisher zu selten.

- Derzeit erfolgt eine Neuklassifikation der »somatoformen Störungen«, die in der (in Deutschland überwiegend in der Forschung eingesetzten) US-amerikanischen DSM-V bereits umgesetzt, in der ICD-11 aber noch nicht absehbar ist. Die neue DSM-V-Kategorie der »somatic symptom disorders« fragt nicht mehr nach der Erklärbarkeit der belastenden körperlichen Beschwerden, sondern nach klinisch relevanten psychobehavioralen Charakteristika (starke gedankliche oder zeitliche Beschäftigung mit den Beschwerden, ein hohes Maß an Gesundheitsangst).

Trotz dieser Schwierigkeiten ist es wichtig, die am besten passende Diagnose (ggf. mit Komorbiditäten) zu kodieren und der Patientin auch mitzuteilen – allerdings nicht unkommentiert (Schaefert et al. 2013).

Praxistipps zur Diagnosemitteilung

- Bieten Sie Ihren Patientinnen eine passende Aussage über den **wahrscheinlichen Pathomechanismus** bzw. die **Funktion der Beschwerden** an, z. B.:
  - Belastung/Stress/ Reizzustand,
  - Überforderung/ Notbremse des Körpers,
  - verstärkte Reaktionsbereitschaft bzw. Empfindsamkeit,
  - besorgte, einseitig auf die Beschwerden fokussierte Aufmerksamkeit,
  - ängstliche Interpretation ungefährlicher (Bagatell-)Befunde.
- Nehmen Sie dazu auch **Metaphern** zu Hilfe, auch aus dem Volksmund, z. B.:
  - »Das ist eher ein Regulations- als ein mechanisches Problem, wie ein gestörtes Zusammenspiel in einem Orchester mit guten Musikern, die aber aus dem Takt geraten sind.«
  - »Das kann man sich so vorstellen, als wären Ihr Geist und Ihr Körper immer noch in einem Alarmzustand, obwohl die unmittelbare Bedrohung längst vorbei ist«
  - »Man sagt ja: »Etwas schlägt mir auf den Magen«, jemand geht »gramgebeugt«, jemand macht »eine schmerzliche Erfahrung««.
- Oft werden die Beschwerden für die Patientin verständlich, wenn sie – wie in einem Teufelskreis – als möglicher **physiologischer Ausdruck der seelischen Belastung durch die Körperbeschwerden** erklärt werden:
  - »Wenn wir Angst haben, zittern wir und die Muskulatur, auch die im Unterleib, verkrampft sich.«
  - »Wenn Sie so schlecht schlafen, sind sie wahrscheinlich dauernd überreizt und haben zusätzlich eine erniedrigte Schmerzschwelle«.
- Dabei sollte gleichzeitig in **Anlehnung an das subjektive Erklärungsmodell** der Patientin gezielt die **Beeinflussbarkeit** der Beschwerden benannt werden, um die Selbstwirksamkeit zu erhöhen:
  - »Sie haben mir erzählt, die Schmerzen verschlimmern sich am Arbeitsplatz. Haben Sie schon einmal versucht, dort in stressigen Momenten ganz gezielt eine kleine Atemübung durchzuführen? Oder könnten Sie sich vorstellen, mit der Kollegin oder Vorgesetzten einmal über Ihre Sorgen zu sprechen?«
- **Stigmatisierende Begriffe** und **Aussagen** wie »eingebildet«, »Hysterie«, »Koryphäen-Killer«, »Rentenneurose« oder »Sie haben doch nichts!« treffen so gut wie nie zu und sollten keinesfalls verwendet werden, auch nicht in der Kommunikation mit Kollegen.

4.4 Information und Partizipation

Schließlich ist auch die Frage zu klären, welche und wie viel **Information** (bis hin zur Psychoedukation) und **Partizipation** («shared decisionmaking«) im Einzelfall sinnvoll sind: Die therapeutische Beziehung droht zu scheitern, wenn man einer nach Mitbestimmung strebenden Patientin paternalistisch oder gar autoritär begegnet, oder eine hohe Selbstwirksamkeit von einer Patientin erwartet, die davon ausgeht, ihr Arzt/Ärztin werde »schon alles richten«.

Es gibt Patientinnen, die sich einen »väterlichen« oder »mütterlichen« Arzt/Ärztin wünschen, der in ihrem Sinne entscheidet, ohne sie mit

Hintergrundinformationen oder Wahlmöglichkeiten zu belasten (**»paternalistisches Modell«**). Manche Patientinnen wollen alle Entscheidungen über ihre Gesundheit selbst treffen; sie verstehen sich überwiegend als »Kundinnen« oder »Konsumentinnen« im Gesundheitswesen«, beziehen ihre Informationen lieber aus Ratgebern oder dem Internet und wünschen sich dabei ihren Arzt/ Ärztin eher als »Sachverständige« oder »Wegweiser« (**»informatives Modell«**). Am häufigsten sind heute Patientinnen, die ihre Krankheit besser verstehen und besser mit ihr umgehen wollen, die hinsichtlich der verschiedenen Therapiemöglichkeiten neutrale Aufklärung, aber auch individuellen Rat suchen (**»partnerschaftliches Modell«**) (Klemperer u. Rosenwirth 2005).

Bei der **»partizipativen Entscheidungsfindung«** treten Arzt und Patientin in eine echte Interaktion, d. h. beide Seiten stellen und beantworten Fragen. Können sich beide Seiten auf dieses Modell einigen, sind ausführlichere Informationen bzw. psychoedukative Therapieelemente sinnvoll, etwa zu relevanten störungsspezifischen Forschungsergebnissen (z. B. Grundlagen der Immunologie der Schmerz- oder der Traumaverarbeitung, Teufelskreismodelle). Wünscht die Patientin Information, Mitbestimmung und Anleitung zur Selbsthilfe, gibt es eine Reihe von Materialien, beispielsweise über die Patientenuniversität (▶ www.patientenuniversitaet.de), die Selbsthilfeorganisationen NAKOS (▶ www.nakos.de) und BAG Selbsthilfe (▶ www.bag-selbsthilfe.de), das Zentrum Patientenschulung (▶ www.zentrum-patientenschulung.de), über dessen Website zahlreiche Gesundheitstrainings zugänglich sind, oder die Aktion »Patient als Partner« (▶ www.patient-als-partner.de), die eine Bibliothek von Entscheidungshilfen anbietet. Für Patienten mit nichtspezifischen, funktionellen und somatoformen Körperbeschwerden gibt es eine eigene Patientenleitlinie (Hausteiner-Wiehle et al. 2013).

Praxistipps zur Information und Partizipation

Zunächst empfiehlt es sich, den **Informationsstand und die Wünsche der Patientin** zu eruieren und die angebotene Information nach diesen Präferenzen zu richten, etwa:

- »Was wissen Sie bereits über Ihre Erkrankung?«
- »Was, glauben Sie, kann ich, was können Sie für Ihre Gesundheit tun? Wie stellen Sie sich unsere Zusammenarbeit bei anstehenden Entscheidungen vor?«
- »Möchten Sie, dass ich Ihnen weiteres Informationsmaterial oder Adressen von Selbsthilfegruppen mitgebe?«

Wünscht die Patientin eine **partizipative Entscheidungsfindung**, sollte nach Aufklärung über Diagnose, Verlauf und Prognose der Erkrankung in folgenden Schritten vorgegangen werden (Nationale Versorgungsleitlinie Unipolare Depression 2009):

- Gleichwertigkeit der möglichen Behandlungsoptionen betonen (»Equipoise«)
- Behandlungsmöglichkeiten und Risiken beschreiben
- Explorieren von Verständnis, Gedanken und Befürchtungen der Patientin
- Erwartungen und unterschiedliche Entscheidungspräferenzen erfassen
- Entscheidungen besprechen, treffen oder aufschieben
- Folgevereinbarungen treffen

Mittels Rückfragen sollte dabei immer wieder überprüft werden, was die Patientin verstanden hat und wie es ihr damit geht. Die Möglichkeit, verschiedene Behandlungsmöglichkeiten so offen wie möglich zu diskutieren, Entscheidungen gemeinsam zu treffen und bei der Behandlung selbst so aktiv wie möglich mitzuwirken, sollte dabei aktiv empfohlen bzw. im Laufe des Behandlungsprozesses mehr und mehr eingeführt werden.

4.5 Therapeutisches Vorgehen

Die **formalen** Grundprinzipien der Therapie lauten (Hausteiner-Wiehle et al. 2013, Schaefert et al. 2013):

- Die Therapie sollte gestuft, also dem Schweregrad der Problematik angepasst, erfolgen (Warnzeichen für schwerere und gefährliche Verläufe s. unten).
- Sie sollte durch den behandelnden Gynäkologen (bzw. durch den Hausarzt der Patientin) koordiniert werden.

- Sie sollte kooperativ sein, also wenn nötig in enger Abstimmung mit anderen beteiligten Behandlern erfolgen.

Inhaltlich bestehen die Schwerpunkte der Basis-Behandlung, beim chronischen Unterbauchschmerz der Frau in der Regel durch den Gynäkologen, aus (Hausteiner-Wiehle et al. 2013, Schaefert et al. 2013):
- Versicherung und Beruhigung, Beratung und Information über funktionelle Körperbeschwerden
- Aufbau einer tragfähigen Arbeitsbeziehung, Förderung der Mitarbeit der Patientin (Eigenverantwortung)
- Vermitteln psychophysiologischer Zusammenhänge (Psychoedukation; z. B. Stressphysiologie, Teufelskreismodelle) unter Anknüpfung an die subjektive Krankheitstheorie der Patientin; schrittweises Erarbeiten eines biopsychosozialen Erklärungsmodells; positive Beschreibung der Beschwerden (s. Diagnosemitteilung)
- Körperliche und soziale Aktivierung
- kritische Pharmakotherapie: nur zeitlich befristet zur Symptomlinderung, nach Risiko-Nutzen-Abwägung und Aufklärung
- Ggf. externe psychosoziale Mitbeurteilung/ Beratung der Patientin, Empfehlungsschreiben für Behandler und Patientin
- Gemeinsam mit der Patientin sollte der Verlauf der Beschwerden bzw. der Behandlungserfolg nach spätestens 3 Monaten beurteilt werden (ggf. mit Anpassung/Erweiterung der somatischen und psychosozialen Diagnostik).

Sind **Warnsignale für schwerere (komplizierte) Verläufe** (»yellow flags«, s unten) vorhanden, wird die **Basistherapie ergänzt** durch eine stärkere **Strukturierung** des Settings und der Inhalte sowie die Einbeziehung **weiterer Behandler** (Hausteiner-Wiehle et al. 2013, Schaefert et al. 2013):
- Feste, zeitlich begrenzte, nicht beschwerdegesteuerte Termine und klare Absprachen mit der Patientin
- Gemeinsames Erarbeiten konkreter und realistischer Therapieziele
- Gemeinsames Festlegen von Therapiemaßnahmen
- Bewahren der Patientin vor iatrogener Schädigung durch nicht indizierte Therapien
- Thematisierung und Modifikation von Selbsthilfestrategien, Gesundheitsängsten, Sicherheit suchendem Verhalten, Schon- und Vermeidungsverhalten
- Gestufte körperliche Aktivierung: Langsam zunehmende körperliche/ sportliche Aktivität ohne Überlastung und ohne übermäßige Schonung
- Behutsame Vorbereitung einer (Überweisung zur) Fach- bzw. fachgebundenen Psychotherapie (▶ Kap. 13)

Warnsignale für schwerere (komplizierte) Verläufe

- Mehrere Beschwerden (polysymptomatischer Verlauf)
- Häufige bzw. anhaltende Beschwerden (ohne oder nur mit seltenen beschwerdefreien Intervallen)
- Dysfunktionale Krankheitsannahmen und Verhaltensweisen, z. B. katastrophisierendes Denken, hohe gesundheitsbezogene Angst, hohes Inanspruchnahmeverhalten, Schon- und Vermeidungsverhalten
- Deutlich reduzierte Funktionsfähigkeit, z. B. Arbeitsunfähigkeit, sozialer Rückzug, körperliche Dekonditionierung, körperliche Folgeschäden
- Mäßige bis hohe psychosoziale Belastung, z. B. Niedergeschlagenheit, Zukunftsängste, Schlafstörungen
- Psychische Komorbidität (v. a. Angst, Depression, Sucht- oder Traumafolgeerkrankungen)
- Die Behandler-Patient-Beziehung wird von beiden Seiten als »schwierig« erlebt.

Zusätzliche ärztlich verordnete bzw. organisierte Maßnahmen können sein (Hausteiner-Wiehle et al. 2013, Schaefert et al. 2013):
- Bei Schmerzdominanz: Zeitlich befristete Gabe eines Antidepressivums
- Bei fehlender Schmerzdominanz: Antidepressiva nur bei entsprechender psychischer Komorbidität

- Medikamentöse Symptomlinderung (Cave: In der Regel kontraindiziert sind Opioide, Neuroleptika, Anxiolytika, Hypnotika/Tranquilizer)
- Aktivierende bzw. abwechselnd aktivierende und entspannende und später selbst durchführbare übende Verfahren, Entspannungsverfahren oder physikalische Maßnahmen
- Evtl. (körper-)psychotherapeutische Zusatzmaßnahmen

Nach etwa 3 Monaten sollten eine gemeinsame Verlaufsbeurteilung des Behandlungserfolgs und ggf. Ergänzung der Diagnostik bzw. Anpassung des Behandlungsplans erfolgen. Die Entscheidung über die (nicht notwendigerweise notfallmäßige) Indikation für eine **(teil-)stationäre Therapie** sollte anhand **klinischer Kriterien** getroffen werden (Hausteiner-Wiehle et al. 2013, Schaefert et al. 2013):

- Selbst- oder Fremdgefährdung einschließlich Suizidalität (absolute Indikation)
- Notwendigkeit einer ständigen Facharzt-Präsenz bei möglichen Krisen
- Schwere körperliche Symptome, eine schwere somatische Komorbidität, schwere psychische Symptome bzw. schwere psychische Komorbidität
- Erfolglosigkeit ambulanter Therapien oder logistische Probleme, eine multimodale/multiprofessionelle (Differenzial-)Diagnostik und Behandlung sicher zu stellen
- Nicht hinreichende Behandlungsmotivation, fehlende Belastbarkeit für den ambulanten Therapieprozess bzw. rein somatisches Krankheitsverständnis
- Fehlender Behandlungserfolg nach 3 Monaten bzw. Arbeitsunfähigkeit >ca. 4 Wochen
- Hohe biografische Belastung, geringe soziale Unterstützung, große Konflikte im familiären/beruflichen Umfeld bzw. sonstige relevante sozialmedizinische Aspekte
- Große interaktionelle Probleme in der Behandler-Patient-Beziehung
- Notwendigkeit von Therapieplanänderungen bzw. -anpassungen sowie Verlaufsbeobachtungen im multiprofessionellen Team unter fachärztlicher Behandlungsregie, Notwendigkeit eines Stationsmilieus als veränderter Rahmen bzw. der Klinik als Übungsfeld, z. B. für Expositionstherapien
- Wunsch der Patientin

> Beim Auftreten von **Warnsignalen für abwendbar gefährliche Verläufe (»red flags«) müssen sofort geeignete Interventionen** veranlasst werden, z. B. die Hinzuziehung psychosozialer Fachkompetenz, stationäre Einweisung bei akuter Suizidalität oder ergänzende somatische Differenzialdiagnostik (Hausteiner-Wiehle et al. 2013, Schaefert et al. 2013).

Warnsignale für abwendbar gefährliche Verläufe

- Suizidalität (Nachfragen!)
- Besonders schwere psychische Komorbidität (z.B. schwere depressive Entwicklung; Angstsymptomatik, die die Patientin das Haus nicht mehr verlassen lässt)
- Schwerste Ausprägung der Beschwerden und körperliche Folgeschäden (z. B. Fixierung von Fehlhaltungen, Kontrakturen, starke Gewichtszunahme, Bettlägerigkeit)
- Auftreten bekannter Warnsignale somatisch definierter Erkrankungen (gemäß der Leitlinien somatischer Fächer)
- Hinweise auf ernstes selbstschädigendes und iatrogen schädigendes Verhalten

4.6 Zusammenfassung und Ausblick

Ein psychosomatisches Mitdenken erlaubt es, wie bei einem Objektiv mit wechselnder Tiefenschärfe, den Blick teils auf den Unterbauchschmerz selbst, teils auf den Kontext zu legen und daraus am Ende ganz individuelle Konsequenzen zu ziehen: Wird diese Patientin mehr von Entspannungsverfahren oder von symptomatischer medikamentöser Therapie profitieren? Gibt es Risikofaktoren, die befürchten lassen, dass die Schmerzen trotz einer angedachten Operation fortbestehen werden? Besteht eine begleitende depressive oder Angst-Symptomatik, nach deren Behandlung die Beschwerden möglicherweise nachlassen? Ist die Patientin einsam oder unzufrieden am Arbeitsplatz, sodass eine soziale oder körperliche Aktivierung, eine Neuorientierung sinnvoll sein könnten?

Die neue Leitlinie »Umgang mit Patienten mit nichtspezifischen, funktionellen und somatoformen Körperbeschwerden«, deren wichtigste Empfehlungen hier auf den chronischen Unterbauchschmerz der Frau übertragen wurden, bietet zahlreiche konkrete konsens- und evidenzbasierte Empfehlungen, Hintergrundinformationen, Praxistipps und eine Patientenleitlinie.

Literatur

Cohn R (2009) Von der Psychoanalyse zur themenzentrierten Interaktion. Klett-Cotta, Stuttgart

Creed F, Guthrie E, Fink P, Henningsen P, Rief W, Sharpe M, White P (2010) Is there a better term than "medically unexplained symptoms"? J Psychosom Res 68: 5–8

Häuser W, Hansen E, Enck P (2012) Nocebophänomene in der Medizin. Bedeutung im klinischen Alltag. Dtsch Arztebl 109: 459–465

Hausteiner-Wiehle C, Schaefert R, Sattel H et al. (Hrsg.) (2013) Umgang mit Patienten mit nicht-spezifischen, funktionellen und somatoformen Körperbeschwerden. S3-Leitlinie mit Quellentexten, Praxismaterialien und Patientenleitlinie. Schattauer, Stuttgart

Hausteiner-Wiehle C, Schaefert R Die Gestaltung der Arzt/Therapeut-Patient-Beziehung: Haltung und Gesprächsführung. In: Rief W, Henningsen P, Hrsg. Psychosomatik und Verhaltensmedizin. Schattauer, Stuttgart im Druck

Hoyer J, Jacobi F, Leibing E (2010) Gesprächsführung in der Verhaltenstherapie. In: Leibing E, Hiller W, Sulz SKD (Hrsg.) Verhaltenstherapie (Lehrbuch der Psychotherapie). CIP-Medien, München

Klemperer D, Rosenwirth M (2005) Shared Decision Making: Konzept, Voraussetzungen und politische Implikationen, Chartbook. Bertelsmann Stiftung, Gütersloh

Miller WR, Rollnick S (2009) Motivierende Gesprächsführung. Lambertus, Freiburg

Nationale Versorgungsleitlinie Unipolare Depression (2009) Langfassung. ▶ http://www.versorgungsleitlinien.de/themen/depression/pdf/s3_nvl_depression_lang.pdf (Zugriff 9.9.2013)

Rogers C (1993) Die klientenzentrierte Gesprächspsychotherapie. Fischer, Frankfurt a.M.

Schaefert R, Bölter R, Faber R, Kaufmann C (2008) Tangential, nicht frontal. Annäherung an eine schwierige Patientengruppe. Psychotherapie im Dialog 9: 252–259

Endometriose: Pathogenese, Symptome und Diagnostik

S. Mechsner

M. Sillem et al. (Hrsg.), *Leitsymptom chronischer Unterbauchschmerz der Frau*,
DOI 10.1007/978-3-662-43669-1_5, © Springer-Verlag Berlin Heidelberg 2015

5.1 Einleitung

Endometriose ist eine Erkrankung von Frauen im reproduktionsfähigen Alter, die über ihre Leitsymptome Dysmenorrhoe, Dyspareunie, Dyschezie, Dysurie, zyklische und azyklische Unterbauchschmerzen, Blutungsstörungen und Fertilitätsbeeinträchtigung extreme menschliche, klinische und volkswirtschaftliche Relevanz hat (Cramer u. Missmer 2002, Cramer DW 2002, Gao et al. 2006).

Die Prävalenz der Endometriose wird mit 2–20% aller Frauen im o. g. Alter angegeben (Giudice u. Kao 2004, Mettler 2000, Olive u. Pritts 2001) und stellt somit eine der häufigsten benignen gynäkologischen Erkrankungen dar. Schätzungen ergeben, dass in Deutschland ca. 2 Mio. Frauen betroffen sind und bis zu 40.000 Neuerkrankungen pro Jahr diagnostiziert werden. Bei ca. 50% dieser Frauen besteht ein anhaltender Therapiebedarf (Kuohung et al. 2002). Neben der starken körperlichen Einschränkung durch Schmerzen stellen die Rezidivraten von 50–80% auch nach operativer und endokriner Therapie ein großes Problem dar (Schweppe 2002) (▶ Kap. 6).

Äußerst problematisch ist, dass das Zeitintervall vom Auftreten der Symptome bis zur Diagnosestellung im Mittel 6–8 Jahre beträgt. Diese Problematik ist u. a. bedingt durch die Unkenntnis über die Pathogenese der Endometriose und die Mechanismen der Schmerzentstehung, die dieser Erkrankung zugrunde liegen. Die häufig »unauffälligen« körperlichen Untersuchungsbefunde erschweren die Diagnose. Daher ist die ausführliche Anamnese oftmals ausschlaggebend, doch diese braucht viel Zeit. Um das gesamte Ausmaß der Beschwerden erfassen zu können, sind auch sensible Fragen über Beschwerden bei der Sexualität sowie grundsätzliche Fragen, z. B. zur Familienplanung, erforderlich. Dennoch ist das Krankheitsbild der Endometriose-assoziierten Symptome sehr gut beschrieben, sodass durch eine ausführliche Anamnese in den meisten Fällen eine frühzeitige Diagnosestellung bzw. Einleitung weiterführender Maßnahmen möglich wäre. Zum klinischen Mangement der betroffenen Patientinnen existiert eine soeben aktualisierte AWMF-Leitlinie (Ulrich et al. 2013).

Da ein Großteil der betroffenen Patientinnen über Schmerzen klagt, die die Lebensqualität signifikant einschränken (Sepulcri Rde u. do Amaral 2009), sind insbesondere Kenntnisse in diesem Bereich von essenzieller Bedeutung für die Diagnostik und die Therapie.

5.1.1 Pathogenese

Obwohl die Endometriose bereits im späten 17. Jahrhundert beschrieben wurde, wird diese Erkrankung bis heute aufgrund des weitgehend fehlenden klinischen und wissenschaftlichen Interesses häufig als »forgotten disease« bezeichnet (Knapp 1999).

Die Pathogenese der Endometriose ist bislang ungeklärt. Es gibt verschiedene Erklärungsmechanismen (Metaplasietheorie, retrograde Menstruation, lymphogene Aussaat), doch keine konnte bislang das volle Ausmaß der Erkrankung nachvollziehbar darlegen. Die derzeitig vorherrschende Hypothese besteht in der Annahme, dass die Endometriose primär eine uterine Erkrankung ist, bei der es sekundär zur Absiedlung von ektopen Epithel- und Stromazellen kommt (Leyendecker et al. 2002, Leyendecker u. Kunz 2005, Leyendecker et al. 1998, Leyendecker et al. 2009).

Bei Frauen mit Endometriose kann eine uterine Überexpression der Aromatase mit einer lokalen Östrogenbiosynthese beobachtet werden (Bulun 2009). Die **lokal hohen Östrogenspiegel** bedingen möglicherweise zunächst eine uterine Hyperperistaltik der Archimetra (Endometrium mit direkt angrenzendem Myometrium). Aufgrund der unphysiologisch starken Kontraktionen kommt es zur Mikrotraumatisierung der basalen Endometriumsschicht mit einem Herauslösen von Basalis-Fragmenten, die während der Menstruation, möglicherweise auch während der Ovulation (im Sinne eines retrograden Flusses) oder aber per continuitatem durch Infiltration der Basalis in das Myometrium, zu ektopen Absiedlungen führen (Leyendecker et al. 2002, Leyendecker u. Kunz 2005, Leyendecker et al. 1998, Leyendecker et al. 2009). Diesem Konzept liegt die Vorstellung zugrunde, dass eine für Endometriosepatientinnen typische **uterine Hyperperistaltik** zu **Mikroläsionen** in der Epithel-Mesenchym-Muskel-Übergangszone (Junctional Zone) führen kann, was eine Dislokation von Zellen der

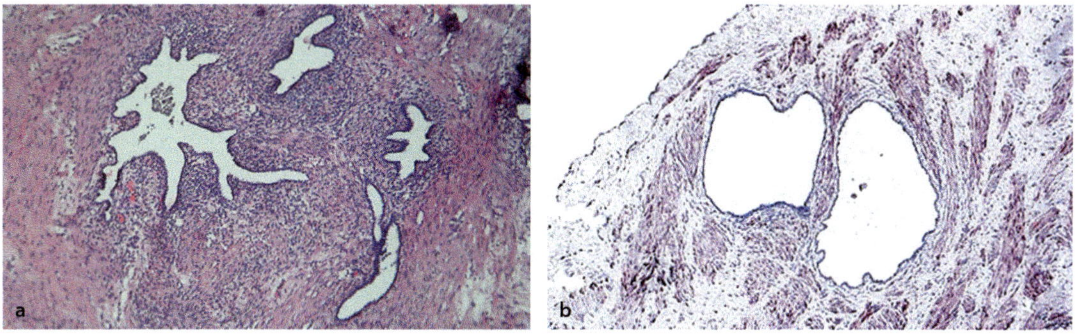

Abb. 5.1 a, b **a** Darstellung einer peritonealen Endometrioseläsion in der H&E-Färbung mit Epithel und Stromazellen. **b** Immunhistochemische Darstellung der umliegenden Endometriose-assoziierten glatten Muskelzellen (rot)

Zona basalis mit postuliertem Stammzellcharakter ermöglicht (Leyendecker et al. 2002, Leyendecker u. Kunz 2005, Leyendecker et al. 1998, Leyendecker et al. 2009). Passend zu dieser Hypothese ist, dass die im Genital- und Extragenitalbereich entstehenden Endometrioseherde aus Epithel, Stroma und glatten Muskelzellen bestehen (Anaf et al. 2000b, Mechsner et al. 2005) (Abb. 5.1) und auch ältere Untersuchungen bereits die Fähigkeit der Muskelzellmetaplasie im Bereich der Basalis belegen konnten (Fujii et al. 1989).

Interessant sind die Parallelen, die zwischen einer möglichen Endometriose/Adenomyoseentstehung und den Mechanismen des »tissue injury and repair program« (TIAR) gezogen werden können, denn auch diese Mechanismen sind östrogenabhängig (Leyendecker et al. 2009). Bei einer Gewebeschädigung (=Mikrotraumatisierung) kommt es zur Hochregulation der COX-2 mit konsekutiver Prostaglandin-E_2-Biosynthese. Prostaglandin-E_2 (PGE_2) wiederum aktiviert die P450-Aromataseexpression, die Testosteron zu Östradiol aromatisiert. Die lokale Östrogenbiosynthese ist essenziell für die Reparaturmechanismen, sodass diese Kaskade in allen Geweben aktiviert werden kann, auch in solchen, in denen die Aromatase physiologischerweise nicht exprimiert wird.

Mit neueren Erkenntnissen der Uterusfunktion, die belegen, dass auch der nichtschwangere Uterus kontinuierlich aktiv ist und eine uterine Eigenperistaltik aufweist (Akerlund 1997, Bulletti et al. 2000), erscheint eine Mikrotraumatisierung mit der Aktivierung der TIAR-Mechanismen sehr nahe zu liegen. Es wird ein Circulus vitiosus in Gang gesetzt, wodurch nach anfänglicher Hyperperistaltik zunehmend auch eine Dysperistaltik mit Ausbildung einer progredienten Dysmenorrhoe sowie Störungen im Bereich der reproduktiven Funktionsabläufe beobachtet werden können (Abb. 5.2).

5.2 Definition und Einteilung der Endometriose

Bei der Endometriose handelt es sich um das Vorkommen von Endometrium-ähnlichen Geweben außerhalb des Cavum uteri. Sie wird nach ihrer Lokalisation in verschiedene Formen unterteilt:

Die **Endometriosis genitalis externa** umschreibt das Vorkommen von Endometrioseläsionen auf dem Peritoneum (Peritoneum viscerale und parietale) des inneren weiblichen Genitales (Peritoneum des Uterus, der Tuben, der Ovarien, aber auch des Blasendachs, der Fossa ovarica, der Ligg. sacrouterina, der Beckenwand) sowie das Vorkommen von Endometriosezysten in den Ovarien (Endometriome). Diese Form der Endometriose wird nach der American Society for Reproductive Medicine in 4 Stadien (rASRM I–IV) eingeteilt (American Society for Reproductive Medicine 1997), wobei sowohl das Ausmaß der eigentlichen Endometrioseläsionen als auch die Ausbildung von Adhäsionen mitberücksichtigt werden.

Weiterhin kann die **Endometriosis genitalis interna** differenziert werden, d. h. das Vorkommen

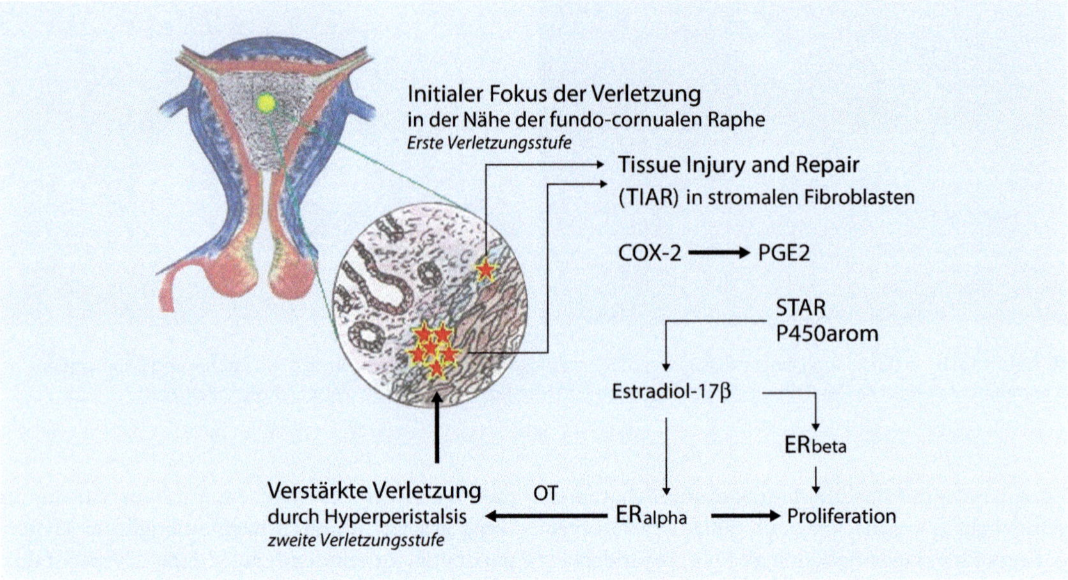

Abb. 5.2 Modell des »tissue injury and repair« (TIAR) auf die Übergangszone zwischen Endometrium und Myometrium bezogen. Der Mechanismus der primären Gewebeschädigung ist durch das einzelne Sternchen markiert. Die persistierende uterine Hyperperistaltik ist eine Folge der anhaltenden Gewebeschädigung mit permanent ansteigender Östrogenbildung und zunehmender Gewebeschädigung. Neben der uterinen Peristaltik und Hyperperistaltik spielen menstruelle Kontraktionen des Stratum vasculare (Neometra), die die Archimetra komprimieren und meist als primäre Dysmenorrhoe In Erscheinung treten, bei der Verletzung des basalen Stromas mit der Aktivierung des TIAR-Mechanismus eine großen Rolle (Leyendecker et al. 2014). (Aus: Leyendecker et al. 2009)

von Epithel und Stromazellen im Myometrium, auch Adenomyosis uteri genannt, sowie innerhalb der Tuben.

Zudem lässt sich die **Endometriosis extragenitalis**, das Vorkommen von Endometrioseläsionen unabhängig vom inneren weiblichen Genitale (in Blase, Darm, Zwerchfell, Bauchwand oder gar Lunge) abgrenzen. Endometrioseläsionen wachsen oberflächlich und/oder tief infiltrierend mit Destruktion von angrenzenden Organen, z. B. Darm-, Blasen- und Ureterinfiltrationen. Die **rektovaginale Endometriose** stellt dabei eine Sonderform dar, sie ist typischerweise im Septum rektovaginale lokalisiert und die häufigste Form der tief infiltrierenden Endometriose. Für die rektovaginale Endometriose wurde die Einteilung nach der ENZIAN-Klassifikation erstellt (Tuttlies et al. 2005). Bei dieser Einteilung wird die Infiltration des endometrioiden Gewebes in angrenzende Organe/anatomische Strukturen mitberücksichtigt, z. B. die sakrouterinen Ligamente, die Vagina, Ureter oder Darmwand. Bei Destruktion der entsprechenden Organe kann es zu erheblichen Schmerzen mit funktionellen Störungen kommen, im Falle der Darmwand bis hin zur Darmstenose. Die verschiedenen Formen der Endometriose können isoliert oder in Kombination auftreten (Albrecht, 1955).

Das ektope, ortsfremde, Endometrium-ähnliche Gewebe verursacht eine lokale chronische Entzündungsreaktion, wodurch die Ausbildung von Adhäsionen begünstigt wird, die mit Fortschreiten der Erkrankung zu weiteren sekundären Veränderungen des inneren Genitale mit entsprechender Funktionseinschränkungen führen.

5.3 Endometriose-assoziierte Schmerzen

Die Endometriose ist oftmals mit einem komplexen Beschwerdebild assoziiert. Zu den Leitsymptomen gehören Schmerzen, die unterschieden werden in

Dysmenorrhoe, chronisch rezidivierende zyklisch und azyklische Unterbauchschmerzen, tiefe Dyspareunie und Dyschezie oder Dysurie (▶ Übersicht; ▶ Abschn. 5.5). Die verschiedenen Schmerztypen können isoliert oder in Kombination auftreten. Ein weiteres wichtiges Symptom ist die Infertilität.

Leitsymptome der Endometriose

1. **Schmerzen**:
   - Dysmenorrhoe
   - zyklische und azyklische Unterbauchschmerzen
   - Dyspareunie
   - Dyschezie
   - Dysurie
2. Unerfüllter Kinderwunsch

Der Schmerz korreliert nicht mit dem rASRM-Stadium. Im Gegensatz dazu korreliert die Infertilität mit dem rASRM-Stadium.

Weiterhin gibt es eine Reihe von unspezifischen Begleitsymptomen, die die Diagnosestellung und das klare klinische Bild oft erschweren (Greene et al. 2009). Dazu gehören insbesondere unspezifische Darm- und Blasenfunktionsstörungen oder Schmerzen, die nicht nur zyklisch sind. Auch eine Schmerzausstrahlung in den Rücken und/oder die Beine wird häufig beschrieben. Intermittierende Unterbauchschmerzen, Übelkeit und Erbrechen sowie Infektneigung gehören ebenfalls dazu (▶ Übersicht).

Unspezifische Begleitsymptome (nach Greene et al. 2009)

- Blasenbeschwerden
- Unspezifische Darmbeschwerden
- Schmierblutungen, starke Blutungen
- Vegetative Begleiterscheinungen: Übelkeit, Erbrechen
- Magenbeschwerden
- Kopfschmerzen, Schwindel
- Schmerzen um den Eisprung
- Unregelmäßige Unterbauchschmerzen
- Rückenschmerzen
- Ausstrahlung der Schmerzen in die Beine
- Chronische Erschöpfung
- Alle Schmerztypen

Nach wie vor ist die Schmerzentstehung bei Endometriose ein in weiten Bereichen unverstandenes Gebiet. Die Symptome sind komplex, können isoliert oder in Kombination auftreten und scheinen multifaktoriell bedingt zu sein.

Interessant ist insbesondere die Tatsache, dass keine klinische Korrelation zwischen dem Ausmaß der Erkrankung und der Intensität der Schmerzen besteht (Fedele et al. 1992, Gruppo Italiano per lo Studio 2001, Vercellini et al. 1996b). So kommt es auch vor, dass eine Endometriose als Zufallsbefund dokumentiert wird, die betroffenen Patientinnen aber keinerlei typischen Beschwerden aufweisen.

Es können zwar Rückschlüsse hinsichtlich der Art der Schmerzen auf die Manifestation der Endometriose gezogen werden (Fauconnier u. Chapron 2005, Fauconnier et al. 2002, Koninckx et al. 1991), doch überlappen sich die Symptome der einzelnen Formen auch. So haben z. B. Patientinnen mit einer Adenomyosis uteri meist eine Dysmenorrhoe, aber auch zyklische Unterbauchschmerzen (UBS) (Parker et al. 2006). Diese Beschwerden können aber auch bei alleiniger Endometriosis genitalis externa vorliegen. Alle Endometriosemanifestationen können zur Dysmenorrhoe führen, wobei dabei auch die Mikroeinblutungen in die Läsionen eine Rolle spielen (Brosens 1998). Eine Dyspareunie kann bei Adenomyosis uteri, Endometriosis genitalis externa und v. a. bei einer rektovaginalen Endometriose vorliegen. Dyschezie oder Dysurie hingegen deuten auf eine Beteiligung von Blase oder Darm hin (◘ Tab. 5.1).

Je nach Endometriosemanifestation können sowohl somatische als auch viszerale Schmerzen vorliegen. Durch anamnestische Angaben lässt sich differenzieren: **Somatische Schmerzen**, die eher von Beckenwand, Muskeln und Gelenken ausgehen, können meist gut lokalisiert werden und werden eher als scharf/spitz beschrieben, während **viszerale Schmerzen** von intraperitonealen Organen stammen. Diese Schmerzen sind oftmals schlecht lokalisierbar, werden als dumpf und krampfartig bezeichnet und können über mehrere Dermatome ausstrahlen. Die viszeralen Organe werden autonom innerviert und führen viszerale sensorische Anteile mit sich, die die autonomen Ganglien auf deren Weg vom Organ zum Hinterwurzelganglion kreuzen. Viszerale sensorische Afferenzen nehmen

Tab. 5.1 Symptome und dafür typische Manifestationen der Endometriose

Symptome	Lokalisation der Endometriose
Dysmenorrhoe	Adenomyose Peritoneale Läsionen Deep infiltrating endometriosis
Unterbauchschmerzen	Peritoneale und ovarielle Läsionen Adhäsionen Adenomyose
Dyspareunie	Rektovaginale Endometriose im Douglas-Raum Sakrouterine Ligamente Adenomyose
Dyschezie/Dysurie Hämatochezie/Hämaturie	Organbefall von Darm und/oder Blase
Sterilität	Adenomyose/Endometriose Endometriome Adhäsionen Verschluss der Tuben

von allen Wandschichten inklusive der Serosa (viszerales Peritoneum) Informationen auf. Aufgrund bestehender Interaktionen, zwischen sensorischen viszeralen Afferenzen und den autonomen Ganglien, können schmerzabhängig motorische und sekretorische Veränderungen der viszeralen Organe ausgelöst sowie die häufig auftretenden vegetativen Begleitsymptomen, wie Übelkeit und Erbrechen, erklärt werden.

Es bestehen weiterhin komplexe Interaktionen zwischen den reproduktiven Organen, dem Urogenitaltrakt und dem Darm, sodass eine Differenzierung oft sehr schwierig wird, v. a. dann, wenn der Schmerz chronifiziert ist (Vercellini et al. 2009). Zudem machen die viszeralen afferenten Anteile weniger als 10% der Gesamtafferenzen aus, die über das Hinterwurzelhorn ins Rückenmark eintreten, was der Grund für die schlechte Lokalisierbarkeit der viszeralen Schmerzen sein könnte.

Bemerkenswert ist, dass für die Empfindung viszeraler Schmerzen keine Gewebsschädigung zwingend erforderlich ist, bereits Dehnung und Mechanostimulation lösen Schmerzen aus.

Das **parietale Peritoneum** hingegen ist sensibel reich innerviert, es ist sensibel für Schmerz, Berührung, Temperatur und Druck. Hier verlaufen die Afferenzen mit den somatischen Nerven, die den entsprechenden Bereich (Muskeln) innervieren. So kommt es, dass bei peritonealer Reizung auch die entsprechend zugehörigen Muskelgruppen reflektorisch mitaktiviert werden können, was zu Kontraktionen und Verspannung insbesondere der Bauchwand und des Beckenbodens führen und die häufig assoziierten Beckenbodenschmerzen verursachen kann.

Weiterhin erschwerend können im Verlauf der Erkrankung **adhäsionsbedingte Schmerzen** hinzukommen, die dann sowohl somatisch als auch viszeral sein können und die oftmals durch einen Übergang der zunächst zyklischen in azyklische Unterbauchschmerzen (UBS) charakterisiert sind. Aufgrund der chronischen Schmerzen entwickeln die Patientinnen nicht selten eine reaktive Depression sowie somatoforme Schmerzstörungen, die das Krankheitsbild noch komplexer erscheinen lassen.

Die wichtigsten Differenzialdiagnosen der chronischen UBS sind neben der Endometriose:
- Postoperative Adhäsionen (nicht endometriosebedingt)
- Interstitielle Zystitis
- und unspezifische Darmfunktionsstörungen, wie Colon irritabile (vgl. die entsprechenden Buchkapitel)

5.4 Pathogenetische Konzepte der verschiedenen Symptome

Im Folgenden sollen die pathogenetischen Konzepte der verschiedenen Symptome erläutert werden.

5.4.1 Pathomechanismus der Endometriose-assoziierten zyklischen und azyklischen Unterbauchschmerzen

Lokale Faktoren

Die Pathogenese der Endometriose-assoziierten chronischen UBS ist in weiten Bereichen ungeklärt. Es wird angenommen, dass die **Synthese von Schmerzmediatoren** durch die Endometrioseläsion selbst, die Anzahl der Läsionen, deren Aktivität und Infiltrationstiefe einen Einfluss auf die Schmerzgenese hat (Chapron et al. 2003, Perper et al. 1995, Vercellini 1997, Vernon et al. 1986). Dabei werden Schmerzmediatoren wie Prostaglandine (PG), Histamine, Kinine und Interleukine von Endometrioseläsionen sezerniert, die peritoneale Nozizeptoren aktivieren (Drake et al. 1981, Moon et al. 1981, Vernon et al. 1986). Äquivalent zum eutopen Endometrium scheinen peritoneale Endometrioseläsionen zyklische Veränderungen zu durchlaufen und sezernieren die entsprechenden Mediatoren. Neuere Studien zeigen eine Hochregulation der COX-2-Expression und damit indirekt eine PG-Synthese in den peritonealen Endometriose-assoziierten Makrophagen (Wu u. Wiltbank 2002) und ektopen Implantaten (Ota et al. 2001). Dabei korreliert die COX-2-Expression mit der Konzentration von PGE_2 in der Peritonealflüssigkeit und der Ausprägung der Endometriose (Wu et al. 2002).

Dies spiegelt die inflammatorische (=nozizeptive) Schmerzkomponente wider und begründet den therapeutischen Einsatz der PG-Syntheseinhibitoren, der nichtsteroidalen Antiphlogistika.

Die Ausprägung der Schmerzen steht jedoch in keiner Korrelation zum rASRM-Stadium der Erkrankung (Fedele et al. 1992, Gruppo Italiano per lo Studio 2001, Vercellini et al. 1996a). Nachvollziehbar ist hingegen aber, dass **peritoneale Läsionen** prinzipiell Schmerzen verursachen können (physiologische Innervation des Peritoneums, Peritonismus auch bei anderen entzündlichen Erkrankungen, Appendizitis oder PID), während ovarielle Läsionen oftmals keine Beschwerden verursachen. Das Ovar ist hinsichtlich der Schmerzgenese ein relativ unsensibles Organ, das enorme Ausmaße annehmen kann (z. B. beim Ovarialkarzinom) bevor es Schmerzen verursacht und ebenfalls eher über eine peritoneale Reizung zu Symptomen führt. Dennoch ist es verwunderlich, dass peritoneale Endometrioseläsionen oftmals so ausgedehnte Schmerzen verursachen können, eine ausgedehnte peritoneale Metastasierung bei Karzinomen hingegen asymptomatisch verlaufen kann.

Die **tief infiltrierenden Läsionen** des Septum rektovaginale, der Scheide und des Darms hingegen infiltrieren reich innerviertes Gewebe und führen über eine neuronale Irritation zu Schmerzen, dennoch gibt es auch hier gelegentlich Läsionen, die enorme Ausmaße haben und erstaunlicherweise zu keinerlei Beschwerden führen. Möglicherweise sind in diesen Läsionen keine Nervenfasern involviert oder zentrale Modulationen limitieren die Transmission von Schmerzstimulationen zum Schmerzzentrum (Vercellini, 1997).

Als weiterer pathogenetischer Mechanismus wird die **Schmerzentstehung durch Adhäsionen** diskutiert, die sich mit fortschreitender Erkrankung zunehmend ausbilden können und möglicherweise einen Übergang der zyklischen Schmerzen in azyklische Schmerzen widerspiegeln. Der Stellenwert von Adhäsionen, z. B. auch postoperativer Adhäsionen, als Ursache für chronische Unterbauchschmerzen wird aber seit vielen Jahren kritisch diskutiert. Eine prospektive Studie zeigte nämlich, dass durch die Adhäsiolyse keine signifikant verbesserte Schmerzreduktion im Vergleich zur alleinigen diagnostischen Laparoskopie erzielt werden kann (Swank et al. 2003). Nur wenn sehr dichte, stark vaskularisierte Adhäsionen gelöst werden, lässt sich ein therapeutischer Effekt erzielen. Dennoch ist die Datenlage hinsichtlich der Schmerzgenese unklar. Zum einen lassen der Nachweis von sensiblen Nervenfasern in postoperativen und durch Endometriose bedingten Adhäsionen eine Beteiligung an der Schmerzpathogenese vermuten (Sulaiman et al. 2001, Tulandi et al. 1998), zum anderen scheinen adhäsionsbedingte Schmerzen eher ein gynäkologisches Problem darzustellen und hauptsächlich bei Frauen aufzutreten, obwohl auch bei Männern Adhäsionen beobachtet werden (Hammoud et al. 2004). Möglicherweise liegt es daran, dass die inneren Genitalorgane der Frau schmerzempfindlicher sind, wenn sie von Adhäsionen betroffen sind. Zudem können hormonelle Faktoren dazukommen: So ist z. B. die Mastzell-Degranulation, ein wesentlicher Faktor bei der Freisetzung von Schmerzmediatoren, ein östrogenabhängiger Vorgang, der ebenfalls insbesondere bei Frauen auftritt (Hammoud et al. 2004).

Auch die **Gebärmutter** selbst ist oftmals von Adenomyose betroffen und scheint ein nicht unerheblicher Faktor bei der Schmerzgenese zu sein. Denn auch nach operativer Entfernung aller peritonealen Endometrioseläsionen kann ein Persistieren von zyklischen Unterbauchschmerzen beobachtet werden (Parker et al. 2006).

Neurogene Faktoren als Schmerzursache

Zunehmend häufiger werden insbesondere bei der Persistenz der UBS auch neurogene Faktoren als pathogenetischer Mechanismus diskutiert (Vercellini et al. 2009).

Tatsächlich besteht eine enge topografische Beziehung zwischen peritonealen Nervenfasern und peritonealen Endometrioseläsionen (Mechsner et al. 2007, Tokushige et al. 2006a, b). Sie konnten als sensorische myelinisierte Aδ- und unmyelinisierte C-Fasern charakterisiert werden und sind oftmals von lymphozytären Infiltraten begleitet. Es könnte also neben der allgemein angenommenen inflammatorischen, nozizeptiven Schmerzkomponente auch eine neurogene inflammationsbedingte Komponente vorliegen (Vercellini et al. 2009). Dies könnte insbesondere dann zutreffen, wenn die zunächst zyklischen UBS in azyklische und/oder chronische Schmerzen übergehen, die oftmals als brennend und spitz beschrieben werden und gegenüber hormonellen Therapien und nichtsteroidalen Antiphlogistika resistent sind.

Klinische Relevanz von Endometriose-assoziierten Nervenfasern

Ob nun Endometriose-assoziierten Nervenfasern eine klinische Bedeutung zugesprochen werden kann, wurde 2008 in einer ersten klinischen prospektiven Studie untersucht. In dieser Studie konnten die Autoren zeigen, dass das Vorkommen von Endometriose-assoziierten Nervenfasern in Korrelation zur Schmerzintensität steht. Und zwar fanden sich in peritonealen Endometrioseläsionen von Patientinnen mit starken zyklischen/azyklischen Unterbauchschmerzen sowie starker Dysmenorrhoe signifikant häufiger Nervenfasern in unmittelbarer Umgebung der EM-Läsionen als bei Patientinnen mit wenigen oder keinen Schmerzen (85% versus 33%) (Mechsner et al. 2008). Die operative Entfernung solcher peritonealen EM-Läsionen führte zu einer signifikanten postoperativen Schmerzreduktion (Mechsner et al. 2009). Mittlerweile konnten diese Daten durch eine andere Arbeitsgruppe bestätigt werden (McKinnon et al. 2012).

Diese Arbeiten liefern einen ersten Beweis dafür, dass peritoneale, Endometriose-assoziierte Nervenfasern Einfluss auf die Schmerzpathogenese nehmen und die Endometriose neurotrophe Eigenschaften besitzt, die zum Einsprossen von Nerven in das Gewebe führt.

Rolle des Nervensystems bei chronisch inflammatorischen Erkrankungen

Veränderungen in der Innervation (neurogene Modulation) von entzündlich betroffenen Geweben stellt eine wichtige Parallele zwischen Endometriose und anderen chronisch-entzündlichen Erkrankungen dar. Dabei scheinen Immunzellen, endokrine Faktoren und Nervenfasern miteinander zu interagieren. So konnten beispielsweise bei der Rheumatoiden Arthritis verschiedene Störungen des endokrinen Systems gezeigt werden, die mit dem peripheren und zentralen Nervensystem zusammenhängen. Ferner ließ sich aber auch nachweisen, dass das Nervensystem selbst direkt an der Induktion der Immunantwort beteiligt ist (Levine et al. 1985).

Immunmodulation durch Neurotransmitter

Die Neurotransmitter der verschiedenen Nervenfasertypen üben über die Bindung an spezifischen Rezeptoren der Immunzellen unterschiedliche Effekte auf inflammatorische Prozesse aus (Nance u. Sanders 2007, Sanders et al. 2001). Darüber spielen Nervenfasern eine immunmodulatorische Rolle (Nance u. Sanders 2007, Sanders et al. 2001). Die Expression der Neurotransmitter-Rezeptoren scheint dabei vom Mikroumfeld abhängig zu sein (Baerwald et al. 1992; Heijnen et al. 1996, Kohm u. Sanders 2000). Nervenfasern kommunizieren dabei mit Immunzellen in einer synapsenähnlichen Weise und modulieren so die Immunzellenfunktion (Straub 2007).

Die sympathischen Neurotransmitter und endogene Opioide führen zu antientzündlichen Effekten (z. B. Inhibition der Sekretion von TNF), wenn diese im mikromolaren Konzentrationen vorliegen (Alicea et al. 1996, Bouma et al. 1994, Spengler et al. 1994). Ein Verlust der sympathischen Nervenfasern führt zu einer geringen Konzentration dieser antientzündlichen Neurotransmitter im Gewebe. Dies ist ungünstig in der chronischen Phase einer entzündlichen Erkrankung. Im Gegensatz dazu führt das Neuropeptid Substanz P (in sensiblen Nervenfasern exprimierter Neurotransmitter) durch Induktion von pro-inflammatorischen Zytokinen (TNF, IL6 und -8) (Kavelaars et al. 1994, Lotz et al. 1988, Serra et al. 1994) zu überwiegend entzündlichen Effekten durch die Stimulation von Immunzellen (Jancsó et al. 1967, Levine et al. 1984).

Sympathische und sensible Neurotransmitter spielen also eine gegenregulatorische Rolle in der Entzündungsreaktion bei chronisch entzündlichen Erkrankungen (Straub 2007), welche von den Immunreaktionen, der Rezeptorexpression auf Immunzellen, der Neurotransmitterkonzentration sowie der Gewebeinnervation abhängig ist.

Bei vielen chronischen entzündlichen Erkrankungen, wie Colitis ulcerosa, Rheumatoider Arthritis, Diabetes mellitus Typ 1, konnte in entzündlich alterierten Geweben ein umschriebener Verlust von sympathischen Nervenfasern nachgewiesen werden (Harle et al. 2005, Mapp et al. 1994). SP-positive Nervenfasern hingegen nahmen zu (Ahmed et al., 1995). Mit Einsprossen der sensiblen Nervenfasern nimmt auch, wie für die Colitis ulcerosa belegt, die Konzentration von SP im Gewebe zu und führt zur Aktivitätszunahme der Erkrankung (Goode et al. 2000). Dies führt zu einem umschriebenen **Ungleichgewicht der sympathischen und sensiblen Nervenfasern** in entzündlich alterierten Geweben (Straub 2007).

Neuro-Immun-Modulation bei der Endometriose

Diese Mechanismen lassen sich auch in peritonealen Endometrioseläsionen nachweisen. Hier liegt ebenfalls ein Ungleichgewicht bei der Verteilung von sensiblen und sympathischen Nervenfasern vor. Im Peritoneum von Frauen ohne Endometriose findet sich eine Verteilung von sympathischen zu sensiblen Nervenfasern von 5:1. Im Peritoneum der Patientinnen mit Endometriose hingegen findet sich in unmittelbarer Umgebung zur Läsion ein inverses Verhältnis von 1:4. Diese Veränderungen sind auch noch bis in die Peripherie (um die Läsion herum gelegenes Peritoneum, das histologisch frei von Endometriose ist) zu verfolgen (Arnold et al. 2012).

Die IL-1β-Expression und das Vorkommen von Immunzellinfiltraten deuten auf umfangreiche immunologische Reaktionen hin (Arnold et al. 2012). Doch nicht nur das von Endometriose alterierte Gewebe, sondern auch die **Peritonealflüssigkeit** (PF) scheint an diesen Effekten beteiligt zu sein bzw. spiegelt diese Veränderungen wider. So konnte im Nervenwachstumsassay, in dem zum einen sensible Ganglien, zum anderen aber auch sympathische Ganglien eingesetzt wurden (Abb. 5.3), gezeigt werden, dass die sensible Neuritenaussprossung durch die PF von Patientinnen mit Endometriose induziert wird, die Aussprossung der sympathischen Neuriten hingegen gehemmt wird. Bei Patientinnen ohne Endometriose waren diese Effekte invers (Arnold et al. 2012).

Somit scheint eine Beteiligung der **Neuromodulation** (sensible/sympathische Neurotransmitter) am Pathogenesemechanismus auch in Endometrioseläsionen sehr wahrscheinlich. Neben den bekannten Schmerzen, die durch das vermehrte Einsprossen von sensiblen Nervenfasern erklärbar sind, beschreiben viele Patientinnen auch unspezifische funktionelle Symptome, die bislang nur schwer zuzuordnen waren. Möglicherweise sind diese Symptome durch Veränderungen in der sympathischen Innervation mitbedingt, die das viszerale Peritoneum miterfassen.

Die signifikant erhöhte Dichte von sensiblen Nervenfasern in der Umgebung der Endometrioseläsionen scheint mit einen entscheidenden Faktor in der Schmerzentstehung darzustellen. Inwieweit der »Rückzug« der sympathischen Nervenfasern die Folge des entzündlichen Prozesses widerspiegelt oder aber auch die komplexe Schmerzproblematik mit beeinflusst, ist derzeitig unklar.

Es werden komplexe Zusammenhänge durch die **Interaktionen von EM-Läsionen, Nervenfasern und zytokinfreisetzenden Immunzellen** wie Makrophagen und Mastzellen vermutet, die neurogene inflammatorische Prozesse in Gang setzen oder diese unterhalten (Vercellini 1997). So sezernieren die EM-Läsionen selbst eine Reihe von Schmerz-

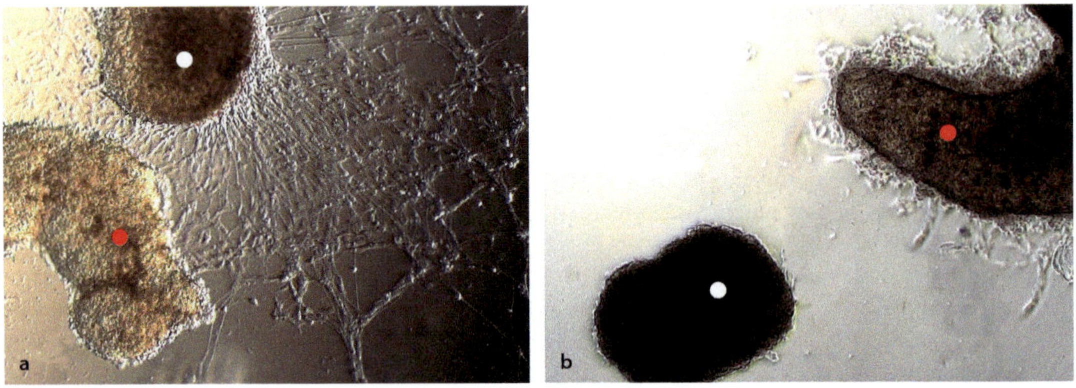

Abb. 5.3 Links erkennt man nach Inkubation mit Peritonealflüssigkeit von Patientinnen mit Endometriose die Neuritenaussprossung am sensiblen Ganglion (weißer Punkt), während das sympathische Ganglion (roter Punkt) keine Neuritenaussprossung aufweist. Im Gegensatz dazu zeigt sich im Bild rechts im Kontrollversuch mit Peritonealflüssigkeit von Patientinnen ohne Endometriose keine Neuritenaussprossung aus dem sensiblen Ganglion, aber eine Aussprossung aus dem sympathischen Ganglion

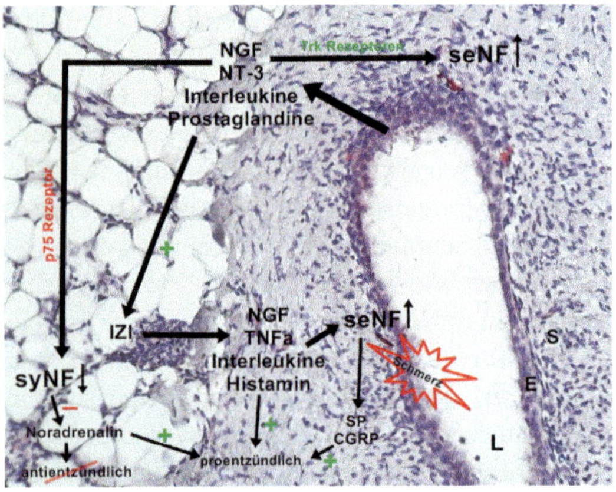

Abb. 5.4 Schematische Darstellung der neurogenen inflammatorischen Reaktion. (seNF: sensible Nervenfasern, syNF: sympathische Nervenfasern, E: Epithel, S: Stroma, N: Nervenfaser, IZI: Immunzellinfiltrate)

mediatoren wie PGs (Vernon et al. 1986, Ylikorkala u. Viinikka 1983), Chemokine und Zytokine (Bulun 2009), wie Interleukine, TNF-α (Bergqvist et al. 2001) und NGF (Anaf et al. 2002). Weiterhin werden von umgebenden Zellen, wie Makrophagen und Mastzellen, Histamine, PGs, Serotonin, Bradykinin, Interleukine, vascular endothelial growth factor (VEGF), TGF-β, TNF-α und NGF freigesetzt (Anaf et al. 2006, Bulun 2009, Tran et al. 2009, Zhang et al. 2010). Als Reaktion können die sensiblen Nervenfaserendigungen (stimuliert durch inflammatorische Prozesse) Neurotransmitter wie SP, CGRP, Endothelin, Histamin, Glutamat und vaso-intestinales Peptid als inflammatorische Antwort freisetzen (Liddle u. Nathan 2004, Mantyh 2002, Zhang et al. 2010) und so zum einen die Aktivierung der Makrophagen und Mastzellen unterhalten und zum anderen die weitere Einwanderung von Immunzellen fördern. Daraus resultiert eine neurogene inflammatorische Reaktion; die Interaktionen der EM-Komponenten (Läsion, Immunzellen und Nervenfasern) führen zu Schmerzen und zum Einsprossen von Nerven in diese Areale (Abb. 5.4).

Inwieweit die lokal inflammatorischen Prozesse, Anzahl der Nervenfasern oder Vorkommen der Schmerzmediatoren Einfluss auf die Schmerzintensität nehmen, ist derzeit unklar. Eine Analyse hinsichtlich der NGF-Konzentration in der Peritonealflüssigkeit von Patientinnen mit Endometriose in Bezug zur Schmerzintensität konnte keine richtungsweisenden Ergebnisse zeigen. Bei allen Patientinnen mit unterschiedlicher Schmerzintensität zeigten sich vergleichbare NGF-Konzentrationen (Barcena de Arellano et al. 2011a). Weiterhin war die – durch die Peritonealflüssigkeit induzierte – Nervenaussprossung im »Nerve growth assay« von Patientinnen mit Endometriose unabhängig von der Schmerzintensität dieser Patientinnen (Barcena de Arellano et al. 2011b). Somit kann die unterschiedlich starke Ausprägung der Schmerzen mit diesem Modell nicht ausreichend erklärt werden. Es scheint aber durch die lokal inflammatorischen Prozesse zu Gewebsschädigungen zu kommen, wie elektronenmikroskopische Untersuchungen von makroskopisch unauffälligem Peritoneum zeigen konnten (Lessey et al. 2012).

Periphere und zentrale Sensitivierungsmechanismen

Schmerz ist ein komplexes Geschehen – abhängig von Schmerzstimulus, der Übertragung und der zentralen Verarbeitung, welche beeinflusst wird durch subjektive Variablen der Schmerzperzeption. Diese Vorgänge können durch verschiedene Peptide moduliert werden, z. B. β-Endorphin (Marchini et al. 1995, Vercellini et al. 1992).

Neben den lokalen Läsionen ist die periphere Sensitivierung von peritonealen Nozizeptoren von entscheidender Bedeutung bei der Schmerzweiterleitung. Ruhende C-Fasern werden dabei in einen aktiven Zustand überführt. Wichtige Rezeptoren sind:

- der Vanilloidrezeptor,
- der Serotonintransporter (Rezeptor für 5-HT),
- der Neurokininrezeptor (Rezeptor für Substanz P) und
- der Tyrosinkinaserezeptor (NGF-Rezeptor).

Insbesondere der Vanilloidrezeptor und der Serotonintransporter sind bei Patientinnen mit Endometriose, insbesondere bei Patientinnen mit starken Schmerzen, hochreguliert und scheinen einen wesentlichen Einfluss auf die periphere Sensitivierung zu nehmen (N. Pauli, Deutscher Endometriosekongress 2013).

Doch letztlich scheinen **zentrale Sensitivierungsmechanismen** (mögliche Verstärkung der Schmerzwahrnehmung auf allen Ebenen des zentralen Nervensystems, d. h. Rückenmark und Gehirn) der Schlüsselmechanismus des individuellen Schmerzerlebens zu sein. Diese Mechanismen sind bei anderen chronischen Schmerzerkrankungen, wie Fibromyalgie oder Rheumatoide Arthritis, bereits sehr gut untersucht, doch im Bereich der Endometrioseforschung kaum (Bajaj et al. 2003). Wichtig erscheint es aber in diesen Zusammenhang eine Arbeit zu nennen, in der erstmals präoperativ eine herabgesetzte Schmerzschwelle bei Patientinnen mit Endometriose nachgewiesen werden konnte, die sich nach operativer Entfernung der Läsionen dann wieder in den Normalbereich (im Vergleich zu Kontrollpatientinnen) verschob. Dies ist ein wichtiger Hinweis dafür, dass sich auch zentrale Hyperalgesiemechanismen durch eine adäquate Therapie behandeln lassen (He et al. 2010).

> **Dringend sind weitere Erklärungsmechanismen erforderlich, insbesondere, da auf der einen Seite ein Teil der Patientinnen weder von operativen und hormonellen Therapien noch rein analgetischer Therapie profitieren und weiterhin chronische Unterbauchschmerzen aufweisen und auf der anderen Seite doch auch ein Großteil der Patientinnen komplett asymptomatisch ist.**

5.4.2 Dyspareunie im Zusammenhang mit rektovaginaler Endometriose

In tief infiltrierenden rektovaginalen Endometrioseläsionen konnten 2000 erstmals Nervenfasern in großer Menge nachgewiesen werden, die zum Teil von Stromazellen infiltriert zu sein schienen (Anaf et al. 2000a). Interessant war, dass mit zunehmender Nervenfaserdichte auch eine zunehmende Hyperalgesie beobachtet werden konnte, die durch Druck auf die Läsion auslösbar war (Anaf et al. 2002). Dies war ein erster Hinweis auf eine Nervenbeteiligung der Schmerzpathogenese insbesondere in diesen palpablen Läsionen. Aktuelle Daten bestätigen, dass sich insbesondere in tief infiltrierenden Läsionen eine enorme Anzahl von Endometriose-assoziierten Nervenfasern finden, die einen direkten Bezug zur Schmerzintensität haben (McKinnon et al. 2012). Interessant ist auch die Beobachtung, dass Mastzellen in enger topografischer Beziehung zu Nervenfasern vorliegen und die Mastzelldegranulation ein möglicher Faktor dafür ist, die Hyperalgesiemechanismen zu verstärken (Anaf et al. 2006). Zudem kommen bei stenosierenden Prozessen natürlich die viszeralen Schmerzen hinzu, die sich durch das Passagehindernis mit Dehnung der glatten Muskulatur erklärt.

5.4.3 Pathomechanismus der Dysmenorrhoe

Ein weiteres schwerwiegendes Symptom der Endometriose und Adenomyosis uteri ist die Dysmenorrhoe. Sie kann enorme Ausmaße annehmen und bis zur Arbeitsunfähigkeit und Bettlägerigkeit für die Zeit der Menstruation führen. Erste Untersuchungen zur Pathophysiologie stammen aus den 1980er Jahren. Akerlund und Kollegen haben sich eingehend mit den Ursachen der primären Dysmenorrhoe (Dysmenorrhoe, die mit der ersten Regel auftritt und ohne erkennbare organische Erkrankung einhergeht) beschäftigt und konnten zeigen, dass diese durch ein Ungleichgewicht der uterotonen Substanzen Oxytocin (OT), Vasopressin (VP) und der Prostaglandine (PG) $E_2/F_{2\alpha}$ zu Ungunsten des vasodilatativen Prostazyklins begründet ist (Akerlund 1987, 2002; Akerlund et al. 1976, Akerlund et al. 1998, Akerlund et al. 1995, Akerlund et al. 1979). Durch die Muskelkontraktion ohne ausreichende Vasodilatation scheint es zu ischämisch bedingten Schmerzen zu kommen (Akerlund 1994). Interessanterweise sind auch die peripheren VP- und OT-Spiegel bei Frauen mit Dysmenorrhoe erhöht (Akerlund 1993, Akerlund et al. 1979, Ekstrom et al. 1992, Stromberg et al. 1984). Beide Rezeptoren konnten im Myometrium auch in nichtgraviden Uteri nachgewiesen werden (Lee et al. 1998, Maggi et al. 1992), sodass die Vermutung nahe liegt, dass die Rezeptorsysteme bei der Koordination der uterinen Kontraktionsabläufe involviert sind. Dies scheint auch durch die Wirksamkeit von oralen Kontrazeptiva belegt zu werden, die u. a. durch eine Downregulation der peripheren OT- und VP-Spiegel zur Reduktion der Kontraktionen führen und damit auch die Dysmenorrhoe oftmals vermindern (Akerlund 1987, 1993; Ekstrom et al. 1992). Ein wirksamer Effekt konnte auch unter der Therapie mit dem OT-Rezeptor-Inhibitor Atosiban beobachtet werden (Akerlund 1987, Akerlund et al. 1995, Akerlund et al. 1987, Steinwall et al. 2004a; Steinwall et al. 2004b).

Es gibt bisher nur wenige Untersuchungen, die speziell die Pathophysiologie der sekundären Dysmenorrhoe (Dysmenorrhoe, die in späteren Jahren auftritt und eher mit organischen Ursachen assoziiert ist) bei Endometriose/Adenomyose beleuchten, insbesondere auch die OT-Rezeptor-/VP-Rezeptor-Expression.

Eine wichtige Erkenntnis, gewonnen durch neuere MRT-gestützte Untersuchungen, ist, dass bei Frauen mit Endometriosis genitalis externa in bis zu 90% der Fälle auch eine Adenomyosis uteri vorliegt (Kunz et al. 2005). Der Nachweis des OT-Rezeptors in Adenomyoseläsionen, morphologischen Veränderungen der Architektur des Myometriums mit einer Adenomyose-assoziierten Muskelzellhyperplasie und die Beobachtung, dass der Übergang der Basalis in das angrenzende Myometrium bei Patientinnen mit Adenomyose sehr unregelmäßig im Vergleich zu Patientinnen ohne Adenomyose war, unterstützt die Theorie der basalen Ruptur infolge einer Hyperperistaltik (Mechsner et al. 2010).

Inwieweit das pathophysiologische Konzept der Dysmenorrhoe auch für die Adenomyosis uteri gilt, ist unklar. Sehr wahrscheinlich ist, dass die beobachtete Hyper- und Dysperistaltik des Myometriums die Dysmenorrhoe mit verursachen. Das OT-Rezeptor- und das VP-Rezeptor-System sind potente Uterotonika und in der Koordination von uterinen Kontraktionsabläufen involviert.

5.4.4 Neuronale Dysfunktion durch Gewebsschädigung und Reinnervation

Möglicherweise begünstigen auch Gewebsdefekte, wie sie durch Geburten oder Defäkation entstehen, eine Denervierung insbesondere in den uterosakralen Ligamenten. Die Reinnervation entlang der neurovaskulären Bündel resultiert in einer typischen Manifestation der Subfertilität, menstrueller Dysfunktion und chronischen UBS. Die progressive myometriale und perivaskuläre Reinnervation ist mit Neovaskularisation, Schmerzen und fortdauernder Gewebsschädigung assoziiert. Diese geschädigten Areale können bevorzugter Implantationsort von ektopem Endometrium sein und zur Manifestation der Endometriose führen (Quinn 2004, Sampson 1927).

Auch bei anderen Erkrankungen mit Gewebsschädigung und Schmerzen konnten solche Reinnervationsphänomene mit konsekutiver Ausbildung einer neuronalen Dysfunktion beobachtet werden (Quinn u. Armstrong 2004, Quinn u. Kirk 2002).

5.5 Diagnostik

5.5.1 Anamnese und klinische Untersuchung

Am Beginn der Diagnostik steht die ausführliche Anamnese unter Berücksichtigung aller typischen und auch atypischen Beschwerden. Neben der klassischen gynäkologisch-geburtshilflichen Vorgeschichte sollte auch sorgfältig nach anderen – insbesondere schmerzhaften und chronischen – Erkrankungen, Operationen und Verletzungen gefragt werden. Wichtig ist, auch bei nachgewiesener Endometriose, die kausalen Zuordnungen der Patientin (und der vorbehandelnden Ärzte) zwar zu erfragen, nicht aber unkritisch zu übernehmen, sowie die subjektiven Belastungen und Befürchtungen im Zusammenhang mit der Diagnose Endometriose zu eruieren (▶ Kap. 2, ▶ Kap. 10).

Empfehlenswert ist eine systematische **Abfrage der Leitsymptome**, idealerweise unter Verwendung einer Visuellen Analogskala:

1. Dysmenorrhoe:
   a. Primär oder sekundär?
   b. Besser unter hormoneller Therapie?
   c. Schmerzhafte Abbruchblutung unter der hormonellen Therapie?
   d. Besteht Arbeitsunfähigkeit/Bettlägerigkeit?
   e. Wie wirken Schmerzmittel?
   f. Ausstrahlung in die Beine oder Rücken?
   g. Vegetative Begleitsymptomatik (Übelkeit/Erbrechen)?
2. Zyklische Unterbauchschmerzen:
   a. Stehen diese im Zusammenhang mit der Blutung?
   b. Wo sind sie lokalisiert?
3. Azyklische Unterbauchschmerzen:
   a. Lokalisation (fix oder wandernd)?
   b. Zyklische Schmerzverstärkung?
   c. Schmerzverstärkung unter körperlicher Belastung?
   d. Ausstrahlung der Schmerzen
   e. An wie vielen Tagen im Monat, Schmerzstärke… ?
4. Schmerzen beim Wasserlassen oder Stuhlgang:
   a. Zyklisch oder immer?
   b. Krampfartige Schmerzen vor dem Stuhlgang?
   c. Regelmäßiger Stuhlgang?
   d. Konsistenz (Bleistiftstühle)
   e. Blut im Stuhl oder Urin, zyklisch?
   f. Zyklische Diarrhoe?
   g. Zyklische Obstipation?
5. Zyklische Beschwerden nicht im kleinen Becken:
   a. Zyklische Schulterschmerzen/Oberbauchschmerzen (Zwerchfellendometriose)
   b. Zyklische Beinschmerzen, neurologische Symptome am Bein (Plexus sacralis Infiltration)
   c. Zyklische Nabelschmerzen oder Blutungen, bzw. Narbenschmerzen nach Sectio casarea (Nabelendometriose, Narbenendometriose)
   d. Zyklische Introitusschmerzen mit knotiger Induration nach Operationen oder Geburtstraumen (verschleppte Endometriose)
   e. zyklische Leistenschwellung/Schmerzen (inguinale Endometriose)
   f. Zyklischer Bluthusten (Lungenendometriose)

Bei der auf das Gespräch folgenden gründlichen **gynäkologischen Untersuchung** sind einige Besonderheiten zu beachten:

Die **Inspektion** sollte mit einen zweiblättrigen Spekulum durchgeführt werden, damit insbesondere auch das hintere Scheidengewölbe beurteilt werden kann. Bei einer tief infiltrierenden Endometriose spürt man häufig bereits einen Widerstand unter dem hinteren Blatt und auch ein aufgehobenes Scheidenrelief kann hinweisend sein. Bisweilen findet man livide durchschimmernden Läsionen (◘ Abb. 5.5a). Bei der Inspektion sollte auch auf die Portio geachtet werden, da hier gelegentlich Endometrioseläsionen (◘ Abb. 5.5b) sichtbar sind und als Hinweis auf eine Adenomyosis angesehen werden können.

Bei der **bimanuellen Tastuntersuchung** sollte insbesondere auf Druckdolenz der inneren Organe geachtet werden. Oftmals ist bereits der musku-

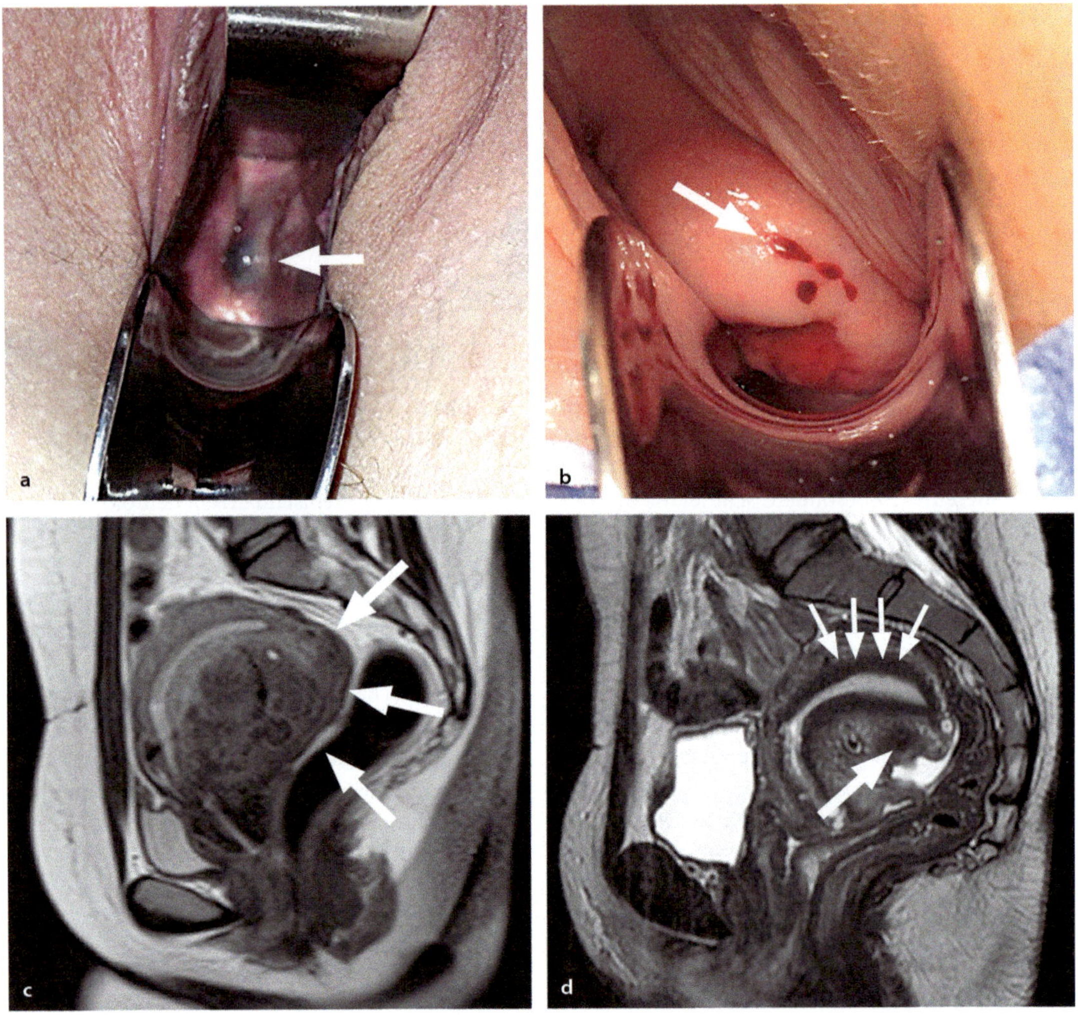

Abb. 5.5 a–d Befunde bei Endometriose. **a** Rektovaginale Endometriose mit Scheideninfiltration. **b** Portioendometriose. **c** Becken-MRT mit Darstellung einer ausgedehnten fokalen Adenomyosis uteri. **d** Becken-MRT mit verbreiterter uteriner Junktionalzone (>9 mm) als Hinweis auf Adenomyosis uteri, sowie einem kleineren fokalen Herd in der Hinterwand

läre Beckenboden stark verspannt und erschwert die Untersuchung. Häufig findet sich hier sogar der Hauptschmerz, dann sollten die in ▶ Kap. 8, Beckenbodenschmerzen, dargelegten Zusammenhänge beachtet werden.

Die Beweglichkeit der inneren Genitalorgane (frozen pelvis), die Größe (Adenomyosis uteri, Ovarialzysten), die Lokalisation (dextro- oder sinistoponiert), Douglasinduration, Beschaffenheit der Sacrouterinligamente, Parametrieninfiltration und mögliche Darminfiltrationen sollten beurteilt werden. Zur Diagnose der tief infiltrierenden Endometriose ist die kombinierte rektovaginale Palpation die einfachste, hilfreichste und preiswerteste Methode (▫ Tab. 5.2).

5.5.2 Bildgebende Verfahren

Der **transvaginale Ultraschall** ist obligat für die Beurteilung der inneren Genitalorgane. Bei der Frage einer Adenomyosis uteri sollte insbesondere auf die Relation der beiden Uteruswände zueinander, die Homogenität des Myometriums sowie das sog. Halophänomen (am Endometrium angrenzender >2 mm messender echoarmer Saum) geachtet werden. Zystische Prozesse der Ovarien lassen sich gut beurteilen und geben Hinweise auf das Vorliegen von Endometriomen. Die Blasenwand sollte ebenfalls immer mit beachtet werden, da Blasenendometriosen hier sehr gut bei halb gefüllter Blase sichtbar sind (◘ Abb. 5.6c).

Bei Verdacht auf eine rektovaginale Endometriose sollte ein **Nierenultraschall** obligat durchgeführt werden, um eine Ureterinfiltration indirekt beurteilen zu können.

Bei Verdacht auf Nabel- oder Narbenendometriose kann ein **abdominaler Ultraschall** (7,5 MHz, Mammasonde) sehr hilfreich sein, um die Größe und Lage innerhalb der Bauchdecke zu beurteilen und mit dem schmerzhaften Palpationsbefund zu korrelieren.

Bei Verdacht auf Blasenendometriose sollte eine **Zystoskopie** erfolgen, möglichst zum Zeitpunkt der Menstruation.

Eine **Magnetresonanztomografie**, Becken-MRT in T1- und T2-Gewichtung ist in Einzelfällen sinnvoll, insbesondere wenn die Frage nach dem Vorliegen und dem Ausmaß einer Adenomyosis uteri bei jungen Frauen mit Kinderwunsch beantwortet werden muss oder die Differenzialdiagnose zum Uterus myomatosus sonografisch nicht eindeutig zu klären ist (◘ Abb. 5.5c, ◘ Abb. 5.5d). Seltene Endometriosemanifestationen in der Bauchwand sind bezüglich ihrer Ausdehnung mittels MRT besser zu beurteilen, was bei der Operationsplanung hilfreich ist.

Bei rektovaginalen Befunden kann zur besseren Beurteilbarkeit einer Darmwandinfiltration (wichtig für die operative Therapieplanung und Einschätzung ob ein konservatives Vorgehen möglich ist) eine **Endosonografie und Sigmoidoskopie** hilfreich sein. Dabei ist zu beachten, dass im Allgemeinen die Mukosa intakt ist, was v. a. bei Untersuchern, die mit dem Krankheitsbild nicht vertraut sind, zu falsch negativen Befunden führen kann. Hier wären dann nur sekundäre Zeichen einer bereits vorliegenden Stenose hinweisend, die definitiv weiter abgeklärt werden muss, auch wenn histologisch kein Nachweis einer Endometriose erbracht werden kann. Generell ist es sinnvoll, aber bei höher gelegenen Befunden obligat, die Untersuchung zum Zeitpunkt der Menstruation durchzuführen, da die Herde dann aktiv sind und sich möglicherweise auch Einblutungen der Mukosa zeigen (◘ Abb. 5.6a, ◘ Abb. 5.6b, ◘ Abb. 5.6d).

◘ **Tab. 5.2** Übersicht über Anamnese und klinische Untersuchung bei Verdacht auf Endometriose

Untersuchung	Einzelheiten
Anamnese	Zyklusanamnese Schmerzanamnese
Inspektion	retrozervikaler Befund? Portiobefall? ggf. Chlamydienabstriche
Bimanuelle rektovaginale Untersuchung	Douglasinduration, muskulärer Beckenboden, frozen pelvis Blut im Stuhl? Blut am Fingerling?

5.5.3 Laparoskopische Diagnostik

Eine unauffällige Tastuntersuchung und vaginaler Ultraschall schließen eine Endometriosis genitalis externa oder tief infiltrierende Endometriose **nicht** aus. Peritoneale Endometrioseläsionen und Adhäsionen sind mit den bildgebenden Verfahren nicht beurteilbar.

Daher bleibt zur definitiven Diagnosesicherung hier nur die Laparoskopie, die auch als erster Schritt in der Therapie angesehen werden sollte. Integraler Bestandteil ist die Palpation in Narkose, da auch ausgedehnte tief infiltrierende Herde sich von intraperitoneal her nicht immer zuverlässig beurteilen lassen. Ziel ist es, die Diagnose durch Probeexzisionen zu sichern, das Ausmaß der Erkrankung zu beurteilen (Endometriosis genitalis externa, extragenitale Endometriose, rektovaginale Endometriose, Blasen- oder Darmendometriose), eine Stadieneinteilung (rASRM-Klassifikation, ENZIAN-Klassifikation (Haas et al. 2013) durchzuführen und den Genitalstatus zu beurteilen (Tubendurchgängigkeit bei prospektiven oder aktuellen Kinderwunsch). Abhängig von Beschwerdebild und Operationsindikation folgt dann die operative

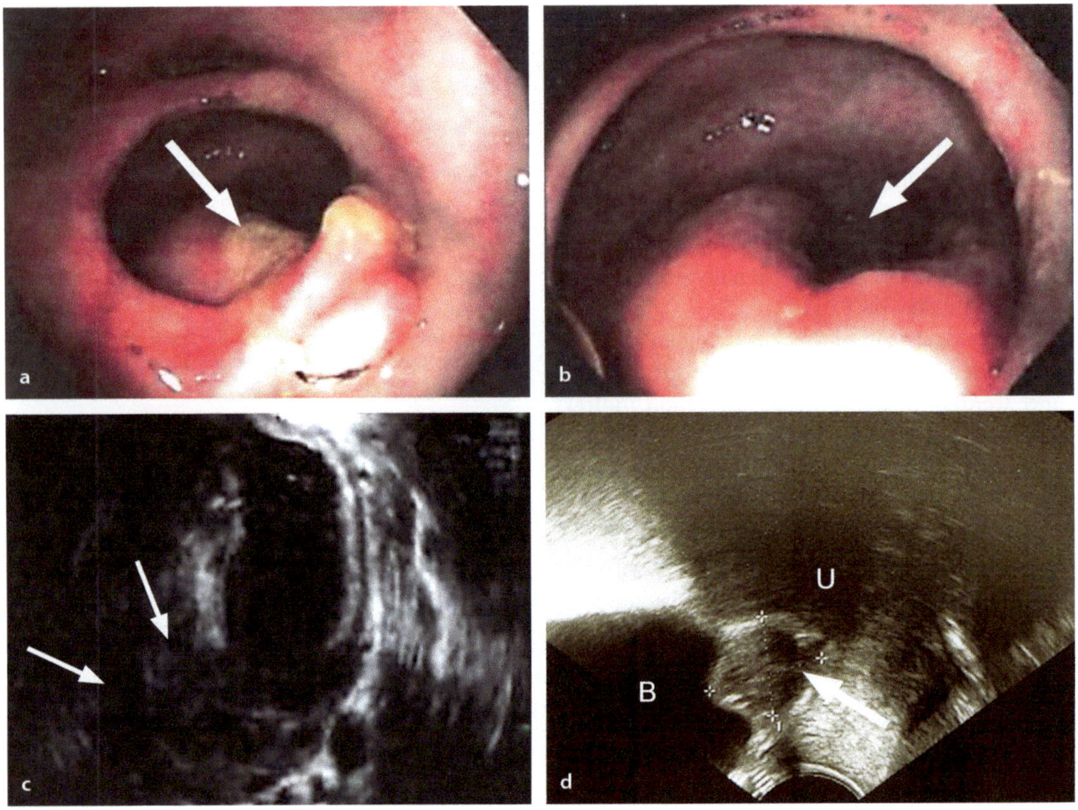

Abb. 5.6 a–d Bildgebung bei Endometriose. **a, b** Sigmoidoskopie mit Darstellung einer infiltrativen Darmendometriose. **c** Entsprechendes endosonografisches Bild. **d** Ultrasonografische Darstellung einer Blasenendometriose (B: Blase, Pfeil: Blasenendometriose, U: Uterus)

Entfernung aller sichtbaren Endometrioseläsionen unter Organerhalt (obligat bei jungen Frauen mit Kinderwunsch) und ggf. Rekonstruktion der Genitalorgane.

Literatur

Ahmed M, Bjurholm A, Schultzberg M, Theodorsson E, Kreicbergs A (1995) Increased levels of substance P and calcitonin gene-related peptide in rat adjuvant arthritis. A combined immunohistochemical and radioimmunoassay analysis. Arthritis Rheum 38:699–709

Akerlund M (1987) Can primary dysmenorrhea be alleviated by a vasopressin antagonist? Results of a pilot study. Acta Obstet Gynecol Scand 66:459–461

Akerlund M (1993) The role of oxytocin and vasopressin in the initiation of preterm and term labour as well as primary dysmenorrhoea. Regul Pept 45:187–191

Akerlund M (1994) Vascularization of human endometrium. Uterine blood flow in healthy condition and in primary dysmenorrhoea. Ann N Y Acad Sci 734:47–56

Akerlund M (1997) Contractility in the nonpregnant uterus. Ann N Y Acad Sci 828:213–222

Akerlund M (2002) Involvement of oxytocin and vasopressin in the pathophysiology of preterm labor and primary dysmenorrhea. Prog Brain Res 139:359–365

Akerlund M, Andersson KE, Ingemarsson I (1976) Effects of terbutaline on myometrial activity, uterine blood flow, and lower abdominal pain in women with primary dysmenorrhoea. Br J Obstet Gynaecol 83:673–678

Akerlund M, Bossmar T, Brouard R, Steinwall M (1998) Evidence for an involvement of vasopressin in mechanism of primary dysmenorrhea and effect of the non-peptide vasopressin V1a receptor antagonist, SR 49059, on the uterus of non-pregnant women. Adv Exp Med Biol 449:467–472

Akerlund M, Melin P, Maggi M (1995) Potential use of oxytocin and vasopressin V1a antagonists in the treatment of preterm labour and primary dysmenorrhoea. Adv Exp Med Biol 395:595–600

Akerlund M, Stromberg P, Forsling ML (1979) Primary dysmenorrhoea and vasopressin. Br J Obstet Gynaecol 86:484–487

Akerlund M, Stromberg P, Hauksson A et al. (1987) Inhibition of uterine contractions of premature labour with an oxytocin analogue. Results from a pilot study. Br J Obstet Gynaecol 94:1040–1044

Albrecht (1955) Symptomatik der Endometriose. Zentralbla Gynakol 53: 125–130

Alicea C, Belkowski S, Eisenstein TK, Adler MW, Rogers TJ (1996) Inhibition of primary murine macrophage cytokine production in vitro following treatment with the kappa-opioid agonist U50,488H. J Neuroimmunol 64:83–90

American Society for Reproductive Medicine (A.S.f.R) (1997). Revised American Society for Reproductive Medicine classification of endometriosis: 1996. Fertil Steril 67:817–821

Anaf V, Chapron C, El Nakadi I, De Moor V, Simonart T, Noel JC (2006) Pain, mast cells, and nerves in peritoneal, ovarian, and deep infiltrating endometriosis. Fertil Steril 86:1336–1343

Anaf V, Simon P, El Nakadi I et al. (2000a) Relationship between endometriotic foci and nerves in rectovaginal endometriotic nodules. Hum Reprod 15:1744–1750

Anaf V, Simon P, El Nakadi I et al. (2002) Hyperalgesia, nerve infiltration and nerve growth factor expression in deep adenomyotic nodules, peritoneal and ovarian endometriosis. Hum Reprod 17:1895–1900

Anaf V, Simon P, Fayt I, Noel J (2000b) Smooth muscles are frequent components of endometriotic lesions. Hum Reprod 15:767–771

Arnold J, Barcena de Arellano ML, Ruster C et al. (2012) Imbalance between sympathetic and sensory innervation in peritoneal endometriosis. Brain Behav Immun 26:132–141

Arnold J, Vercellino G, Chiantera V, Schneider A, Mechsner S, Barcena de Arellano M.L (2013) Neuroimmunomodulatory alterations in non-lesional peritoneum close to peritoneal Endometriosis. Neuroimmunomodulation 2013; 20(1): 9–18

Baerwald C, Graefe C, von Wichert P, Krause A (1992) Decreased density of beta-adrenergic receptors on peripheral blood mononuclear cells in patients with rheumatoid arthritis. J Rheumatol 19:204–210

Bajaj P, Bajaj P, Madsen H, Arendt-Nielsen L (2003) Endometriosis is associated with central sensitization: a psychophysical controlled study. J Pain 4:372–380

Barcena de Arellano ML, Arnold J, Vercellino F, Chiantera V, Schneider A, Mechsner S, (2011a) Overexpression of nerve growth factor in peritoneal fluid from women with endometriosis may promote neurite outgrowth in endometriotic lesions. Fertil Steril 95:1123–1126

Barcena de Arellano ML, Arnold J, Vercellino GF et al. (2011b) Influence of nerve growth factor in endometriosis-associated symptoms. Reprod Sci 18:1202–1210

Bergqvist A, Bruse C, Carlberg M, Carlstrom K (2001) Interleukin 1beta, interleukin-6, and tumor necrosis factor-alpha in endometriotic tissue and in endometrium. Fertil Steril 75:489–495

Bouma MG, Stad RK, van den Wildenberg FA, Buurman WA (1994) Differential regulatory effects of adenosine on cytokine release by activated human monocytes. J Immunol 153:4159–4168

Brosens IA (1998) Endometriosis. Current issues in diagnosis and medical management. J Reprod Med 43:281–286

Bulletti C, de Ziegler D, Polli V, Diotallevi L, Del Ferro E, Flamigni C (2000) Uterine contractility during the menstrual cycle. Hum Reprod 15 Suppl 1:81–89

Bulun SE (2009) Endometriosis. N Engl J Med 360:268–279

Chapron C, Fauconnier A, Dubuisson JB, Barakat H, Vieira M, Breart G (2003) Deep infiltrating endometriosis: relation between severity of dysmenorrhoea and extent of disease. Hum Reprod 18:760–766

Cramer DW, Missmer SA (2002) The epidemiology of endometriosis. Ann N Y Acad Sci 955:11–22; discussion 34-16:396–406

Cramer DW (2002) The epidemiology of endometriosis. Ann NY Acad Sci 955:11–22

Drake TS, O'Brien WF, Ramwell PW, Metz SA (1981) Peritoneal fluid thromboxane B2 and 6-keto-prostaglandin F1 alpha in endometriosis. Am J Obstet Gynecol 140:401–404

Ekstrom P, Akerlund M, Forsling M, Kindahl H, Laudanski T, Mrugacz G (1992). Stimulation of vasopressin release in women with primary dysmenorrhoea and after oral contraceptive treatment–effect on uterine contractility. Br J Obstet Gynaecol 99:680–684

Fauconnier A, Chapron C (2005) Endometriosis and pelvic pain: epidemiological evidence of the relationship and implications. Hum Reprod Update 11:595–606

Fauconnier A, Chapron C, Dubuisson JB, Vieira M, Dousset B, Breart G (2002) Relation between pain symptoms and the anatomic location of deep infiltrating endometriosis. Fertil Steril 78:719–726

Fedele L, Bianchi S, Bocciolone L, Di Nola G, Parazzini F (1992) Pain symptoms associated with endometriosis. Obstet Gynecol 79:767–769

Fujii S, Konishi I, Mori T (1989) Smooth muscle differentiation at endometrio-myometrial junction. An ultrastructural study. Virchows Arch A Pathol Anat Histopathol 414:105–112

Gao X, Outley J, Botteman M, Spalding J, Simon JA, Pashos CL (2006) Economic burden of endometriosis. Fertil Steril 86:1561–1572

Giudice LC, Kao LC (2004) Endometriosis. Lancet 364:1789–1799

Goode T, O'Connell J, Anton P et al. (2000) Neurokinin-1 receptor expression in inflammatory bowel disease: molecular quantitation and localisation. Gut 47:387–396

Greene R, Stratton P, Cleary SD, Ballweg ML, Sinaii N (2009) Diagnostic experience among 4,334 women reporting surgically diagnosed endometriosis. Fertil Steril 91:32–39

Gruppo Italiano per lo Studio d.E (2001) Relationship between stage, site and morphological characteristics of pelvic endometriosis and pain. Hum Reprod 16:2668–2671

Haas D, Shebl O, Shamiyeh A, Oppelt P (2013) The rASRM score and the Enzian classification for endometriosis: their strengths and weaknesses. Acta Obstet Gynecol Scand 92:3–7
Hammoud A, Gago LA, Diamond MP (2004) Adhesions in patients with chronic pelvic pain: a role for adhesiolysis? Fertil Steril 82:1483–1491
Harle P, Mobius D, Carr DJ, Scholmerich J, Straub RH (2005) An opposing time-dependent immune-modulating effect of the sympathetic nervous system conferred by altering the cytokine profile in the local lymph nodes and spleen of mice with type II collagen-induced arthritis. Arthritis Rheum 52:1305–1313
He W, Liu X, Zhang Y, Guo SW (2010) Generalized hyperalgesia in women with endometriosis and its resolution following a successful surgery. Reprod Sci 17:1099–1111
Heijnen CJ, Rouppe van der Voort C, Wulffraat N, van der Net J, Kuis W, Kavelaars A (1996) Functional alpha 1-adrenergic receptors on leukocytes of patients with polyarticular juvenile rheumatoid arthritis. J Neuroimmunol 71:223–226
Jancsó N, Jancsó-Gabor A, Szolcsányi J (1967) Direct evidence for neurogenic inflammation and its prevention by denervation and by pretreatment with capsaicin. Br J Pharmacol Chemother 31:138–151
Kavelaars A, Broeke D, Jeurissen F et al. (1994) Activation of human monocytes via a non-neurokinin substance P receptor that is coupled to Gi protein, calcium, phospholipase D, MAP kinase, and IL-6 production. J Immunol 153:3691–3699
Knapp VJ (1999) How old is endometriosis? Late 17th- and 18th-century European descriptions of the disease. Fertil Steril 72:10–14
Kohm AP, Sanders VM (2000) Norepinephrine: a messenger from the brain to the immune system. Immunol Today 21:539–542
Koninckx PR, Meuleman C, Demeyere S, Lesaffre E, Cornillie FJ (1991) Suggestive evidence that pelvic endometriosis is a progressive disease, whereas deeply infiltrating endometriosis is associated with pelvic pain. Fertil Steril 55:759–765
Kunz G, Beil D, Huppert P, Noe M, Kissler S, Leyendecker G (2005) Adenomyosis in endometriosis–prevalence and impact on fertility. Evidence from magnetic resonance imaging. Hum Reprod 20:2309–2316
Kuohung W, Jones GL, Vitonis AF et al. (2002). Characteristics of patients with endometriosis in the United States and the United Kingdom. Fertil Steril 78:767–772
Lee KH, Khan-Dawood FS, Dawood MY (1998) Oxytocin receptor and its messenger ribonucleic acid in human leiomyoma and myometrium. Am J Obstet Gynecol 179:620–627
Lessey BA, Higdon HL, 3rd, Miller SE, Price TA (2012) Intraoperative detection of subtle endometriosis: a novel paradigm for detection and treatment of pelvic pain associated with the loss of peritoneal integrity. J Vis Exp. 70:92–93
Levine JD, Clark R, Devor M, Helms C, Moskowitz MA, Basbaum AI (1984) Intraneuronal substance P contributes to the severity of experimental arthritis. Science 226:547–549
Levine JD, Collier DH, Basbaum AI, Moskowitz MA, Helms CA (1985) Hypothesis: the nervous system may contribute to the pathophysiology of rheumatoid arthritis. J Rheumatol 12:406–411
Leyendecker G, Herbertz M, Kunz G, Mall G (2002) Endometriosis results from the dislocation of basal endometrium. Hum Reprod 17:2725–2736
Leyendecker G, Kunz G (2005) [Endometriosis and adenomyosis]. Zentralbl Gynakol 127: 288–294
Leyendecker G, Kunz G, Noe M, Herbertz M, Mall G (1998) Endometriosis: a dysfunction and disease of the archimetra. Hum Reprod Update 4:752–762
Leyendecker G, Wildt L, Mall G (2009) The pathophysiology of endometriosis and adenomyosis: tissue injury and repair. Arch Gynecol Obstet 280:529–538
Leyendecker G, Bilgicyildirim A, Inacker M et al. (2014) Adenomyosis and endometriosis. Re-visiting their association and further insights into the mechanisms of auto-traumatisation. An MRI study. Arch Gynecol Obstet. 2014 Sep 21. [Epub ahead of print]
Liddle RA, Nathan JD (2004) Neurogenic inflammation and pancreatitis. Pancreatology 4: 551–559; discussion 559-560
Lotz M, Vaughan JH, Carson DA (1988) Effect of neuropeptides on production of inflammatory cytokines by human monocytes. Science 241:1218–1221
Maggi M, Magini A, Fiscella A et al. (1992) Sex steroid modulation of neurohypophysial hormone receptors in human nonpregnant myometrium. J Clin Endocrinol Metab 74:385–392
Mantyh PW (2002) Neurobiology of substance P and the NK1 receptor. J Clin Psychiatry 63 Suppl 11:6–10
Mapp PI, Walsh DA, Garrett NE et al. (1994) Effect of three animal models of inflammation on nerve fibres in the synovium. Ann Rheum Dis 53:240–246
Marchini M, Manfredi B, Tozzi L, Sacerdote P, Panerai A, Fedele L (1995) Mitogen-induced lymphocyte proliferation and peripheral blood mononuclear cell beta-endorphin concentrations in primary dysmenorrhoea. Hum Reprod 10:815–817
McKinnon B, Bersinger NA, Wotzkow C, Mueller MD (2012) Endometriosis-associated nerve fibers, peritoneal fluid cytokine concentrations, and pain in endometriotic lesions from different locations. Fertil Steril 97:373–380
Mechsner S, Bartley J, Loddenkemper C, Salomon DS, Starzinski-Powitz A, Ebert AD (2005) Oxytocin receptor expression in smooth muscle cells of peritoneal endometriotic lesions and ovarian endometriotic cysts. Fertil Steril 83 Suppl 1:1220–1231
Mechsner S, Grum B, Gericke C, Loddenkemper C, Dudenhausen JW, Ebert AD (2010) Possible roles of oxytocin receptor and vasopressin-1alpha receptor in the pathomechanism of dysperistalsis and dysmenorrhea in patients with adenomyosis uteri. Fertil Steril 94:2541–2546

Mechsner S, Kaiser A, Kopf A, Gericke C, Ebert A, Bartley J (2009) A pilot study to evaluate the clinical relevance of endometriosis-associated nerve fibers in peritoneal endometriotic lesions. Fertil Steril 92:1856–1861

Mechsner S, Schwarz J, Thode J, Loddenkemper C, Salomon DS, Ebert AD (2007) Growth-associated protein 43-positive sensory nerve fibers accompanied by immature vessels are located in or near peritoneal endometriotic lesions. Fertil Steril 88:581–587

Mechsner S, Weichbrodt M, Riedlinger WF et al. (2008) Estrogen and progestogen receptor positive endometriotic lesions and disseminated cells in pelvic sentinel lymph nodes of patients with deep infiltrating rectovaginal endometriosis: a pilot study. Hum Reprod 23:2202–2209

Mettler L (2000) Endometriose 2000. pmi Verlag AG, Kiel

Moon YS, Leung PC, Yuen BH, Gomel V (1981) Prostaglandin F in human endometriotic tissue. Am J Obstet Gynecol 141:344–345

Nance DM, Sanders VM (2007) Autonomic innervation and regulation of the immune system (1987-2007). Brain Behav Immun 21:736–745

Olive DL, Pritts EA (2001) Treatment of endometriosis. N Engl J Med 345:266–275

Ota H, Igarashi S, Sasaki M, Tanaka T (2001) Distribution of cyclooxygenase-2 in eutopic and ectopic endometrium in endometriosis and adenomyosis. Hum Reprod 16:561–566

Parker JD, Leondires M, Sinaii N, Premkumar A, Nieman LK, Stratton P (2006) Persistence of dysmenorrhea and nonmenstrual pain after optimal endometriosis surgery may indicate adenomyosis. Fertil Steril 86:711–715

Perper MM, Nezhat F, Goldstein H, Nezhat CH, Nezhat C (1995) Dysmenorrhea is related to the number of implants in endometriosis patients. Fertil Steril 63:500–503

Quinn M (2004) Endometriosis: the consequence of neurological dysfunction? Med Hypotheses 63:602–608

Quinn M, Armstrong G (2004) Uterine nerve fibre proliferation in advanced endometriosis. J Obstet Gynaecol 24:932–933

Quinn MJ, Kirk N (2002) Differences in uterine innervation at hysterectomy. Am J Obstet Gynecol 187:1515–1519; discussion 1519-1520.

Sampson J (1927) Peritoneal endometriosis due to menstrual dissemination of endometrial tissue into the peritoneal cavity. Am J Obstet Gynecol 14:422–469

Sanders VM, Kasprowicz DJ, Kohm AP, Swanson MA (2001) Neurotransmitter receptors on lymphocytes and other lymphoid cells. 2. Academic Press, San Diego, CA.

Schweppe KW (2002) Therapie der Endometriose unter Berücksichtigung der Aktivitätsgrade. Der Gynäkologe 35:255–260

Sepulcri Rde P, do Amaral VF (2009) Depressive symptoms, anxiety, and quality of life in women with pelvic endometriosis. Eur J Obstet Gynecol Reprod Biol 142:53–56

Serra MC, Calzetti F, Ceska M, Cassatella MA (1994) Effect of substance P on superoxide anion and IL-8 production by human PMNL. Immunology 82:63–69

Spengler RN, Chensue SW, Giacherio DA, Blenk N, Kunkel SL (1994) Endogenous norepinephrine regulates tumor necrosis factor-alpha production from macrophages in vitro. J Immunol 152:3024–3031

Steinwall M, Akerlund M, Bossmar T, Nishii M, Wright M (2004a) ONO-8815Ly, an EP2 agonist that markedly inhibits uterine contractions in women. Bjog 111:120–124

Steinwall M, Bossmar T, Gaud C, Akerlund M (2004b) Inhibitory effects of SR 49059 on oxytocin-and vasopressin-induced uterine contractions in non-pregnant women. Acta Obstet Gynecol Scand 83:12–18

Straub RH (2007) Autoimmune disease and innervation. Brain Behav Immun 21:528–534

Stromberg P, Akerlund M, Forsling ML, Granstrom E, Kindahl H (1984) Vasopressin and prostaglandins in premenstrual pain and primary dysmenorrhea. Acta Obstet Gynecol Scand 63:533–538

Sulaiman H, Gabella G, Davis MC et al. (2001) Presence and distribution of sensory nerve fibers in human peritoneal adhesions. Ann Surg 234:256–261

Swank DJ, Swank-Bordewijk SC, Hop WC et al. (2003) Laparoscopic adhesiolysis in patients with chronic abdominal pain: a blinded randomised controlled multi-centre trial. Lancet 361: 1247–1251

Tokushige N, Markham R, Russell P, Fraser IS (2006a) High density of small nerve fibres in the functional layer of the endometrium in women with endometriosis. Hum Reprod 21:782–787

Tokushige N, Markham R, Russell P, Fraser IS (2006b) Nerve fibres in peritoneal endometriosis. Hum Reprod 21:3001–3007

Tran LV, Tokushige N, Berbic M, Markham R, Fraser IS (2009) Macrophages and nerve fibres in peritoneal endometriosis. Hum Reprod 24:835–841

Tulandi T, Chen MF, Al-Took S, Watkin K (1998) A study of nerve fibers and histopathology of postsurgical, postinfectious, and endometriosis-related adhesions. Obstet Gynecol 92:766–768

Tuttlies F, Keckstein J, Ulrich U et al. (2005) [ENZIAN-score, a classification of deep infiltrating endometriosis]. Zentralbl Gynakol 127:275–281

Ulrich U, Buchweitz O, Greb R et al. (2013) Interdisciplinary S2k Guidelines for the Diagnosis and Treatment of Endometriosis: Short Version - AWMF Registry No. 015-045, August 2013. Geburtshilfe und Frauenheilkunde 73:890–898

Vercellini P (1997) Endometriosis: what a pain it is. Semin Reprod Endocrinol 15:251–261

Vercellini P, Sacerdote P, Panerai AE, Manfredi B, Bocciolone L, Crosignani G (1992) Mononuclear cell beta-endorphin concentration in women with and without endometriosis. Obstet Gynecol 79:743–746

Vercellini P, Somigliana E, Vigano P, Abbiati A, Barbara G, Fedele L (2009) Chronic pelvic pain in women: etiology, pathogenesis and diagnostic approach. Gynecol Endocrinol 25:149–158

Vercellini P, Trespidi L, De Giorgi O, Cortesi I, Parazzini F, Crosignani PG (1996a) Endometriosis and pelvic pain: relation to disease stage and localization. Fertil Steril 65:299–304

Vercellini P, Trespidi L, Panazza S, Bramante T, Mauro F, Crosignani PG (1996b) Laparoscopic uterine biopsy for diagnosing diffuse adenomyosis. J Reprod Med 41:220–224

Vernon MW, Beard JS, Graves K, Wilson EA (1986) Classification of endometriotic implants by morphologic appearance and capacity to synthesize prostaglandin F. Fertil Steril 46:801–806

Wu MH, Sun HS, Lin CC et al. (2002) Distinct mechanisms regulate cyclooxygenase-1 and -2 in peritoneal macrophages of women with and without endometriosis. Mol Hum Reprod 8:1103–1110

Wu YL, Wiltbank MC (2002) Transcriptional regulation of the cyclooxygenase-2 gene changes from protein kinase (PK) A- to PKC-dependence after luteinization of granulosa cells. Biol Reprod 66:1505–1514

Ylikorkala O, Viinikka L (1983) Prostaglandins and endometriosis. Acta Obstet Gynecol Scand Suppl 113:105–107

Zhang X, Lu B, Huang X, Xu H, Zhou C, Lin (2010) Innervation of endometrium and myometrium in women with painful adenomyosis and uterine fibroids. Fertil Steril 94:730–737

Zhang X, Yao H, Huang X, Lu B, Xu H, Zhou C (2010) Nerve fibres in ovarian endometriotic lesions in women with ovarian endometriosis. Hum Reprod 25:392–397

Endometriose: Klinik und Therapie

M. Sillem

M. Sillem et al. (Hrsg.), *Leitsymptom chronischer Unterbauchschmerz der Frau*,
DOI 10.1007/978-3-662-43669-1_6, © Springer-Verlag Berlin Heidelberg 2015

6.1 Definition und Epidemiologie

Die Endometriose, definiert als das Vorkommen von endometrium-ähnlichen Zellverbänden außerhalb der Gebärmutter, ist eine Erkrankung, die mit dem chronischen Unterbauchschmerz so eng vergesellschaftet ist, dass eine isolierte Betrachtung beider Krankheitsbilder weder dem einen noch dem anderen gerecht wird (▶ Abschn. 6.4, Differenzialdiagnose).

Herde im Myometrium werden als Endometriosis genitalis interna bezeichnet, ein Befall der Tuben, der Ovarien und des peritonealen Überzugs des Genitales dagegen Endometriosis genitalis externa. Sind Darm, Blase oder (selten) andere Organe betroffen, so spricht man von Endometriosis extragenitalis. Diese streng topografischen Einteilungen werden heute in der Praxis auch ersetzt durch die Beschreibung von Ovarialendometriomen, oberflächlicher Peritonealendometriose, Adenomyosis uteri oder tief infiltrierender Endometriose des Beckenbindegewebes, der Vagina, sowie der Blasen-, Darm- und Ureterwand.

Wie bei den anderen in diesem Buch beschriebenen Entitäten ist eine Einschätzung darüber, wie häufig die Erkrankung tatsächlich ist, schwierig. Beweisend ist die Laparoskopie mit Biopsie. Sie wird häufig mit der Indikation Schmerzen oder Sterilität durchgeführt und in diesen Fällen werden in bis zu 60% Endometrioseherde gefunden (Schweppe 1984). Aber auch bei symptomlosen Frauen, die sich einer Tubensterilisation unterziehen, lassen sich in etwa 20% Endometrioseherde nachweisen (Vercellini u. Crosignani 1992). Allgemein wird angenommen, dass etwa 10% aller Frauen im geschlechtsreifen Alter an einer behandlungsbedürftigen Endometriose erkranken.

Ein Problem ist die Verzögerung der Diagnose. Vom ersten Auftreten der Symptome bis zur histologischen Sicherung vergingen bei 171 Patientinnen aus Deutschland und Österreich im Median 10 Jahre, 74% hatten zuvor eine abweichende (»falsche«) Diagnose gestellt bekommen (Hudelist et al. 2012). Ähnliche Zahlen existieren aus USA (Dmowski et al. 1997) und dem Vereinigten Königreich (Hadfield et al. 1996). Diese Studien bleiben zwar den Nachweis schuldig, dass die diagnostizierte Endometriose auch in der Mehrzahl der Fälle zu einer erfolgreichen Therapie geführt hat. Gleichwohl spiegeln sie die Realität der betroffenen Frauen insofern wider, als sie sich oft über einen langen Zeitraum unverstanden und unterbehandelt fühlen.

Das empfohlene klinische Management ist in einer S2k-Leitlinie der drei deutschsprachigen Fachgesellschaften dargestellt (Ulrich et al. 2013). Sofern sich die Ausführungen im Folgenden mit dieser decken, werden sie nicht einzeln mit Zitaten belegt. Ähnliche Empfehlungen existieren von der ESHRE (Dunselman et al. 2014).

6.2 Anamnese und Diagnostik

Das Leitsymptom der Endometriose stellt der zyklische Unterbauchschmerz dar (Matalliotakis et al. 2008). Ganz im Vordergrund steht dabei die Dysmenorrhoe – fehlt diese, wird die Differenzialdiagnose besonders wichtig. Die peritoneale Endometriose ist eher mit einem chronischen Verlauf assoziiert, während wachsende Ovarialendometriome auch neu auftretende Beschwerden verursachen können. Infiltrierende Endometriosen im Septum rectovaginale können zu Schmerzen beim Verkehr (typischerweise stellungsabhängig) und bei der Defäkation führen; gelegentlich wird perimenstruell ein peranaler Blutabgang beschrieben. Bei Blasenbefall berichten Patientinnen oft über Schmerzen am Ende der Miktion sowie (selten) eine Hämaturie.

Bei der **gynäkologischen Untersuchung** muss der Fornix posterior vaginae mit geteilten Specula eingestellt werden und das Septum rectovaginale durch gleichzeitiges Einführen je eines Fingers in die Vagina und in das Rektum palpiert werden, da sonst die besonders schweren Endometriosen in diesem Bereich (sogar bei der Laparoskopie!) übersehen werden können. Indurationen der Ligg. sacrouterina und Adnextumoren lassen sich dagegen besser bimanuell ertasten (▶ Kap. 5).

Die klinische Untersuchung wird ergänzt durch die transvaginale **Sonografie**. Ovarialendometriome imponieren dabei als glatt berandete Zysten mit einem homogenen Binnenecho, das sich weniger dicht als das von Dermoidzysten darstellt. Myome als andere häufige Ursache einer Dysmenorrhoe sowie Saktosalpingen können so ebenfalls diagnostiziert werden. Gelegentlich gelingt auch die Darstellung infiltrierender Endometrioseherde der Ligg. sacrouterina oder der Rektumwand. Besteht Verdacht auf eine infiltrierende Endometriose, so ist eine Beurteilung der Nierenbecken im abdominalen Ultraschall obligat (▶ Kap. 5).

Bei peranalem Blutabgang ist zum Ausschluss einer anderen Darmerkrankung die **Rektosigmoidoskopie** indiziert, auch wenn ein ausgeprägter Endometriosebefall des Septum rectovaginale die Rektummukosa fast immer ausspart. Häufiger gelingt die Darstellung durch eine transrektale Sonografie. Bei Blasensymptomen gilt das oben Gesagte analog. Ein **MRT** kann gelegentlich indiziert sein, um das Ausmaß einer infiltrierenden Endometriose zu visualisieren. Laboruntersuchungen, insbesondere die Bestimmung des CA125 im Serum sind dagegen obsolet.

Bei Beschwerden, die auch unter oralen Kontrazeptiva persistieren, auffälligem Tastbefund oder Zysten sowie bei länger dauernder Sterilität muss eine **Laparoskopie** einschließlich Tastuntersuchung in Narkose erfolgen, in letzterem Falle kombiniert mit einer Hysteroskopie und Chromopertubation. Hierbei wird die Erkrankung histologisch gesichert, die Ausdehnung und das Aussehen der Herde beschrieben sowie ggf. eine operative Sanierung durchgeführt (s. unten).

Zur systematischen Erfassung ist der **rASRM-Score** (American Society for Reproductive Medicine 1997) weit verbreitet. Er korreliert allerdings weder mit den Schmerzen noch mit der Fertilitätsprognose und weist eine hohe Intra- und Inter-Observer-Variabilität auf (Hornstein et al. 1993). Die infiltrierende Endometriose wird in diesem Score nicht erfasst, daher ist die ergänzende systematische Beschreibung des Ausmaßes der Infiltration mit dem ENZIAN-Score sinnvoll (Tuttlies et al. 2005). Wichtig ist, auch im Gespräch mit der Patientin, dass es sich um systematische Beschreibungen, nicht aber um eine Stadieneinteilung handelt. Letzteres würde eine Krankheitsprogression implizieren, die unzureichend untersucht und keineswegs zwangsläufig ist. Hilfreicher als die Festlegung eines Scores ist die Beurteilung der klinischen Relevanz sowie der medikamentösen oder operativen Therapieoptionen durch den Operateur.

6.3 Therapie

6.3.1 Medikamentöse Therapie

Gemeinsames Therapieprinzip ist die Induktion einer Amenorrhoe. Zugelassen zur Therapie ist das Gestagen Dienogest (2 mg tgl. oral) sowie die GnRH-Analoga Goserelin und Leuprorelin. Die Amenorrhoe lässt sich aber auch durch Gabe eines oralen Kontrazeptivums im Langzyklus oder durch die Einlage eines levonorgestrelhaltigen Medikamententrägers in die Gebärmutter erreichen.

GnRH-Analoga sind hochgradig wirksam und können zur Vorbereitung einer reproduktionsmedizinischen Behandlung angewendet werden; ihr alleiniger Einsatz über mehr als 6 Monate führt zu einem signifikanten Knochenmasseverlust. Diese und die subjektiven Nebenwirkungen des Hypoöstrogenismus lassen sich durch eine sog. Add-back-Therapie, z. B. mit Tibolon oder 1 mg Östradiol in Kombination mit 0,5 mg Norethisteron, beherrschen.

Im Gegensatz zu GnRH-Analoga eignet sich **Dienogest** zur Dauertherapie und ist diesen im Hinblick auf Schmerzreduktion gleichwertig. Die Knochensubstanz bleibt stabil und die Östrogenwerte liegen im mittleren physiologischen Bereich (Strowitzki et al. 2010). Als Nebenwirkung klinisch relevant sind Schmierblutungen zu Beginn der Behandlung. Diese können (off label) damit behandelt werden, dass man zu Beginn der Therapie die Dosis für wenige Wochen verdoppelt oder unter laufender Therapie für wenige Tage eine Einnahmepause einlegt.

Eine medikamentöse Anschlusstherapie nach operativer Sanierung erscheint oft sinnvoll. Ihr Nutzen im Hinblick auf Schmerzen ist allerdings nicht zweifelsfrei erwiesen – bezüglich der Fertilitätsverbesserung ist er höchst fraglich.

Nichtsteroidale Analgetika/Antiphlogistika sind wirksam und können bei isolierter Dysmenorrhoe und Kontraindikation gegen eine endokrine Therapie oder zur Symptomkontrolle bei aktuellem Kinderwunsch eingesetzt werden.

6.3.2 Operative Therapie

Die **peritoneale Endometriose** lässt sich nur durch Laparoskopie und Histologie suffizient diagnostizieren. Mit der Exzisionsbiopsie ist die Therapie bereits begonnen. Herde, die fibrotisch sind oder nicht überwiegend im Niveau des Peritoneums liegen, sollten exzidiert werden, andere können koaguliert oder mit Laser vaporisiert werden. Bezüglich Schmerzreduktion ist dieses Vorgehen der rein diagnostischen Laparoskopie signifikant überlegen, wie eine randomisierte Doppelblindstudie zeigte (Sutton et al. 1997).

Das **Ovarialendometriom** ist der medikamentösen Therapie nicht zugänglich und soll in der Regel – auch zur Abgrenzung gegenüber anderen zystischen Ovarialtumoren – operiert werden. Der Zystenbalg muss ausgeschält werden, kompromissweise kann er gelasert werden. Eine reine Fensterung resultiert nahezu regelhaft im Rezidiv. Im Rahmen einer Sterilitätsbehandlung, bereits bekannter Endometriose und drohender primärer Ovarialinsuffizienz kann im Einzelfall anders entschieden werden.

Das Dilemma der **Adenomyose** ist, dass sie erst am Hysterektomiepräparat zuverlässig diagnostiziert werden kann. Laparoskopische Hysterektomieverfahren bieten im Gegensatz zum vaginalen Vorgehen den Vorteil, dass eine assoziierte peritoneale oder ovarielle Endometriose mitbehandelt werden kann.

Wenn eine **tief infiltrierende Endometriose** des Septum rectovaginale und des Douglas nicht befriedigend auf eine Hormontherapie anspricht, muss sie chirurgisch angegangen werden. Absolute Operationsindikation, auch in Abwesenheit von Schmerzen, ist die Harnstauungsniere, da hier eine Verzögerung den Funktionsverlust der Niere bedeuten kann.

> **Diese Operationen sind technisch höchst anspruchsvoll, weil die Anatomie durch die Fibrose sehr verändert sein kann. Da schwere Komplikationen auftreten können, sollten diese Patientinnen an entsprechende Zentren überwiesen werden (Ebert et al. 2013).**

Das notwendige Ausmaß der Operation ist präoperativ oft schwer einzuschätzen, daher kann bei entsprechendem Verdacht die diagnostische Laparoskopie mit Tastuntersuchung in Narkose vorgeschaltet werden, um den sanierenden Eingriff logistisch ausreichend planen zu können. Anschließend kann dann mit der Patientin besprochen werden, ob ein organerhaltendes Vorgehen sinnvoll oder gewünscht ist. Weiterhin muss festgelegt werden, welche Nachbardisziplinen (Chirurgie, Urologie) evtl. hinzugezogen werden. Ziel einer solchen Operation muss die Entfernung allen Endometriosegewebes sein, da Rezidiveingriffe noch schwieriger und komplikationsbehafteter sind. Dementsprechend sollte auch ein »Anoperieren« der ungenügend vorbereiteten Patientin unbedingt unterbleiben.

Die Langzeitergebnisse bezüglich Schmerzreduktion, Lebensqualität und Fertilität bei diesem Vorgehen sind gut. Die geschilderte Operation sollte **bei Kinderwunsch** unter Erhaltung des Uterus und der Ovarien durchgeführt werden, da Schwangerschaften anschließend gut möglich sind (Ruffo et al. 2014). Die Frage, ob die operative Sanierung einer tief infiltrierenden Endometriose die Fertilität verbessert, ist nicht abschließend beantwortet.

Bei **abgeschlossener Familienplanung** ist zu beachten, dass die Erfolge besser sind, wenn gleichzeitig eine Hysterektomie und beidseitige Adnexektomie durchgeführt wird (Urbach et al. 1998). Anschließend kann nach der – allerdings spärlichen – Datenlage mit Tibolon oder kontinuierlich-kombiniertem Östrogen/Gestagen substituiert werden, eine Karenzzeit scheint nicht erforderlich zu sein. Eine Östrogen-Monotherapie sollte wegen des theoretischen Rezidivrisikos und der vereinzelt beschriebenen Entartung von zurückgebliebenem Endometriosegewebe gegen das erhöhte Mammakarzinomrisiko bei Gestagenzugabe abgewogen werden.

6.3.3 Langzeitbehandlung

Gelegentlich wird die Patientin auch trotz sachgerechter Therapie und gesicherter Diagnose nicht beschwerdefrei. Wichtig ist dann einerseits, die Therapiemaßnahmen nicht belastender zu gestalten als die zu bekämpfenden Symptome. Zur Krankheitsbewältigung existieren spezielle Rehabilitationsprogramme. Im Übrigen sind die Maßnahmen, die in den anderen Kapiteln dieses Buches beschrieben sind, oft sinnvoll.

6.4 Differenzialdiagnose

Aus der Tatsache, dass Endometriose häufig auch bei symptomlosen Frauen gefunden wird, folgt umgekehrt, dass geprüft werden muss, ob zwischen Beschwerden und Befund nicht nur eine Koinzidenz, sondern auch ein Kausalzusammenhang besteht. Dies gilt besonders dann, wenn nach gründlicher, wie oben beschriebener Diagnostik eine Diskrepanz zwischen dem Leidensdruck und dem Ausmaß der Endometriose besteht.

Differenzialdiagnostisch kommen alle Krankheitsbilder in Betracht, die in diesem Buch beschrieben werden (Übersicht in ► Kap. 2).

Führt eine Therapie mit einem GnRH-Analogon nicht zu einer Reduktion der Beschwerden, so findet sich bei einer Laparoskopie nur selten eine Endometriose – umgekehrt ist bei einem deutlichen therapeutischen Effekt oft eine Endometriose vorhanden (Ling et al. 1999). Dieser Zusammenhang kann wertvolle Hinweise auf den Kausalzusammenhang zwischen objektivem Nachweis der Endometriose und vorgetragenem Beschwerdebild liefern.

Praxistipp

Patientinnen mit Verdacht auf Endometriose werden nach einer Laparoskopie oft entlassen, bevor der histologische Befund eintrifft und die Patientin bekommt nur einen Brief mit der klinischen Verdachtsdiagnose mitgegeben. Gerade bei Zysten lohnt es sich, nachzuhaken, ob tatsächlich eine Endometriose vorlag.

Bei Raumforderungen sind selbstverständlich auch andere Ursachen als die Endometriose, insbesondere die organspezifischen Malignome, in Betracht zu ziehen und ggf. durch eine Histologie abzuklären. Der Tumormarker CA 12-5 oder bildgebende Verfahren haben in keinem Fall beweisenden Charakter. Neben funktionellen Zysten können auch Dermoide im transvaginalen Ultraschall schwer von Ovarialendometriomen zu unterscheiden sein.

Klagt die Patientin über peranalen Blutabgang, so ist in der Regel eine Koloskopie erforderlich. Nur sehr selten wird man hier umgekehrt die Endometriose sichern können, da auch über großen infiltrierenden Herden die Mukosa sehr schnell wieder abheilt und endoskopisch unauffällig imponiert.

Endometriose-assoziierte Malignome sind, im Vergleich zur Inzidenz der Endometriose selbst, sehr selten. Auf die Notwendigkeit der operativen Abklärung von Ovarialtumoren wurde bereits hingewiesen. Hellhörig sollte man darüber hinaus werden, wenn bei bekannter Endometriose die Symptome peri- oder postmenopausal erneut auftreten oder sich verschlimmern (Ulrich et al., 2015).

Literatur

American Society For Reproductive Medicine (1997) Revised American Society for Reproductive Medicine classification of endometriosis. Fertility and Sterility 67: 817–21

Dmowski WP1, Lesniewicz R, Rana N, Pepping P, Noursalehi M (1997) Changing trends in the diagnosis of endometriosis: a comparative study of women with pelvic endometriosis presenting with chronic pelvic pain or infertility. Fertil Steril 67(2): 238–43

Dunselman GA, Vermeulen N, Becker C et al. (2014) European Society of Human Reproduction and Embryology. ESHRE guideline: management of women with endometriosis. Hum Reprod 29(3): 400–12

Ebert AD, Ulrich U, Keckstein J et al. (2013) Endometriosis Research Foundation, and the European Endometriosis League Implementation of certified endometriosis centers: 5-year experience in German-speaking Europe Gynecol Obstet Invest 76(1): 4–9

Hadfield R, Mardon H, Barlow D, Kennedy S (1996) Delay in the diagnosis of endometriosis: a survey of women from the USA and the UK. Hum Reprod 11(4): 878–80

Hornstein MD, Gleason RE, Orav J et al. (1993) The reproducibility of the revised American Fertility Society classification of endometriosis. Fertil Steril 59(5): 1015–21

Hudelist G, Fritzer N, Thomas A et al. (2012) Diagnostic delay for endometriosis in Austria and Germany: causes and possible consequences. Hum Reprod 27(12): 3412–6

Ling FW (1999) Randomized controlled trial of depot leuprolide in patients with chronic pelvic pain and clinically suspected endometriosis. Pelvic Pain Study Group. Obstet Gynecol 93(1): 51–8

Matalliotakis IM, Cakmak H, Fragouli YG, Goumenou AG, Mahutte NG, Arici A (2008) Epidemiological characteristics in women with and without endometriosis in the Yale series. Arch Gynecol Obstet 277(5): 389–93

Ruffo G, Scopelliti F, Manzoni A et al. (2014) Long-term outcome after laparoscopic bowel resections for deep infiltrating endometriosis: a single-center experience after 900 cases. Biomed Res Int 2014: 463058

Schweppe, K.-W. (1984) Mortphologie und Klinik der Endometriose. Schattauer, Stuttgart

Strowitzki T, Marr J, Gerlinger C, Faustmann T, Seitz C (2010) Dienogest is as effective as leuprolide acetate in treating the painful symptoms of endometriosis: a 24-week, randomized, multicentre, open-label trial. Hum Reprod 25(3): 633–41

Sutton CJ, Pooley AS, Ewen SP, Haines P (1997) Follow-up report on a randomized controlled trial of laser laparoscopy in the treatment of pelvic pain associated with minimal to moderate endometriosis. Fertil Steril 68(6): 1070–4

Tuttlies F, Keckstein J, Ulrich U et al. (2005) Der ENZIAN-Score, eine Klassifikation der tief infiltrierenden Endometriose. Zentralbl Gynakol. 127(5):275–281

Ulrich U, Buchweitz O, Greb R et al. (2013) Interdisciplinary S2k Guidelines for the Diagnosis and Treatment of Endometriosis: Short Version - AWMF Registry No. 015-045. Geburtshilfe Frauenheilkd 73(9): 890–898

Ulrich U, Schmidt D, Wardelmann E et al. (2015) Endometriose-assoziierte Malignome. Der Gynäkologe

Urbach DR, Reedijk M, Richard CS, Lie KI, Ross TM (1998) Bowel resection for intestinal endometriosis. Dis Colon Rectum 41(9): 1158–64

Vercellini P, Crosignani PG (1992) Epidemiology of endometriosis. In: Brosens I, Donnez J (1992) The current status of endometriosis – research and management. Parthenon, Carnforth, Pearl River

Uterus myomatosus als Schmerzursache

M. David

M. Sillem et al. (Hrsg.), *Leitsymptom chronischer Unterbauchschmerz der Frau*,
DOI 10.1007/978-3-662-43669-1_7, © Springer-Verlag Berlin Heidelberg 2015

7.1 Einleitung

Myome sind die häufigsten gutartigen Raumforderungen des weiblichen Genitale, sie sollen bei etwa bei 20–40% der Frauen im reproduktiven Alter vorhanden sein (Wallach u. Vlahos 2004). Da viele Myome asymptomatisch sind, ist die tatsächliche Prävalenz letztlich unbekannt. Bei genauer Aufarbeitung von Hysterektomiepräparaten sollen sich in bis zu 80% Leiomyome verschiedenster Größe nachweisen lassen (Stewart 2001). Baird et al. (2003) stellten im Ergebnis einer standardisierten Ultraschall-Screeninguntersuchung bei US-amerikanischen Frauen im Alter von 35–49 Jahren fest, dass die kumulative Inzidenz für Myome in dieser Altersgruppe bei etwa 70% liegt.

Ein Myom bzw. einen Uterus myomatosus als Haupt- oder Nebendiagnose werden sowohl niedergelassene Frauenärzte als auch die in der Klinik tätigen Ärzte häufig diagnostizieren. Zu klären ist jeweils, ob Krankheitswert vorliegt. Als typische Myom-assoziierte Beschwerden werden in Übersichtsarbeiten und einschlägigen Lehrbüchern allein oder in Kombination Blasendruck und Miktionsbeschwerden, Dyspareunie, Dysmenorrhoe, Druck- und Fremdkörpergefühl im Unterbauch, eine (anämisierende) Hypermenorrhoe sowie Beeinträchtigungen der Fertilität angegeben (z. B. Borah et al. 2013, Müller et al. 2012).

Aus der klinischen Praxis ist bekannt – und durch einige Publikationen zusätzlich unterstrichen – dass Patientinnen bei gleichem oder ähnlichem Myombefund eine durchaus sehr unterschiedliche Symptomausprägung haben können (Wegienka et al. 2003, Nicholls et al. 2004).

Während sich zu anderen möglichen Ursachen rezidivierender Unterbauchbeschwerden in der Literatur und in diesem Buch zahlreiche Hinweise finden lassen, ist die Zahl der Veröffentlichungen zum Thema »Myome und Schmerz« erstaunlich gering. Die Publikationen konzentrieren sich meist auf die z. B. sonografische Diagnosestellung von Myomen, myombedingte Blutungsbeschwerden und deren Behandlungen sowie verschiedene Therapiestrategien.

Nachfolgend sollen im Überblick die wichtigsten Ergebnisse aus der internationalen Literatur sowie aus zwei eigenen Patientinnenbefragungen der Charité-Myomsprechstunde dazu vorgestellt und diskutiert werden, welche v. a. im Unterbauch lokalisierten Schmerzen in welcher Häufigkeit bei Myompatientinnen zu erwarten und welche (sonografisch erhobenen) Myombefunde mit diesen Beschwerden assoziiert sind. Für Frauenärztinnen und -ärzte ist dies aus zwei Gründen wichtig: Zum einen lässt sich in Kenntnis dieser Befunde und Studienergebnisse besser entscheiden, ob und welche angegebenen Schmerzen einer konkreten Patientin Myom-assoziiert sein können oder nicht, zum anderen helfen sie bei der Festlegung, ob und welche Myomtherapie erfolgen sollte.

7.2 Art und Häufigkeit von Schmerzen bei Patientinnen mit Myomen

Akute myombedingte Schmerzen können durch eine Stieldrehung bei subserösen Myomen, durch ein Myoma in statu nascendi oder bei einer Myomdegeneration bzw. -nekrose verursacht werden. Dies sind jedoch seltene Ereignisse, die dann allerdings einer sofortigen operativen Therapie bedürfen. Auch das gemeinsame Auftreten mit einer Adenomyosis uteri kann bei Myompatientinnen Schmerzen verursachen. Nach einer 2014 publizierten retrospektiven Befragung von Frauen mit Myomen allein gegenüber Patientinnen mit Myomen und Adenomyosis waren letztere deutlich stärker durch Unterbauchschmerzen während der Regelblutung und nichtzyklische Schmerzen beeinträchtigt. In einer multivariaten statistischen Analyse wurden eine signifikant stärkere Dysmenorrhoe als Faktor identifiziert, der auf eine (zusätzliche) Adenomyosis bei Uterus myomatosus hinweist (Brucker et al. 2014).

Frauen mit Myomen werden offenbar dauerhaft von einigen typischen Schmerzsymptomen beeinträchtigt. Die Häufigkeit dieser Beschwerden kann in Patientinnenkollektiven verglichen oder bei Frauen mit und ohne Myombefund eruiert werden.

7.2.1 Internationale Studienergebnisse

In einer frühen, viel zitierten Übersichtsarbeit aus den 1980er Jahren, die insgesamt fast 4800 operierte Patientinnen einbezog, stellten Buttram und Reiter (1981) fest, dass 12–16% der Myompatientinnen Beschwerden hatten, davon 34% Unterbauchschmerzen, 9% Druckbeschwerden im Unterbauch und 30% Blutungsbeschwerden im weiteren Sinne, ohne dass sich eine weitere Aufschlüsselung hinsichtlich einer Dysmenorrhoe findet. Mitte der 1990er Jahre publizierten Kjerulff et al. dann Ergebnisse einer präoperativen Ultraschalluntersuchung bei Hysterektomiepatientinnen aus 28 Kliniken in Maryland/USA. Sie konnten bei 89% der Frauen schwarzer Hautfarbe und 59% der weißen Frauen Myome nachweisen, wobei die Hysterektomie-Patientinnen mit schwarzer Hautfarbe signifikant häufiger sehr schwere bzw. schwere Unterbauchschmerzen angaben (59 vs. 41%) (Kjerulff et al. 1996).

Lippman et al. (2003) stellten kritisch fest, dass das Zusammentreffen von Myomen und Schmerzen in Patientinnenkollektiven nicht repräsentativ für die Normalbevölkerung sein muss und hier möglicherweise eine Selektionsbias vorliegt. Sie legten daher selbst eine solche populationsbasierte Studie über das Vorkommen von Schmerzen im gynäkologischen Bereich und Myomen vor:

- 653 Frauen im Alter zwischen 20 und 50 Jahren wurden mittels Vaginalultraschall untersucht:
  - 10% berichteten über eine geringe, 5% über mittlere oder schwere Dyspareunie,
  - 48% hatten geringe, 13% mittlere oder schwere Dysmenorrhoe und
  - 20% geringe sowie 4% mittlere bzw. schwere nichtzyklische Unterbauchschmerzen, wobei die Schmerzsymptome jeweils miteinander verbunden waren.

Das Auftreten einer Dyspareunie und von Unterbauchschmerzen außerhalb der Regelblutung war eindeutig mit dem Vorhandensein von Myomen verbunden, während sich für die Dysmenorrhoe keine unmittelbare Korrelation zum Vorhandensein von Myomen bei den untersuchten Frauen fand. Größe und Zahl vorhandener Myome waren nicht mit einer Zunahme der Schmerzen verbunden. Die Frauen mit intramuralem Myombefund hatten signifikant häufiger mittlere oder schwere Schmerzsymptome. Nach den Untersuchungsergebnisse von Lippman et al. (2003) verursachen Myome mit Funduslokalisation mehr Beschwerden als Myome in der Vorder- oder Hinterwand.

Interessant sind auch die Befunde von Okolo et al. (2005), die ein Frauenkollektiv mit familiär gehäuft auftretenden Myomen mit einer Gruppe von Patientinnen, bei denen Myome nur sporadisch auftreten, verglichen. Unterbauchschmerzen traten in beiden Gruppen ähnlich häufig auf (49% versus 43%), die Prävalenz für Dysmenorrhoe (64,4% versus 46,3%) und Dyspareunie (43,2% versus 27,9%) aber war in der Gruppe mit familiärer Myomhäufung signifikant höher.

Das Wohlbefinden von Frauen insbesondere in der reproduktiven Lebensphase kann durch negative Einflüsse auf die Sexualität deutlich gestört werden. Bei der hohen Prävalenz von Myomen in der Normalbevölkerung sind Erkenntnisse zu möglichen schmerzhaften Auswirkungen auf die Sexualität ein wichtiger Forschungsgegenstand. Mit der Frage einer durch Myome ausgelösten »tiefen« Dyspareunie haben sich Ferrero et al. (2006) beschäftigt. Sie befragten vier Patientinnengruppen:

- Frauen mit Myomen ohne Zusatzbefund,
- Frauen mit Myom und Ovarialzysten,
- Frauen mit Ovarialzysten und
- Frauen zur Sterilisation ohne weitere Pathologie.

Die Dyspareunie-Prävalenz und -intensität war in allen vier Gruppen ähnlich; die Größe, Lage und Position eines ggf. vorhandenen Myoms hatte keinen signifikanten Einfluss, auch die prä- und postoperative Sexualität war nicht signifikant unterschiedlich bzw. verändert (Ferrero et al. 2006).

Die aktuellste Erhebung zu Myomprävalenz, myombedingten Beschwerden und Therapieerfahrungen in einer Normalpopulation wurde 2009 im Auftrag der Firma Bayer Healthcare durchgeführt. In 8 Ländern, darunter auch Deutschland, Italien und Frankreich, wurden 21.479 Frauen internetbasiert befragt. Die selbstberichtete Myomprävalenz lag insgesamt je nach Land zwischen 4,5% und 9,8%, sie war am höchsten in der Altersgruppe 40–49 Jahre (9,4–17,8%).

Die Frauen, die die Diagnose Myom angegeben hatten (n=1533), berichteten gegenüber den Frauen ohne Myome (n=20.213) häufiger über Blutungsstörungen als auch über signifikant mehr Schmerzen:

- Druck auf die Blase (32,6% versus 15%),
- chronische Unterbauchschmerzen (14,5% versus 2,9%),
- Dyspareunie (23,5% versus 9,1%) und
- mittzyklische sowie Schmerzen nach und während der Menstruationsblutung.
- Ca. 54% der Frauen mit Myomen gaben an, dass ihre Beschwerden sich negativ auf ihre Lebensqualität und etwa 43%, dass sich diese ungünstig auf die Sexualität ausgewirkt haben (Zimmermann et al. 2012).

Tab. 7.1 Einfluss auf die Lebensqualität; Gesamtkollektiv der befragten Myompatientinnen n=1261 (100%)

Parameter der Lebensqualität	Anteil in%
Myome beeinflusst Lebensqualität ungünstig (darunter Mehrfachnennungen möglich): Gesamt	86,2% (n=1087)
Sorgen um Gesundheit	48,9
Ängste/Depressionen	29,4
Einschränkung von Alltagsaktivitäten	25,8
Negativer Einfluss auf Sexualität	22,4
tägliche Beschwerden	24,5
Einschränkung sozialer Aktivitäten	13,4

Antworten von Patientinnen der Myomsprechstunde des Charité, Campus Virchow-Klinikum (n=1261; zwei Befragungsintervalle: 2001–2003, n=544 und 2008–2010, n=717; Angaben in %)

7.2.2 Aktuelle Untersuchungsergebnisse aus Deutschland zur myombedingten Lebensqualität

Einschränkungen der Lebensqualität durch myombedingte Schmerzen werden im klinischen Alltag selten thematisiert. Wir haben dazu 2001 bis 2003 und 2008 bis 2010 insgesamt 1350 Frauen der Myomsprechstunde der Charité/Campus Virchow befragt. Für die Befragung wurde ein anonymer zweiseitiger Fragebogen »Myome und Myombehandlung – Lebensqualität und Informiertheit« nach Nevadunsky et al. (2001) verwendet. Eine der Fragen bezog sich auf myombedingte Ängste und Sorgen, Traurigkeit/Depression, tägliche Beschwerden, Einschränkung der Sexualität sowie eine Begrenzung der Alltags- und sozialen Aktivitäten durch die myombedingten Beschwerden. 86% der befragten Patientinnen gaben an, sich durch die Myome in ihrer Lebensqualität eingeschränkt zu fühlen, v. a. Sorgen und Ängste wurden genannt (Tab. 7.1). Dies entspricht den Ergebnissen anderer Studien, in denen die am häufigsten durch vaginale Blutungen und Myome bedingten Einflüsse auf die Lebensqualität »Ängste« und »tägliches Unwohlsein« waren (Geller et al. 1996, Nevadunsky et al. 2001). Die (unbegründete) Angst vor einer sarkomatösen Entartung der Myome spielt hier vermutlich eine große Rolle und zeigt den Aufklärungs- und Informationsbedarf der Patientinnen. Zahlreiche Ängste erklären sich wohl auch aus unzureichenden Kenntnissen der Patientin über biologisch-anatomische Zusammenhänge. So konnten wir in einer eigenen Untersuchung feststellen, dass Frauen mit nach eigener Einschätzung guten Kenntnissen über Myome deutlich weniger besorgt über ihre Erkrankung waren (Utz-Billing et al. 2006).

In einer Übersichtsarbeit zeigten Jones et al. (2002), dass die negative Auswirkung auf die gesundheitsbezogene Lebensqualität bei Frauen mit einer gutartigen gynäkologischen Erkrankung, bei welcher chronischer Unterbauchschmerz ein primäres Symptom ist, größer war als für Frauen, bei denen Unterbauchschmerzen keine Rolle spielen. Dies ist von besonderer Relevanz für Frauen mit Myomen, da, wie bereits dargestellt, hier Unterbauchschmerzen häufig vorkommen.

7.2.3 Myombedingte Schmerzen: Anamnese und Ultraschallbefund

Idealerweise findet zu Beginn jeder Sprechstunde ein ausführliches Anamnesegespräch statt. Nicht

Bitte jeweils ankreuzen:

Blutungsstärke: (0 =keine Blutung [*kein Kreuz*] bis 10 = maximal starke Blutung)

1	2	3	4	5	6	7	8	9	10

Schmerzen vor der Regelblutung: (0 =keine Schmerzen [kein Kreuz] bis 10 = maximale Schmerzen)

1	2	3	4	5	6	7	8	9	10

Schmerzen während der Regelblutung: (0 =keine Schmerzen [*kein Kreuz*] bis 10 = maximale Schmerzen)

1	2	3	4	5	6	7	8	9	10

Schmerzen beim Geschlechtsverkehr: (0 = keine Schmerzen [*kein Kreuz*] bis 10 = maximale Schmerzen)

1	2	3	4	5	6	7	8	9	10

Rückenschmerzen/Schmerzen, die in die Beine ziehen: (0 = keine Schmerzen [*kein Kreuz*] –10 = maximal)

1	2	3	4	5	6	7	8	9	10

Druck auf die Blase: (0 = keine Beschwerden [*kein Kreuz*] -10 = maximale Beschwerden)

1	2	3	4	5	6	7	8	9	10

Druckgefühl/Fremdkörpergefühl im Unterleib: (0 = nicht vorhanden [*kein Kreuz*]-10 = maximale Beschwerden)

1	2	3	4	5	6	7	8	9	10

Blähungen/Verstopfung (0 = keine Beschwerden [*kein Kreuz*] bis 10 = maximale Beschwerden)

1	2	3	4	5	6	7	8	9	10

Andere Beschwerden, die Sie auf die Myome zurückführen:

....

Abb. 7.1 Fragebogen der Charité-Myomsprechstunde/Campus Virchow-Klinikum zu möglichen myombedingten Beschwerden (11-stufige Likert-Skala), den die Patientinnen vor dem Arztgespräch ausfüllen

immer erlauben zeitliche und organisatorische Gegebenheiten aber ein solches Vorgehen, sodass z. B. für eine erste Orientierung **Fragebögen** verwendet werden können. Relativ umfangreich, aber international validiert ist der UFS-QOL Fibroid (nach Spies et al. 2002), den es als »Fragebogen zu Beschwerden bei Gebärmuttermyomen und gesundheitsbezogener Lebensqualität« auch in einer deutschen Version gibt. Dieser ist mit 37 Fragen aber relativ umfangreich. Wir verwenden einen selbstentwickelten Anamnesefragebogen, der 8 Symptomskalen enthält (Abb. 7.1). Mithilfe einer 11er-Skalierung (»0 = keine« bis »10 = maximale Beschwerden«) können die Patientinnen ihre Beschwerdestärke angeben.

Tab. 7.2 Sonografische Befunde bei 1051 Patientinnen der Myomsprechstunde

Parameter	Anteil in%
Myomzahl	
1	52,3
2	27,9
>3	19,2
Myomgröße (in cm)	
<2	5,3
2 bis <5	40,9
5 bis <8	28,1
8 bis <10	7,9
≥10	5,6
myomatös durchsetzt	12,2
Myomlage	
Submukös	11,8
Intramural	66,3
Subserös	21,9

Für 1058 Patientinnen der Charité-Myomsprechstunde aus dem Zeitraum Februar 2009 bis August 2011 (Altersmedian 43 Jahren/19–66 Jahre) fasst Tab. 7.2 die mittels **Ultraschall** ermittelten Myomdaten zusammen, während Tab. 7.3 zeigt, wie häufig und in welcher Ausprägung die Myom-Patientinnen Schmerzen in dem Fragebogen angaben. Am häufigsten wurden Dysmenorrhoe (ca. 80%) und prämenstruelle Schmerzen (ca. 73%) genannt.

Für die Überprüfung eines möglichen Zusammenhangs zwischen einem bestimmten Symptom und einer spezifischen, sonografisch festgestellten Myomanzahl, -größe oder -lage wurden die auf der 11er-Skala angegebenen Beschwerdestärken zusammengefasst. Die Auswertung konzentrierte sich auf die oberen Skalenwerte 8–10 (starke Schmerzen/Beschwerden).

Eine **signifikante Korrelation** zeigte sich mit folgenden sonografischen Myomparametern:

- zunehmende Myomgröße und Druckgefühl im Unterbauch,
- zunehmende Myomgröße und Druck auf die Blase,
- submuköse versus andere Lage des Myoms und Dysmenorrhoe.

Wir fanden auch einen Zusammenhang zwischen den von der Patientin angenommenen Myomparametern (möglicherweise entsprechend Vorinformationen des Frauenarztes usw.; diese Patientinnenangaben stimmten allerdings nicht immer mit dem tatsächlichen Befund überein) und der Stärke des Blasendrucks:

- Angegebene Myomanzahl und Stärke des Blasendrucks korrelierten signifikant,
- Patientinnen, die bei sich von einer Myomgröße ≥10 cm ausgingen, hatten häufiger einen starken Blasendruck, als wenn sie eine kleinere Myomgröße annahmen (David et al. 2013).

Da myombedingte Beschwerden die wesentliche Indikation für therapeutische Maßnahmen darstellen, sollte vor einer operativen oder nichtoperativen Myombehandlung zum einen geklärt werden, ob die von der Patientin angegebene Symptomatik mit dem (sonografisch) erhobenen Befund in Übereinstimmung zu bringen ist und zum anderen, ob möglicherweise falsche Annahmen der Patientin über Myomanzahl und -größe zum Auftreten der Schmerzen oder anderer Beschwerden beitragen.

7.3 Therapieoptionen

Die alleinige Palpation des Uterus ist für die Neuentdeckung und/oder die Verlaufskontrolle von Myomen keinesfalls ausreichend. Die Vaginalsonografie ist die beste diagnostische Methode in der Hand der Frauenärztin/des Frauenarztes. Bei großen Myomen bzw. einem großen mehrknolligen Uterus myomatosus ist zusätzlich ein von abdominal durchgeführter Ultraschall nützlich. Nur in Ausnahmefällen kann eine MRT-Untersuchung zur besseren Differenzierung von Veränderungen im kleinen Becken herangezogen werden. Eine CT-Untersuchung ist immer verzichtbar. Zur besseren Darstellung submuköser Myome wird gelegentlich die Anwendung der Sonohysterografie empfohlen.

Tab. 7.3 Angaben von Patientinnen der Myomsprechstunde zu (wahrscheinlich) myombedingten Beschwerden – Häufigkeit und Ausprägung (n=1004)

Vorgegebene Beschwerdeskalen (Likert-Skala 0–10)	Beschwerden sind	%	Darunter starke Beschwerden (=Skalenwerte 8–10, in%)
Prämenstruelle Schmerzen	nicht vorhanden vorhanden	27 73	9,6
Dysmenorrhoe	nicht vorhanden vorhanden	20,4 79,6	18,5
Dyspareunie	nicht vorhanden vorhanden	55,1 44,9	3
Rückenschmerzen	nicht vorhanden vorhanden	39,9 60,1	8,4
Druck auf die Blase	nicht vorhanden vorhanden	35,5 64,5	10,7
Druckgefühl im Unterbauch	nicht vorhanden vorhanden	40,8 59,2	9,2

Während bei asymptomatischen Frauen generell z. B. jährliche Kontrolluntersuchungen bzw. Abwarten bis zur eventuellen Entwicklung von Symptomen ausreichend ist, stellen die bereits beschriebene Schmerz- oder Drucksymptome, die die Lebensqualität beeinträchtigen, eine Behandlungsindikation dar. Die **Therapiemöglichkeiten** bei Myomen mit Krankheitswert lassen sich mit jeweils zunehmender Invasivität in **drei Kategorien** unterteilen (Abb. 7.2):

- hormonelle,
- nichtoperativ radiologische und
- operativ-chirurgische.

Für die **Therapieentscheidung** sollte der behandelnde Arzt/die behandelnde Ärztin einige Frage klären:

- Anzahl, Lage und Größe des bzw. der Myome,
- Risiken und Vorteilen einer operativen gegenüber einer nichtoperativen Methode,
- die Notwendigkeit einer Vor- oder Nachbehandlung und
- Kosten-Nutzen-Erwägungen einer Therapie.

In der gemeinsamen Therapieberatung und -entscheidung werden neben dem unabhängig vom Lebensalter ggf. zu berücksichtigenden Wunsch der Patientin nach dem Erhalt des Uterus v. a. der Leidensdruck und die Beeinflussung der Lebensqualität durch die myombedingten Schmerzen eine wichtige Rolle spielen.

Die **medikamentöse Behandlung** von Patientinnen mit myombedingten Schmerzen kann sinnvoll sein. Insbesondere Frauen mit Drucksymptomen profitieren von einer Myomverkleinerung, die beispielsweise durch die (dreimonatige) Gabe von GnRH-Analoga oder Progesteronrezeptorantagonisten wie Ulipristalacetat erreicht wird. Auch eine Schmerzlinderung kann damit verbunden sein. Diese medikamentösen Therapieoptionen sind zwar effektiv, aber wegen ihrer Nebenwirkungen nur temporär anwendbar, sodass sie letztlich nur in Vorbereitung einer Operation eingesetzt werden sollten (Nodler u. Segars 2013).

Chirurgische Maßnahmen sind bei Patientinnen notwendig, die ausgeprägte myombedingte Unterbauch- oder Regelschmerzen haben. Die Schmerzwerte, bestimmt mit dem SF-36-Fragebogen, waren in einer Vergleichsuntersuchung der drei Arten einer Myomtherapie Hysterektomie, Myomentfernung und Uterusarterienembolisation 12 Monate nach der Behandlung ähnlich deutlich verbessert. Zwar hatten die Patientinnen nach Hysterektomie insgesamt die besten Werte im Schmerz-Score, der Unterschied zu den anderen beiden Therapiearten war aber statistisch nicht signifikant (Spies et a. 2010).

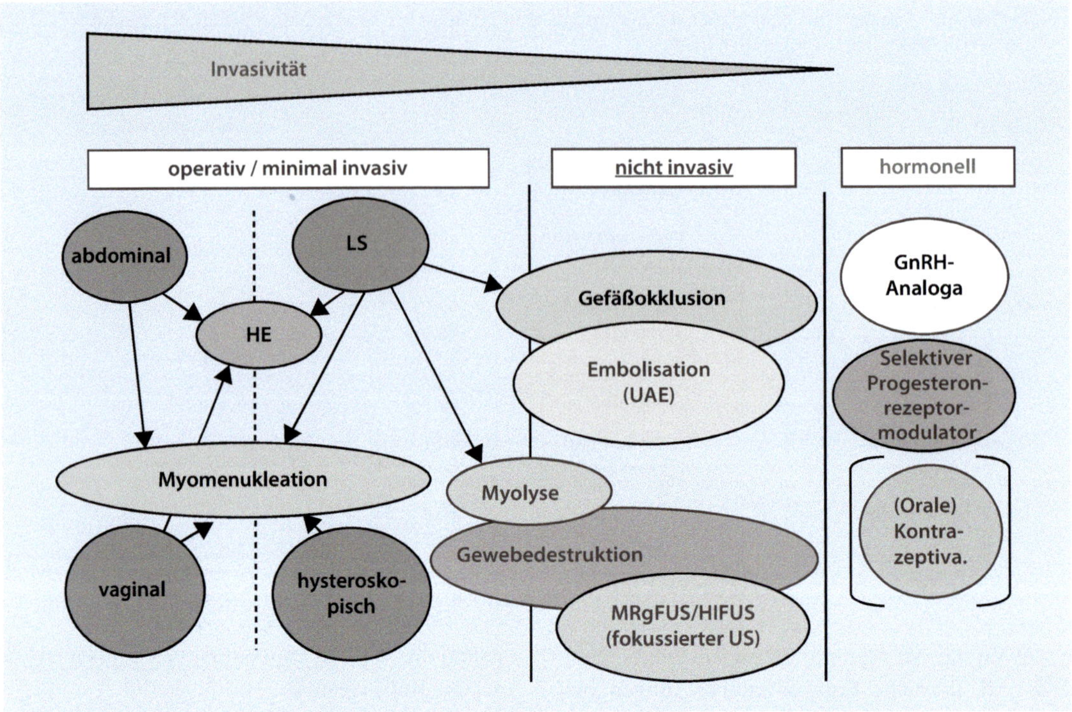

Abb. 7.2 Schematische Darstellung der aktuellen Optionen der Myomtherapie bei myombedingten Beschwerden (HE: Hysterektomie, MRgFUS/HIFUS: Magnetresonanztomografie-gestützte Therapie mit fokussiertem Ultraschall)

Patientinnen mit ausschließlich submukösen Myomen sollte heute die (ggf. ambulant durchgeführte) hysteroskopische Abtragung oder Teilabtragung mit einer elektrischen Schlinge empfohlen werden. Submuköse Myome sind häufig mit einer Dysmenorrhoe verbunden, sodass mit diesem Eingriff oft eine deutliche Symptomverbesserung zu erreichen ist. Bei intramuralen Myomen kommt je nach Lage, Größe und Zahl die laparoskopische oder die Myomentfernung über eine möglichst kleine Querschnittslaparotomie infrage. Prinzipiell haben beide Vorgehensweisen den Vorteil, dass der Bauchraum hinsichtlich anderer möglicher Ursachen für die Unterbauchschmerzen exploriert werden kann. Die Vorteile und Risiken der Operationsmethoden Laparoskopie gegenüber (Mini-) Laparotomie oder laparoskopisch-assistierter Minilaparotomie (LAM) (Operationsdauer, Blutverlust, sichere mehrschichtige Uterusnaht, Rekonvaleszenzdauer, Uterusruptur- und Adhäsionsrate) sind dabei jeweils abzuwägen (Luciano 2009, ASRM 2008).

Eine Hysterektomie führt meist zu einer deutlichen Schmerzverminderung bis -ausschaltung, (Flory et al. 2005). Die Hysterektomie kann als abdominale (offene), vaginale oder laparoskopische Hysterektomie (als laparoskopische suprazervikale Hysterektomie oder totale laparoskopische Hysterektomie) oder laparoskopisch-assistierte vaginale Hysterektomie durchführt werden. Alle Vorgehensweisen haben Vor- und Nachteile. Aktuelle Reviews wie auch die Leitlinien verschiedener Fachgesellschaften kommen zu dem Schluss, dass aufgrund gleicher oder signifikant besserer Studienergebnisse die vaginale Hysterektomie die Methode der Wahl bei benignen Erkrankungen wie dem Uterus myomatosus ist. Eine Gebärmutterentfernung per laparotomiam sollte möglichst vermieden werden. Die laparoskopische ist als Alternative zur abdominalen Hysterektomie für solche Patientinnen anzusehen, bei denen eine vaginale Hysterektomie nicht möglich oder nicht indiziert ist (David 2012).

Neben den operativen Verfahrungen werden aktuell zwei breit evaluierte, nicht- bzw. **minimal-invasive Verfahren** zur Myomtherapie von radiologischen Abteilungen in Deutschland angeboten:

- Die Uterusarterienembolisation (UAE) und
- die Magnetresonanztomografie-gestützte Therapie mit fokussiertem Ultraschall (MRgFUS, HIFU[S]).

Prinzipiell gelten für diese beiden Therapieoptionen des Uterus myomatosus die gleichen Behandlungsindikationen wie bei einer Operation. Die Schmerzwerte bei Patientinnen, deren Myome mit fokussiertem Ultraschall behandelt wurden, zeigten 1, 3 und 6 Monate nach der Therapie signifikante Verbesserungen gegenüber dem Ausgangswert (Stewart et al. 2006). Ähnlich gute Ergebnisse wurden für die Symptomkontrolle nach einer UAE beschrieben. Wertet man Studien mit mehr als 50 behandelten Patientinnen aus, so zeigt sich ein in 85–100% unproblematischer technischer Ablauf. Die Patientinnen berichten in 61–96% über eine Symptombesserung, dies betrifft sowohl eine Hypermenorrhoe als auch Drucksymptome, Dysmenorrhoe, Menorrhagie, Dyspareunie und Unterbauchschmerzen (David u. Ebert 2005). Allerdings kann es im Langzeitverlauf zum Wiederauftreten von Symptomen kommen, sodass eine Reinterventionsrate (Operation oder erneute Embolisation) von etwa 20% innerhalb der ersten Jahre nach UAE notwendig wird (Edwards et al. 2007, Spies et al. 2004).

Literatur

Baird DD, Dunson DB, Hill MC, Cousins DC, Schectman JM (2003) High cumulative incidence of uterine leiomyoma in black and white women: Ultrasound evidence. Am J Obstet Gynecol 188: 100–107

Borah BJ, Nicholson WK, Bradley L, Stewart EA (2013) The impact of uterine leiomyomas: a national survey of affected women. Am J Obstet Gynecol 209: 319.e1-319.e20

Brucker SY, Huebner M, Wallwiener M et al. (2014) Clinical characteristics indicating adenomyosis coexisting with leiomyomas: a retrospective, questionnaire-based study. Fertil Steril 101: 237–241

Buttram VC, Reiter RC (1981) Uterine leiomyomata: etiology, symptomatology, and management. Fertil Steril 36: 433–445

David M, Ebert AD (2005) Treatment of uterine fibroids by embolization – advantages, disadvantages, and pitfalls. Europ J Obstet Gynecol Reprod Biol 123:131–138

David M (2012) Hysterektomie – Methoden im Vergleich. Gynakol Geburtsmed Gynakol Endokrinol 8: 72–82

David M, Krätschell R, Geschichter T, Stupin J (2013) Uterusmyome: Korrelation von Befundkenntnisstand und Beschwerden. Frauenarzt 54: 119–123

Edwards RD, Moss JG, Lumsden MA et al. (2007) Uterine-artery embolization versus surgery for symptomatic uterine fibroids. N Engl J Med 356: 360–70

Ferrero S, Abbamonte LH, Giordano M, Parisi M, Ragni N, Remorgida V (2006) Uterine myomas, dyspareunia, and sexual function. Fertil Steril 86: 1504–1510

Flory N, Bissonnette F, Binik YM (2005) Psychosocial effects of hysterectomy: literature review. J Psychosom Res 59: 117–129

Geller S, Burns L, Brailer D (1996) The impact of non-clinical factors on practice variations: The case of hysterectomies. Health Serv Res 30: 729–750

Jones GL, Kennedy SH, Jenkinson C (2002) Health-related quality of life measurement in women with common benign gynecologic conditions: A systematic review. Am J Obstet Gynecol 187: 501–511

Kjerulff KH, Langenberg P, Seidman JD, Stolley PD, Guzinski GM (1996) Uterine leiomyomas. Racial differences in severity, symptoms and age at diagnosis. J Reprod Med 41: 483–490

Lippman SA, Warner M, Samuels S, Olive D, Vercellini P, Eskenazi B (2003) Uterine fibroids and gynecologic pain symptoms in a population-based study. Fertil Steril 80: 1488–1494

Luciano AA (2009) Myomectomy. Clin Obstet Gynecol 52: 362–371

Müller M, Petra Haag P, Hanhart N (2012) Gynäkologie und Urologie für Studium und Praxis - 2012/2013. Medizinische Verlags- und Informationsdienste, Breisach

Nevadunsky N, Bachmann G, Nosher J, Yu T (2001) Woman's decision-making determinants in choosing uterine artery embolization for symptomatic fibroids. J Reprod Med 46: 870–874

Nicholls C, Glover L, Pistrang N (2004) The illnes experience of women with fibroids: an explorative study. J Psychosom Obstet Gynaecol 25: 295–304

Nodler JL, Segars JH (2013) Evidence-based indications for treatment of uterine fibroids in gynecology. In: Segars JH, Hrsg. Fibroids (Gynecology in practice). John Wiley & Sons, Chichester S. 24–35

Okolo SO, Gentry CC, Perrett CW, Maclean AB (2005) Familial prevalence of uterine fibroids is associated with distinct clinical and molecular features. Hum Reprod 20: 2321–2324

Practice Committee of the American Society for Reproductive Medicine (2008) Myomas and reproductive function. Fertil Steril 90: S125–S130

Spies JB, Coyne K, Guaou Guaou N, Boyle D, Skyrnarz-Murphy K, Gonzalves SM (2002) The UFS-QOL, a new disease-specific symptom and health-related quality of life questionnaire for leiomyomata. Obstet Gynecol 99: 290–300

Spies JB, Cooper JM, Worthington R, Lipman JC, Mills BB, Benenati JF (2004) Outcome of uterine embolization and hysterectomy for leiomyomas: Results of a multicenter study. Am J Obstet Gynecol 191: 22–31

Spies JB, Bradley LD, Guido R, Maxwell GL, Levine BA, Coyne K (2010) Outcomes from leiomyoma therapies: comparison with normal controls. Obstet Gynecol 116: 641–652

Stewart EA (2001) Uterine fibroids. Lancet 357: 293–298

Stewart EA, Rabinovici J, Tempany CM et al. (2006) Clinical outcomes of focused ultrasound surgery for the treatment of uterine fibroids. Fertil Steril 85: 22–29

Utz-Billing I, Rothmann K, Kentenich H, David M (2006) Prätherapeutische Ängste, Erwartungen, Wünsche und Informiertheit von Frauen mit Uterus myomatosus. Geburtsh Frauenheilk 66: 763–768

Wallach, EE, Vlahos NF (2004) Uterine myomas: an overview of development, clinical features, and management. Obstet Gynecol 104: 393–406

Wegienka G, Day Baird D, Hertz-Picciotto I et al. (2003) Self-reported heavy bleeding associated with uterine leiomyomata. Obstet Gynecol 101: 431–407

Zimmermann A, Bernuit D, Gerlinger C, Schaefers M, Geppert K (2012) Prevalence, symptoms and management of uterine fibroids: an international internet-based survey of 21,746 women. BMC Womens Health 12:6. doi: 10.1186/1472-6874-12-6

Beckenbodenschmerzen – primär und sekundär

K. Baessler, B. Junginger

M. Sillem et al. (Hrsg.), *Leitsymptom chronischer Unterbauchschmerz der Frau,*
DOI 10.1007/978-3-662-43669-1_8, © Springer-Verlag Berlin Heidelberg 2015

8.1 Einleitung

Vielen Faktoren können zu Beckenschmerz, Beckenbodenschmerz oder Pelvipathie führen. Obwohl die Diagnostik und Therapie von akuten Krankheiten wie Adnexitis (PID: pelvic inflammatory disease), Appendizitis, Eileiterschwangerschaft, Harnleiterstein, Prostatitis, Blasenentzündung oder Beckenringfraktur in der Regel kein Problem darstellt, können u. a. auch auf diesem Wege chronische Schmerzzustände entstehen (Pezzone et al. 2005), deren Erfassung, Erkennung, gezielte Therapie und langfristige Sanierung mangels Kompetenz und Kooperation oft noch Grenzen gesetzt sind. So gaben 46% der Frauen nach einer Beckenringfraktur chronische Schmerzen im kleinen Becken, Blase, Vagina, Rektum sowie Dyspareunie an (Baessler et al. 2004). So unterschiedlich auch die Ätiologie sein mag, ein häufiger gemeinsamer Nenner in der Pathogenese ist ein **hypertoner Beckenboden**, auch spastischer oder überaktiver Beckenboden genannt. In der Gynäkologie sind solche Schmerzzustände z. B. im Kontext von Endometriose und interstitieller Zystitis, aber auch nach den zunehmenden Beckenboden-Operationen mit Netzeinlagen bekannt. In der Urologie steht die sog. chronische Prostatitis beim Mann im Vordergrund, in der Chirurgie Anismus und Proctalgia fugax.

Chronische Beckenschmerzen sind häufig mit Schmerzen des muskulären Beckenbodens assoziiert: Von 987 Frauen mit »chronic pelvic pain« gaben 14% auch Schmerzen im Beckenboden an (Tu et al. 2006), wobei auch eine erhöhte Beckenboden-Sensitivität nachgewiesen wurde, wenn die Schmerzen länger als 3 Monate andauerten (Tu et al. 2007).

Der Beckenboden der Frau sichert die Blasen- und Darmkontinenz, ermöglicht aber gleichzeitig Miktion und Defäkation, trägt zur normalen Lage der Beckenorgane bei und ist bedeutend beim Geschlechtsverkehr und der vaginalen Geburt. Um die Rolle des Beckenbodens als primäre und sekundäre Schmerzursache verstehen, wird im folgenden Kapitel zunächst auf die Anatomie und Funktion eingegangen. Aus diesen Überlegungen folgen die Pathogenese sowie Diagnostik, die die vorrangig konservative Therapie leiten.

8.2 Anatomie und Funktion

Der muskuläre Beckenboden besteht aus verschiedenen Anteilen (DeLancey 1994): Die sog. **Puborektalisschlinge** zieht von den unteren Ästen der Symphyse beidseits seitlich an Urethra und Scheide vorbei hinter das Rektum. Position und Tonus des M. puborectalis bestimmen wesentlich den **anorektalen Winkel**: Eine stark angespannte Muskulatur verringert ihn, während eine weite Puborektalisschlinge zur Abflachung des Winkels führt. Weiter lateral zum M. puborectalis schließen sich der M. pubococcygeus, der M. iliococcygeus sowie dorsal zwischen Coccyx und Spina ischiadica der M. coccygeus an. Harnröhre, Scheide und Rektum sind jedoch nicht direkt mit der Beckenbodenmuskulatur verbunden, sondern die bindegewebige Struktur der endopelvinen Faszie.

Mit der **»Hängematten-Hypothese«** (engl. »Hammock«) lässt sich die Physiologie des Beckenbodens erklären: Die zwischen Vagina und Blase befindliche endopelvine Faszie ist seitlich am Arcus tendineus fasciae pelvis am muskulären Beckenboden befestigt. Beim Husten wird sie wie eine Hängematte durch die Beckenbodenkontraktion aufgespannt, Harnröhre und Blase können sich nicht absenken. Wesentlich ist, dass diese Muskeln vorrangig aus tonischen Muskelfasern bestehen (sog. Slow-twitch-Fasern). Nur in bis zu 30% sind Schnellkraftfasern vorhanden (Gilpin et al. 1989). Dies entspricht natürlich der Funktion des Beckenbodens, der immer einen Tonus haben muss. Dieser steigt bei aufrechter Körperposition und bei Erhöhung des intraabdominalen Drucks, z. B. beim Husten oder Heben. Nur während der Miktion geht die EMG-Aktivität stark zurück, jedoch nicht auf null (Deindl 1993).

Die tonische Muskulatur des Beckenbodens, der Mm. multifidi und des M. transversus abdominis bilden die sog. **abdominale Kapsel**, eine funktionelle Einheit, die uns u. a. in unserer Körperhaltung stabilisiert (■ Abb. 8.1). Bevor wir unseren Körper potenziell destabilisieren, z. B. durch Anheben eines Arms, führen die Muskeln der abdominalen Kapsel eine gemeinsame Prä-Kontraktion aus (Hodges et al. 2000). Das **»Pre-programming«** gehört zur physiologischen motorischen Kontrolle unseres Körpers, wobei es zwischen 30 und 60 ms

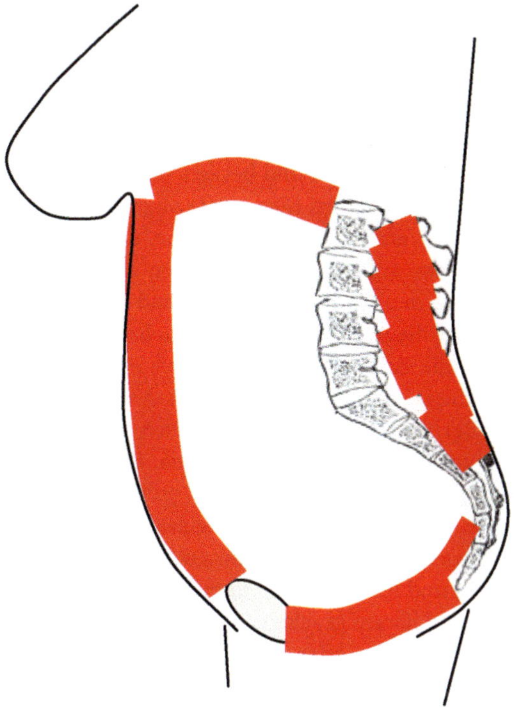

Abb. 8.1 Die tonische Muskulatur der abdominalen Kapsel: Zwerchfell, M. transversus abdominis, M. multifidi, M. levator ani

vor dem intraabdominellen Druckanstieg zu einer Beckenboden-Präkontraktion kommt, die sowohl im EMG als auch im Ultraschall dargestellt werden kann (Hodges et al. 2007, Baessler u. Junginger 2012). Diese Beckenbodenkontraktion stabilisiert die Beckenorgane, wie bereits mit der »Hammock-Hypothese« beschrieben.

8.3 Pathophysiologie

Aus den oben genannten physiologischen Aspekten leiten sich die potenziellen Pathologien ab. Alle Tätigkeiten und Erkrankungen, die eine Kontraktion der abdominalen Kapsel zur Folge haben, können durch die Überbeanspruchung der Beckenbodenmuskulatur zu Problemen führen. Es resultiert ein hypertoner Beckenboden, der häufig nicht mehr relaxiert werden kann. Ob dies vielleicht eine kompensatorische Anspannung der phasisch arbeitenden Anteile des Beckenbodens darstellt, also der Fast-twich-Fasern, ist ungeklärt. Als »Grunderkrankungen«, d. h. **gleichzeitig diagnostizierte Organpathologien**, sind interstitielle Zystitis, Dranginkontinenz, genitaler Deszensus, Adhäsionen, chronische Infektionen/Pelvic Inflammatory Disease, Operationen im kleinen Becken inkl. Senkungsoperationen mit synthetischen Netzen, Reizdarm, Endometriose, Beckentrauma und muskuloskelettale Instabilitäten insbesondere des Beckenrings zu nennen – ohne dass hiermit zwingend eine kausale Beziehung gegeben sein muss. Eine Pudendus-Neuralgie kann wahrscheinlich primär z.B. als Unfall- oder Traumfolge als auch sekundär bei hypertonem Beckenboden vorkommen (Nelson et al. 2012).

Nozizeptive Schmerzen, die auf mechanische oder auch entzündliche Noxen auf den Beckenboden zurückgeführt werden können, sind meist gut lokalisierbar: Beispielsweise ein muskuloskelettaler Schmerz nach langem Radfahren durch Druck und Beanspruchung des Os coccygis oder auch Fraktur der Coccyx; myofaszialer Schmerz nach Operationen oder sonstigem Trauma in der Vagina (Nelson et al. 2012).

Der **neuropatische Schmerz**, der von einer Läsion des somatosensorischen nervalen Systems ausgelöst und weitergeleitet wird, wird auch im Beckenbodenbereich zunächst häufig verkannt. Ein Beispiel ist die Pudendusneuralgie, wobei der N. pudendus insbesondere im Verlauf des Alcock-Kanals z. B. durch Endometriose oder nach sakrospinaler Fixation von Scheide und/oder Uterus bei Genitaldeszensus oder Beckentrauma komprimiert wird (Nelson et al. 2012). Typisch hierbei ist, dass die Frauen kaum sitzen können und meist bei tiefer vaginaler Palpation am sakrospinalen Band einen oder auch mehrere ausgeprägte Druckschmerzpunkte haben.

Aber auch Auslöser weiter proximal, z. B. im Verlauf der Plexus lumbalis und sacralis, der Nn. genitofemoralis, perineales, dorsalis clitoridis, können zu Schmerzen und Funktionseinschränkungen im Beckenboden führen.

Der sog. **»referred pain«** kommt im Verlauf eines Dermatoms oder Sklerotoms vor und entsteht durch sog. Impingement oder Entrapment, also einem Einschluss des Nervs.

> **Ein Problem stellt das Phänomen der Schmerzzentralisierung (»central sensitization«) dar (Woolf 2011), da es sich dann um eine generalisierte Schmerzkrankheit handelt, dessen Auslöser ggf. nicht mehr eruierbar ist. Dies wiederum kompliziert die Therapie, die dann interdisziplinär und multimodal durchgeführt werden muss.**

8.4 Diagnostik

8.4.1 Anamnese

Bei der Anamnese von Schmerzpatientinnen ist ein zumindest standardisierter, besser validierter, selbst auszufüllender Fragebogen hilfreich (s. auch Kapitel 14). Denn bei der häufig komplexen Geschichte können wertvolle Hinweise untergehen. Es gibt aber auch die einfachen Anamnesen, z. B. nach vaginaler Geburt mit Episiotomie, die nach genauer Befragung und Untersuchung die Ursache einer oberflächlichen Dyspareunie ist, mit einer einfachen Operation therapiert werden kann und keiner Psychotherapie bedarf. Es gehört sicher auch zu den Herausforderungen einer guten Anamnese, den unterschiedlichen Bedarf zu erkennen und »simple« Schmerzen nicht zusätzlich zu pathologisieren. Nicht zu vernachlässigen ist die sexuelle Anamnese zur Eruierung eines Missbrauchshintergrundes. In unserem selbst administrierten validierten Beckenboden-Fragebogen haben wir folgende Screening-Frage integriert: Haben Sie negative sexuelle Erfahrungen gemacht, die Sie belasten?

Neben der Schmerzgeschichte, Schmerzqualität, Ausstrahlung, Häufigkeit und Schmerzauslöser/Verstärker ist die Dokumentation Bewegungsabhängigkeit und der Schmerzstärke z. B. mittels einer visuellen Analogskala nützlich.

Eine manualtherapeutische oder osteopathische Anamnese und Untersuchung ist für die gezielte konservative Therapie notwendig und wird von der entsprechenden Berufsgruppe erwartet. Hierzu gehört auch die Evaluation parallel vorhandener Schmerzen, z. B. der Lendenwirbelsäule, der Iliosakral- und Hüftgelenke sowie Körperhaltungs-Dysbalancen, deren Symptome sich gegeneinander beeinflussen und verstärken können (Chaitow 2007, Apte et al. 2012, Nelson et al. 2012).

8.4.2 Untersuchung

Die Untersuchung von Beckenbodenschmerzen sollte mit der Inspektion beginnen (Narben, Einziehungen, Hautveränderungen etc.) und die Reaktion beim Pressen und Beckenbodenwillkürkontraktion beobachten (Descensus vaginae und/oder perinei, Verziehungen etc.). Eine neurologische Evaluation sollte den Verhältnissen angepasst zumindest den Bulbocavernosus- und Sphinkterreflex und die Sensitivität beinhalten. Bei Vulvodynie sollte die Schmerzlokalisation mit einem Wattestäbchen eruiert und dokumentiert werden.

Bei der vaginalen Palpation werden zunächst die Introitus-nahen und distalen Beckenbodenanteile (Mm. pubovaginalis und puborectalis) palpiert, im Anschluss die Mm. pubococcygeus, iliococcygeus, coccygeus, obturator internus jeweils rechts und links. Triggerpunkte werden dokumentiert und darauf geachtet, ob die Schmerzen besser oder schlechter oder unverändert bleiben bei Beckenbodenkontraktion. Es muss allerdings darauf hingewiesen werden, dass auch gesunde Frauen ohne Beckenschmerzen teilweise Schmerzpunkte im Bereich der Mm. obturatorius internus et coccygeus angeben (Kavvadias et al. 2013) (■ Abb. 8.2).

Der Beckenbodenruhetonus wird bei seitlicher Dehnung bestimmt: normal, erniedrigt, straff-hyperton mit Unfähigkeit zur Relaxation. Hierbei können auch Dehnungsschmerzen auftreten, die auf die Überaktivität deutlich hinweisen.

Wichtig ist es, zu versuchen, die Symptome zu reproduzieren. Zum Beispiel kann ein nur kleines Häutchen der hinteren Fourchette (■ Abb. 8.3) nach postpartaler Dammnaht zu einer signifikanten Dyspareunie bei Penetration führen. Bei der Inspektion oder vaginalen Spekulumeinstellung kann es aber als nicht auffällig übersehen werden.

Die Lokalisation des Schmerzes kann in einem sog. »Body-chart« (perineales Chart, ■ Abb. 8.4) dokumentiert werden und dient damit auch der Verlaufskontrolle.

1. Perinealer Schmerz – unterteilt in regionalen myofaszialen, perinealen Schmerz mit Quelle des Schmerzes: z. B. Episiotomie oder andere Operationen, sekundär nach Trauma (auch Sexualtrauma), Stürze
2. Vaginaler Schmerz, inkl. der verschiedenen Levator-Anteile

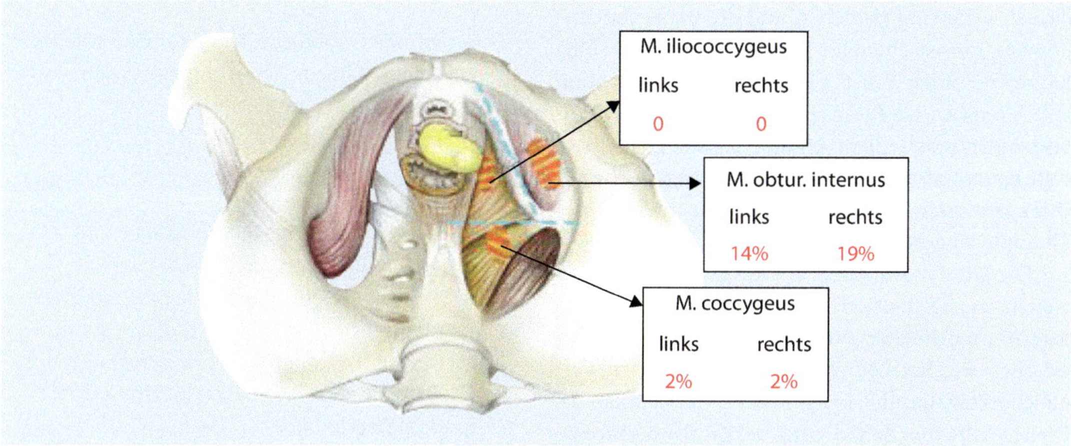

Abb. 8.2 Vaginale Palpation der muskulären Beckenbodenanteile. Schmerzpunkte mit VAS >3 (Skala 0–10) wurden auch bei jungen, gesunden Frauen (n = 17) in bis zu 19% im M. obturatorius internus erhoben. (Adaptiert nach Kavvadias et al. 2013)

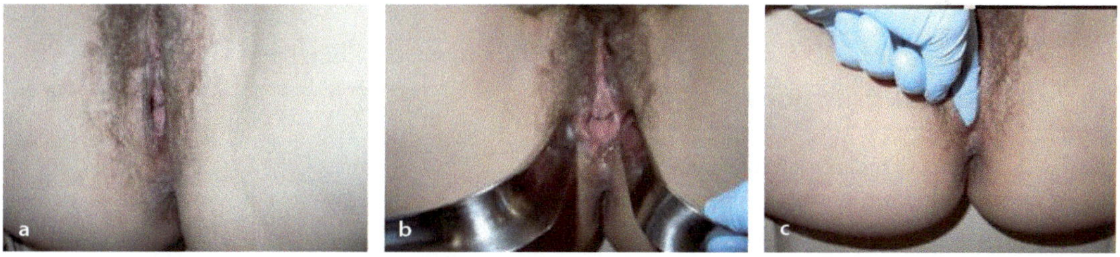

Abb. 8.3 Zunächst unauffälliger Introitus einer primiparen Frau. Erst bei der Palpation mit versuchter Reproduktion der Schmerzen bei vaginaler Penetration stellt sich eine ca. 7 mm hohe perineale Hautfalte als Ursache der Dyspareunie dar

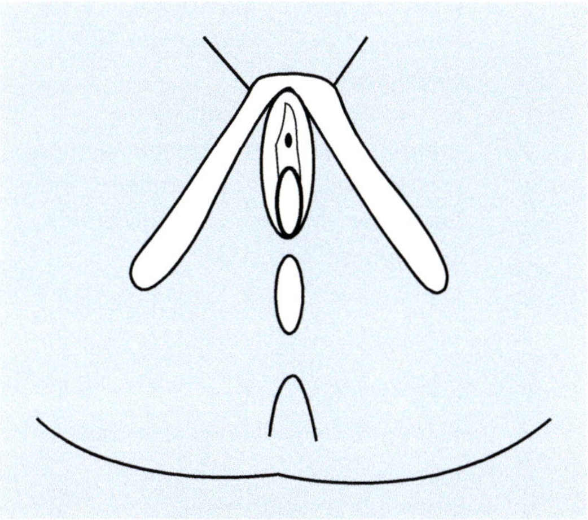

Abb. 8.4 Perinealer Body-Chart zur Dokumentation von äußerlichen Schmerzen, Schmerzauslösern wie z. B. Narben

3. Schmerzen der Blase oder Urethra, ggf. assoziiert mit Miktion oder Geschlechtsverkehr
4. Anorektaler Schmerz, eventuell während simulierter Defäkation

Neben bildgebenden Verfahren zur Diagnostik der Ursachen von Schmerzen (Ultraschall, MRT, CT) spielt der urogenitale funktionelle Ultraschall als dynamische Untersuchung eine wesentliche Rolle (Abb. 8.7). So ist die **Position des M. puborectalis hinter dem Rektum** interessant, auch als Biofeedback für die Patientin: Der Abstand von Symphyse bis zur Puborektalisschlinge zeigt eine mögliche funktionelle Verkürzung der Puborektalisschlinge durch Beckenbodenüberaktivität an, der anorektale Winkel ist spitz (in Abb. 8.7 sind es 46 mm). Typischerweise kann die Frau durch Relaxation kaum eine Erweiterung erreichen und die Beckenbodenkontraktion ist ebenfalls eingeschränkt und führt kaum zu einer sonst physiologischen Elevation von Urethra und Blase. Der dynamische Beckenbodenultraschall dient einerseits der Diagnostik und kann andererseits von spezialisierten Physiotherapeutinnen als Biofeedback-Instrument in der Therapie eingesetzt werden.

Die Urodynamik hilft bei der Diagnostik kaum weiter, da die meisten Informationen auch durch Miktionstagebücher oder die gezielte Anamnese erhoben werden können. Wird die Blase im Vergleich mit Kaliumlösung gefüllt (K-Test), fallen bei Frauen mit einer Schädigung der Glykosaminoglykanschicht ein verfrühter erster Harndrang sowie eine reduzierte Blasenkapazität auf (Parson et al. 2009). Da dies aber selten die Therapie beeinflusst, ist der K-Test nicht in die Routine aufgenommen worden.

8.5 Behandlungsoptionen

Die Therapie muss sich den individuellen Gegebenheiten anpassen, kann z. B. nur in einer Aufklärung und Beckenboden-Bewusstseinsschulung bestehen oder aber in einer multimodalen Behandlung. Letzteres ist sicher häufiger notwendig, jedoch schwieriger um- und durchzusetzen. Einem holistischen Konzept folgend, sind gerade bei zentralisierten Schmerzen Ansätze an verschiedenen Punkten wichtig: lokal, psychisch, systemisch, medikamentös. Die Kombination verschiedener Therapieansätze (multimodal, multidisziplinär) wird als Erfolg versprechender beschrieben (Bergeron et al. 2008, Dionist et al. 2008, Gail 2011, Frawley et al 2007, Kavvadias et al. 2011, Prather et al. 2007, Tu et al. 2007).

Lokale Therapieansätze

- Lokale Wärme- oder seltener Kälteanwendung
- Gezielte Beckenbodenphysiotherapie (Relaxation, Kontraktion, Koordination)
- Triggerpunkt-Injektion mit Lokalanästhetikum ± Steroid
- Interne myofasziale Triggerpunktmassage
- Thiele-Massage (längs, mit den Fasern von Ursprung bis Ansatz)
- Muskel-Querdehnung
- TENS (Transcutaneous electrical neuromuscular stimulation)
- Vaginale/anale Elektrostimulation
- Anwendung von vaginalen Dilatatoren
- Vesikale Hydrodistension in Narkose sowie Blaseninstillationen (z. B. DMSO, Chondroitinsulfat, Heparin) bei interstitieller Zystitis
- Botulinumtoxin-Injektion in den Detrusor oder Beckenboden
- »Magnetstuhl«: Extracorporal Electromagnetic Therapy
- Sakrale Neuromodulation

Systemische Therapieansätze

- Progressive Muskelrelaxation nach Jacobson
- Autogenes Training
- Osteopathie
- Gang- und Körperhaltungskorrekturen bei ventraler/dorsaler Dysbalance
  - Ggf. Dehnung der aufrichtungsverhindernden Muskeln
  - Aktivierung/Kräftigung der Haltungsmuskulatur
  - Coaching für individuell durchgeführte Sportarten und Aktivitäten des täglichen Lebens
  - Einsatz von Tapes als sog. »Erinnerungstapes«, wenn die bessere Haltung verlassen wird oder zur Hemmung von überaktiven Muskeln und Aktivierung der hypotonen Muskeln.

Psychische Therapieansätze

- Verhaltenstraining, Erlernen von »coping strategies«
- Aufdeckende Psychotherapie

Medikamente
- Antiphlogistika, Analgetika
- Antidepressiva
- Gabapentin
- Antihistaminika, Pentosan, Polysulfatsodium bei interstitieller Zystitis
- Botulinumtoxin (s. unten)

8.5.1 Physiotherapie

Der gezielten konservativen physiotherapeutischen Behandlung kommt bei Beckenbodenschmerzen sicher die größte Bedeutung zu, da der Beckenboden häufig nur sekundäre Schmerzursache ist und chirurgisch positiv zu beeinflussende Entitäten seltener sind. Essenzielle Voraussetzung ist jedoch, dass auch vaginal oder anal palpiert werden kann. Der perineale Ultraschall kann zur Bewusstseinsschulung als visuelles Biofeedback-Instrument eingesetzt werden (Junginger 2009). Insbesondere die Schulung der Relaxation mit Absinken des urethrovesikalen Übergangs und Vergrößerung des Symphysen-Puborektalisschlingen-Abstandes kann der Patientin gut demonstriert und mit ihr geübt werden. Allerdings wird der Ultraschall von Physiotherapeutinnen bisher auch aufgrund der Kosten und fehlenden Abrechnungsmöglichkeit nur unzureichend angewandt.

Mit physiotherapeutischen Behandlungen, die Querdehnung der Urethra, Dehnung des M. puborectalis, Kompression und Dehnung M. obturatorius internus beinhalteten, konnten Weiss et al. 2001 bei 70% der Frauen mit interstitieller Zystitis und 83% der Frauen mit überaktiver Blase eine moderate bis starke Verbesserung dokumentieren. Bei zwei Drittel der Frauen wurde eine Verbesserung des Beckenboden-Ruhetonus berichtet. Eine randomisierte Studie bestätigte auch den besseren Effekt einer myofaszialen Behandlung gegenüber einer generalisierten Massage (Fitzgerald et al. 2012).

Die **Physiotherapie bei lokalen Schmerzen** kann folgende Maßnahmen beinhalten:
- Gelenk/Kapsel/ etc.: Wärme oder Eis (je nach Stadium der meist vorherrschenden Inflammation und häufig auch Schwellung – Eis meist im akuten Stadium, wie z. B. Sturz)
- Manuelle Gelenktechniken:
  - Mobilisation/Manipulation mit Techniken wie Traktion, Oszillation etc. zur Wiederherstellung der Beweglichkeit.
  - Zur Reduktion von Hypermobilitäten eignet sich die Aktivierung der gelenkstabilisierenden Muskeln.
- Bei lokalen Schmerzen durch Muskulatur: Wärme, »deep-friction«, Triggerpunktbehandlung, Muskel-release-Techniken, Thiele Massage, etc.

Für die **Physiotherapie bei »referred pain«** (im Verlauf eines Dermatoms/Sklerotoms) oder bei Engpass-Syndromen (Impingement oder Entrapment) eignen sich folgende Verfahren:
- Interventionen am zugehörigen LWS-Segment (Manuelle Therapie)
- Bei Entrapment oder Impingement einer Sehne oder eines Nervs (z. B. N. pudendus-M. obturator internus oder M. piriformis und M. coccygeus): Befreiung von Druck (manuelle Techniken, etc.) z. B. Muskel-release-Techniken, Muskeldehnung etc., z. B. des M. piriformis für N. ischiadicus, M. levator ani für N. pudendus, etc.)

8.5.2 Botulinumtoxin

Botulinum-Neurotoxin A ist eine interessante Option, die hyperaktive Beckenbodenmuskulatur zu behandeln. Ein Review der wenigen vorhandenen Studie schlussfolgerte, dass die Injektion in den muskulären Beckenboden durchaus Erfolg versprechend sei (Bhide et al. 2013). Die Studien injizierten leider sehr unterschiedliche Mengen zwischen 10 und 400 IU, sodass keine allgemeinen Empfehlungen zur Dosierung gegeben werden können. Auch Langzeitdaten, notwendige Wiederholungen etc. sind unklar.

8.5.3 Sakrale Neuromodulation

Bei der sakralen Neuromodulation werden die Sakralnerven stimuliert, um die neuronalen Reflexe zu modulieren, die die Blasen-, Darm- und Beckenbodenfunktion beeinflussen. Die genaue Wirkweise ist allerdings nicht bekannt, die »Gate-control-Theo-

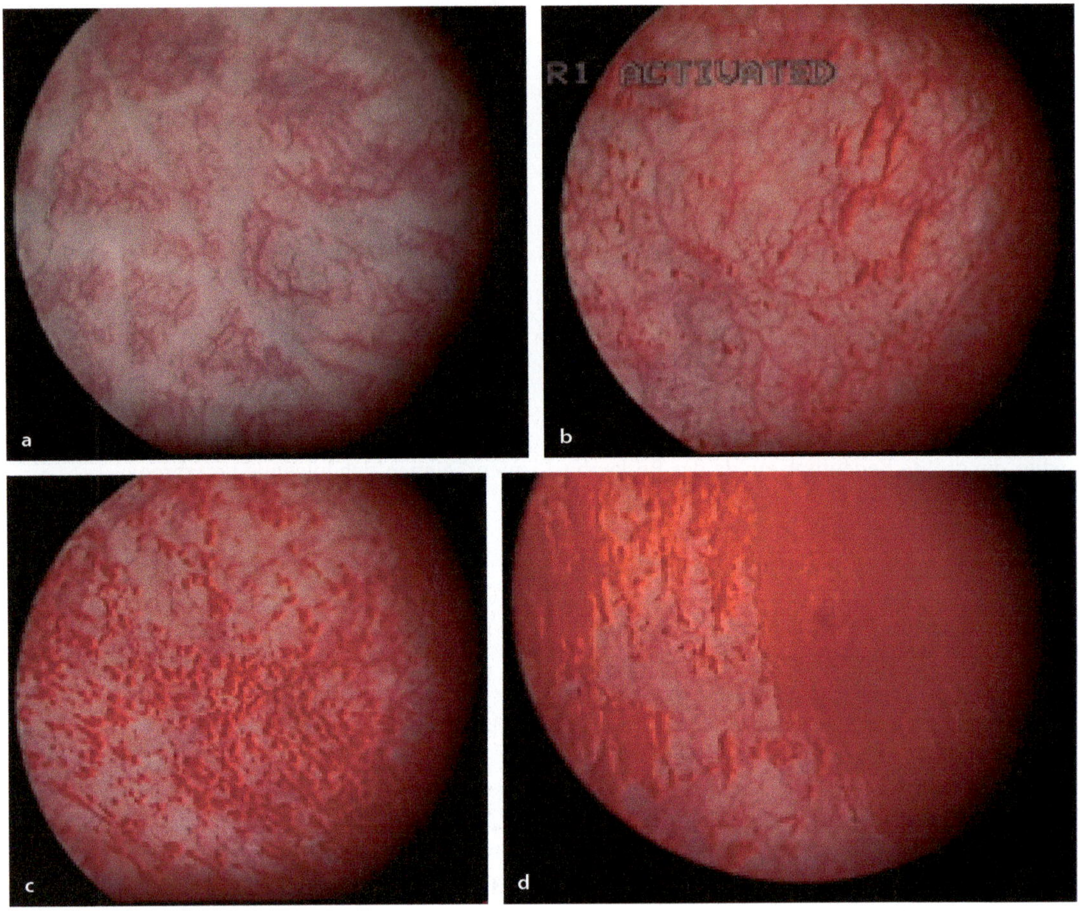

Abb. 8.5 Typische zystoskopische Bilder einer interstitiellen Zystitis. »Trabekulierung« bei ca. 200 ml, erste Petechien bei 300 ml, Füllungsstopp bei 400 ml bei Herzfrequenz von 120/min. Ablassen der Füllung mit Petechien in allen Quadranten

rie« mit Modifikation der afferenten und efferenten Nerven auf spinaler und supraspinaler Ebene wird favorisiert (Nelson 2012). Üblicherweise erfolgt zunächst eine 2- bis 4-wöchige temporäre Implantation, der die permanente folgt, wenn zumindest eine 50%ige Symptomverbesserung zu verzeichnen ist.

8.6 Typische urogenitale Erkrankungen

8.6.1 Interstitielle Zystitis

Suprapubische Schmerzen insbesondere bei der Blasenfüllung stehen bei der interstitiellen Zystitis neben imperativem Harndrang im Vordergrund. Die Ätiologie ist ungeklärt, diskutiert werden autoimmune und allergische Faktoren (Parsons 2002, Parsons 2005). Dementsprechend ist eine kausale Therapie meist nicht möglich. Bei der Zystoskopie in Narkose fällt mit zunehmender (geringer) Blasenfüllung die Pseudo-Trabekulierung auf, dann Glomerulationen, bei zunehmender Dehnung steigt die Herzfrequenz der Patientin trotz Narkose deutlich. Wird unter Sicht die Blasenfüllung reduziert, kommt es zu Petechien, die zur Diagnosestellung in allen vier Quadranten vorkommen sollten (Abb. 8.5).

Behandelt wird die interstitielle Zystitis mit Antihistaminika, Antiphlogistika, Antidepressiva, Blaseninstillationen mit Chondroitinsulfat, Hyaluronsäure, Heparin, Dimethylsulfoxid, Kortikosteroiden und Lokalanästhetika (Lukban et al. 2001, Dell u. Parsons 2004, Nelson et al. 2012, Mangera et al. 2014). Die Erfolge liegen zwischen 50 und 90%

(Parkin et al., ICI-book 2012, Nelson et al. 2012). Ähnliches gilt auch für die Botulinumtoxin-Injektion in den Detrusor und die sakrale Neuromodulation (Tirumuru et al. 2010, Giannantoni et al. 2012, Nelson et al. 2012). Für Amitryptilin zeigte sich ein Benefit über Placebo erst ab einer Dosis von 50 mg in einem RCT (Foster et al. 2010).

Bis zu 87% der Frauen mit interstitieller Zystitis haben zusätzlich Beckenbodenschmerzen (Peters et al. 2007). Dementsprechend konnte mit einer gezielten myofaszialen Triggerpunkt-Therapie bessere Erfolge erzielt werden als mit einer generellen Massage in einer randomisierten Studie (Fitzgerald et al. 2012). Auch die Thiele-Massage, bei der im Faserverlauf massiert wird, führte zur Verbesserung von Harndrang und Schmerzen (Oyama et al. 2004).

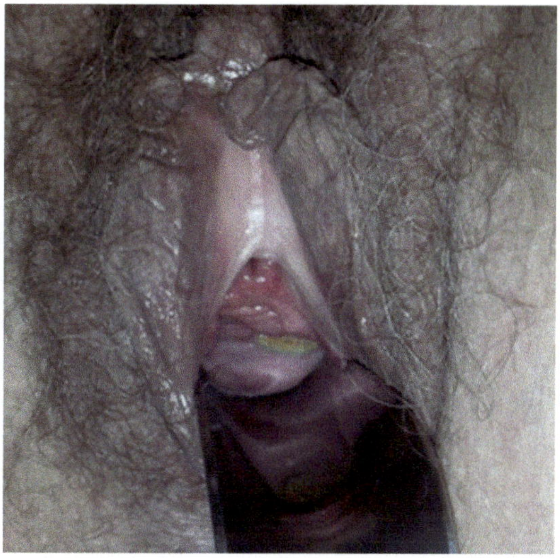

Abb. 8.6 Freiliegender linker Arm einer suburethralen Schlinge, wahrscheinlich aufgrund einer Wundheilungsstörung

8.6.2 Überaktive Blase und genitaler Deszensus

Zum Syndrom der überaktiven Blase gehören Pollakisurie, Nykturie und imperativer Harndrang mit oder ohne Dranginkontinenz. Auch hier ist die Ätiologie häufig ungeklärt. Manchmal liegt eine Detrusorüberaktivität zugrunde, ohne dass hierbei die Auslöser bekannt sind (Cardozo u. Robinson 2002). Durch den häufigen Harndrang wird bewusst und unbewusst die Beckenbodenmuskulatur angespannt, es kommt zur Überaktivität und »Kontraktur«, die dann wiederum zu Schmerzen führen kann.

Auch beim Genitaldeszensus kann der Beckenboden überaktiviert werden durch die sich senkenden Beckenorgane (also Blase bei Zystozele, Uterus bei Descensus uteri, Rektum bei Rektozele, Darm bei Enterozele; meist in Kombinationen). Die Genitalsenkung führt sicher seltener zu Schmerzen im Beckenboden, eher zu Rückenschmerzen durch Dehnung und Belastung der Sakrouterinligamente.

8.6.3 Dyspareunie und Schmerzsyndrome nach vaginalen Deszensusoperationen

Die Literatur zeigt De-novo-Raten von Schmerzsyndromen inklusive einer Dyspareunie bis zu 26% (AWMF Deszensus-Leitlinie, Maher et al. 2008, Feiner et al. 2009, Barber u. Maher 2013, Maher et al. 2013). Ursächlich sind zum einen Narbenbildungen in der Scheide, die bei Dehnung beim Geschlechtsverkehr Schmerzen bereiten können, aber auch bei normalen Alltagsbewegungen oder beim Sport. Zum anderen wird nach wie vor von einigen Operateuren die Levatornaht bei der hinteren Kolporrhaphie bevorzugt, was eine unphysiologische Vereinigung der Puborektalisschenkel zwischen Rektum und Vagina bedeutet (Kahn u. Stanton 1997).

Ein neues Phänomen sind die Schmerzsyndrome nach vaginalen oder abdominalen alloplastischen Netzeinlagen in der Deszensuschirurgie (Feiner u. Maher 2010, Rogowski et al. 2013). Die Ursachen sind hier nicht immer klar:

- Netzerosion (frei liegendes Netz in der Scheide kann auch zur sog. »Hispareunia« führen, Schmerzen des Mannes beim Geschlechtsverkehr; Abb. 8.6),
- chronische Infektion,
- symptomatische Schrumpfung,
- zu straffe Netzarme,
- das Netz selbst,
- Bindegewebe um das Netz.

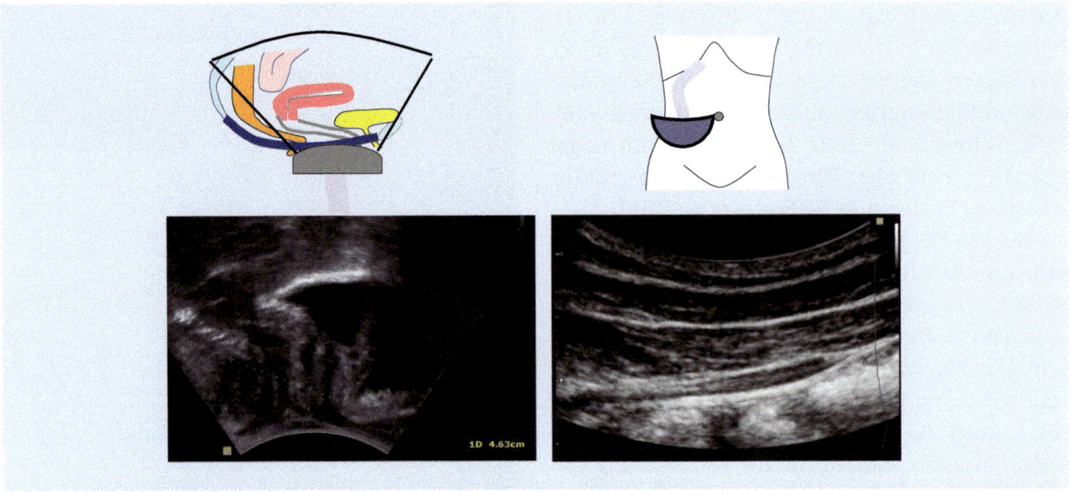

Abb. 8.7 Im perinealen Ultraschall (links) können die Urethra- und Blasenposition sowie der Abstand der Puborektalisschlinge hinter dem Rektum zur Symphyse dynamisch beim Pressen, Husten oder bei der Beckenbodenkontraktion beobachtet werden: Hier besteht ein geringer Abstand von nur 4,6 cm in Ruhe. Rechts zeigt der abdominale Ultraschall die stark angespannten Mm. obliquus et transversus abdominis. Mithilfe des Ultraschalls als Biofeedback-Instrument kann die Beckenbodenrelaxation geübt werden

Wichtig ist hier zu versuchen, die Schmerzen bei der Untersuchung zu reproduzieren.

Häufig sind die limitierte Dehnungsmöglichkeit durch Bindegewebe oder das Netz die Ursache, aber auch Netzarme, die durch die Adduktorenmuskulatur ziehen und so Schmerzen bei den Beinbewegungen auslösen. In 17% wurde in einer Studie die »Levator-Myalgie« angegeben, die wahrscheinlich als reaktiv auf die Operation zu werten ist (Lowman et al. 2008).

Beispiel 1

Überaktive Blase, Dyspareunie bei Penetration

- 31 Jahre alt, Nullipara
- Überaktive Blase seit 12 Monaten
- Dyspareunie bei Penetration
- Sehr sportlich, durchtrainiert: 4- bis 7-mal/Woche Fitness-Center mit Krafttraining, Bauch-Bein-Po-Kurse etc.
- Im Beckenboden-Fragebogen: erhöhte Blasen- und Sexualdomänen-Scores

Untersuchung: Beckenboden straff, hyperton, unfähig zur Relaxation, Dehnungsschmerzen bds.

Keine Triggerpunkte. Kontraktion eingeschränkt/schwach (Oxford-Grading 2/5).

Behandlung (Abb. 8.7): Bewusstseins-Schulung Beckenboden, Kontraktion – gezielte Relaxation, Reduktion der Bauchmuskel-Übungen

Beispiel 2

Introitus-Dyspareunie

- 33 Jahre, Primipara
- Normale vaginale Geburt vor 8 Monaten mit Dammriss II°
- Oberflächliche Dyspareunie während Penetration mit konsekutiver Reduktion der Geschlechtsverkehrsfrequenz
- Bisherige Therapie: Rückbildungsgymnastik, Psychotherapie ohne Erfolg

Untersuchung (Abb. 8.3): hoch aufgebauter häutiger Damm, dessen Bewegung die Schmerzen beim Verkehr reproduziert.

Therapie: Längsinzision des Häutchens, Quervernähung.

8.7 Fazit

Der überaktive oder hypertone, nichtrelaxierende Beckenbodenmuskel kann primäre oder sekundäre Ursache von Schmerzsyndromen im kleinen Becken sein. Eine multimodale Therapie ist zumeist notwendig, insbesondere, wenn eine zentrale Sensibilisierung bereits stattgefunden hat. Die physiotherapeutische Behandlung, ggf. kombiniert mit lokalen, systemischen, psychologischen/psychosomatischen oder medikamentösen Optionen, erscheint sinnvoll.

Literatur

Apte G, Nelson P, Brismee JM, Dedrick G, Justiz R, 3rd, Sizer PS, Jr. (2012) Chronic female pelvic pain–part 1: clinical pathoanatomy and examination of the pelvic region. Pain Pract 12(2): 88–110.

Baessler K, Bircher MD, Stanton SL (2004). Pelvic floor dysfunction in women after pelvic trauma. Bjog 111(5): 499–502

Baessler K, Junginger B (2012) Which mechanisms keep up continent?-The role of pelvic floor muscles, bladder neck support and motor control. Int Urogynecol J 23(2 Suppl): 219–220

Barber MD, Maher C (2013). Apical prolapse. Int Urogynecol J 24(11): 1815–1833

Bhide AA, Puccini F, Khullar V, Elneil S, Digesu GA (2013) Botulinum neurotoxin type A injection of the pelvic floor muscle in pain due to spasticity: a review of the current literature. Int Urogynecol J 24(9): 1429–1434

Cardozo L, Robinson D (2002) Special considerations in premenopausal and postmenopausal women with symptoms of overactive bladder. Urology 60(5 Suppl 1): 64-71; discussion 71

Chaitow L (2007) Chronic pelvic pain: Pelvic floor problems, sacro-iliac dysfunction and the trigger point connection. J Body Mov Ther 11: 327–339

Deindl FM, Vodusek DB, Hesse U, Schussler B (1993) Activity patterns of pubococcygeal muscles in nulliparous continent women. Br J Urol 72(1): 46–51

DeLancey JO (1994) The anatomy of the pelvic floor. Curr Opin Obstet Gynecol 6(4): 313–316

DeLancey JO (1994) Structural support of the urethra as it relates to stress urinary incontinence: the hammock hypothesis. Am J Obstet Gynecol 170(6): 1713–1720; discussion 1720-1713

Dell JR, Parsons CL (2004) Multimodal therapy for interstitial cystitis. J Reprod Med 49(3 Suppl): 243–252

Feiner B, Jelovsek JE, Maher C (2009) Efficacy and safety of transvaginal mesh kits in the treatment of prolapse of the vaginal apex: a systematic review. Bjog 116(1): 15–24

Feiner B, Maher C (2010) Vaginal mesh contraction: definition, clinical presentation, and management. Obstet Gynecol 115(2 Pt 1): 325–330

FitzGerald MP, Payne CK, Lukacz ES et al. and Interstitial Cystitis Collaborative Research N (2012) Randomized multicenter clinical trial of myofascial physical therapy in women with interstitial cystitis/painful bladder syndrome and pelvic floor tenderness. J Urol 187(6): 2113–2118

Foster HE, Jr., Hanno PM, Nickel JC et al. and Interstitial Cystitis Collaborative Research N (2010) Effect of amitriptyline on symptoms in treatment naive patients with interstitial cystitis/painful bladder syndrome. J Urol 183(5): 1853–1858

Giannantoni A, Bini V, Dmochowski R, Hanno P, Nickel JC, Proietti S, Wyndaele JJ (2012) Contemporary management of the painful bladder: a systematic review. Eur Urol 61(1): 29–53

Gilpin SA, Gosling JA, Smith AR, Warrell DW (1989) The pathogenesis of genitourinary prolapse and stress incontinence of urine. A histological and histochemical study. Br J Obstet Gynaecol 96(1): 15–23

Hodges PW, Cresswell AG, Daggfeldt K, Thorstensson A (2000). Three dimensional preparatory trunk motion precedes asymmetrical upper limb movement. Gait Posture 11(2): 92–101.

Hodges PW, Sapsford R and Pengel LH (2007). Postural and respiratory functions of the pelvic floor muscles. Neurourol Urodyn.

Junginger B (2009). Bewegte Bilder aus der Tiefe. Diagnostischer Ultraschall in der Beckenbodenrehabilitation. physiopraxis 10: 30–33.

Kahn MA and Stanton SL (1997). Posterior colporrhaphy: its effects on bowel and sexual function. Br J Obstet Gynaecol 104(1): 82–86.

Kavvadias T, Baessler K, Schuessler B (2012) Pelvic pain in urogynecology. Part II: treatment options in patients with lower urinary tract symptoms. Int Urogynecol J 23(5): 553–561

Kavvadias T, Pelikan S, Roth P, Baessler K, Schuessler B (2013) Pelvic floor muscle tenderness in asymptomatic, nulliparous women: topographical distribution and reliability of a visual analogue scale. Int Urogynecol J 24(2): 281–286

Lowman JK, Jones LA, Woodman PJ, Hale DS (2008) Does the Prolift system cause dyspareunia? Am J Obstet Gynecol 199(6): 707 e701–706

Lukban JC, Parkin JV, Holzberg AS, Caraballo R, Kellogg-Spadt S, Whitmore KE (2001) Interstitial cystitis and pelvic floor dysfunction: a comprehensive review. Pain Med 2(1): 60–71

Maher C, Baessler K, Glazener CM, Adams EJ, Hagen S (2008) Surgical management of pelvic organ prolapse in women: a short version Cochrane review. Neurourol Urodyn 27(1): 3–12

Maher C, Feiner B, Baessler K, Schmid C (2013) Surgical management of pelvic organ prolapse in women. Cochrane Database Syst Rev 4: CD004014

Mangera A, Apostolidis A, Andersson KE et al. (2014) An updated systematic review and statistical comparison of standardised mean outcomes for the use of botulinum toxin in the management of lower urinary tract disorders. Eur Urol 65(5): 981–990
Nelson P, Apte G, Justiz R, 3rd, Brismee JM, Dedrick G, Sizer PS, Jr. (2012) Chronic female pelvic pain–part 2: differential diagnosis and management. Pain Pract 12(2): 111–141
Oyama IA, Rejba A, Lukban JC et al. (2004) Modified Thiele massage as therapeutic intervention for female patients with interstitial cystitis and high-tone pelvic floor dysfunction. Urology 64(5): 862–865
Parsons CL (2002) Interstitial cystitis: epidemiology and clinical presentation. Clin Obstet Gynecol 45(1): 242–249
Parsons CL (2005) Interstitial cystitis: a chronic disease with ever-increasing recognition and prevalence. J Urol 173(1): 6
Parsons CL (2009) The potassium sensitivity test: a new gold standard for diagnosing and understanding the pathophysiology of interstitial cystitis. J Urol 182(2): 432–434
Peters KM, Carrico DJ, Kalinowski SE, Ibrahim IA, Diokno AC (2007) Prevalence of pelvic floor dysfunction in patients with interstitial cystitis. Urology 70(1): 16–18
Pezzone MA, Liang R, Fraser MO (2005) A model of neural cross-talk and irritation in the pelvis: implications for the overlap of chronic pelvic pain disorders. Gastroenterology 128(7): 1953–1964
Prather H, Spitznagle TM, Dugan SA (2007) Recognizing and treating pelvic pain and pelvic floor dysfunction. Phys Med Rehabil Clin N Am 18(3): 477–496, ix
Rogowski A, Bienkowski P, Tosiak A, Jerzak M, Mierzejewski P, Baranowski W (2013). Mesh retraction correlates with vaginal pain and overactive bladder symptoms after anterior vaginal mesh repair. Int Urogynecol J 24(12): 2087–2092
Stacy J, Frawley H, Powell G, Goucke R, Pavy T (2012) Persistent pelvic pain: rising to the challenge. Aust N Z J Obstet Gynaecol 52(6): 502–507
Tirumuru S, Al-Kurdi D, Latthe P (2010) Intravesical botulinum toxin A injections in the treatment of painful bladder syndrome/interstitial cystitis: a systematic review. Int Urogynecol J 21(10): 1285–1300
Tu FF, As-Sanie S, Steege JF (2006) Prevalence of pelvic musculoskeletal disorders in a female chronic pelvic pain clinic. J Reprod Med 51(3): 185–189
Tu FF, Fitzgerald CM, Kuiken T, Farrell T, Harden RN (2007) Comparative measurement of pelvic floor pain sensitivity in chronic pelvic pain. Obstet Gynecol 110(6): 1244–1248
Weiss JM (2001) Pelvic floor myofascial trigger points: manual therapy for interstitial cystitis and the urgency-frequency syndrome. J Urol 166(6): 2226–2231
Woolf CJ (2011) Central sensitization: implications for the diagnosis and treatment of pain. Pain 152(3 Suppl): S2–15

Das Reizdarmsyndrom

C. Barmeyer

M. Sillem et al. (Hrsg.), *Leitsymptom chronischer Unterbauchschmerz der Frau*,
DOI 10.1007/978-3-662-43669-1_9,

9.1 Einleitung

Das Reizdarmsyndrom (RDS) ist gekennzeichnet durch abdominelle Schmerzen oder abdominelles Unwohlsein, welches in der Regel mit Stuhlgangsveränderungen einhergeht. Es ist eine gastrointestinale Funktionsstörung ohne erkennbare organische Störung, deren Diagnose aufgrund fehlender charakteristischer diagnostischer Marker in erster Linie klinisch und durch Ausschluss anderer Erkrankungen gestellt wird.

Weltweit sind etwa 10–20% der Bevölkerung betroffen, wobei beide Geschlechter, gleich welchen Alters, unter den Beschwerden leiden können. Die meisten Studien zeigen jedoch, dass jüngere Menschen und Frauen häufiger am RDS erkranken. Zahlen aus den Vereinigten Staaten weisen darauf hin, dass, obwohl nur etwa 15% der Reizdarmpatienten ärztliche Hilfe in Anspruch nehmen, das RDS für etwa 25–50% aller Patienten, die zu einem Gastroenterologen überwiesen werden, die Ursache für die Überweisung ist. Nach grippalen Infekten ist das RDS der zweithäufigste Grund für krankheitsbedingte Abwesenheit vom Arbeitsplatz. Dies geht einher mit beträchtlichen Kosten für das Gesundheitssystem und den entsprechenden ökonomischen Auswirkungen auf die Gesellschaft.

Das Beschwerdebild ist äußerst heterogen und tritt häufig nur zeitweise auf. Gelegentlich sind die Beschwerden mit anderen funktionellen Erkrankungen assoziiert, z. B. Rücken- oder Kopfschmerzen, Fibromyalgie oder urogenitalen Beschwerden. Aufgrund der fehlenden messbaren, pathologischen Parameter ist die Therapie rein symptomatisch und richtet sich nach den für den Patienten im Vordergrund stehenden Hauptsymptomen.

9.2 Definition

Die Definition des RDS ist nicht einfach. Bisher existierten verschiedene Definitionen, die allesamt grundlegende Schwächen aufwiesen und für den klinischen Gebrauch nicht gut geeignet waren. Im Rahmen einer Konsensuskonferenz, deren Ergebnisse 2011 als überarbeitete S3-Leitlinie von der Deutschen Gesellschaft für Verdauungs- und Stoffwechselkrankheiten veröffentlicht wurden, einigte man sich schließlich auf folgende, die klinische Realität besser abbildende Definition (Layer et al. 2011):

Definition des RDS

Die Krankheit des RDS liegt vor, wenn folgende 3 Punkte erfüllt sind:

1. Es bestehen chronische, d. h. länger als 3 Monate anhaltende Beschwerden (z. B. Bauchschmerzen, Blähungen), die von Patient und Arzt auf den Darm bezogen werden und in der Regel mit Stuhlgangsveränderungen einhergehen.
2. Die Beschwerden sollen begründen, dass der Patient deswegen Hilfe sucht und/oder sich sorgt. Sie sollen so stark sein, dass die Lebensqualität hierdurch erheblich beeinträchtigt wird.
3. Voraussetzung ist, dass keine für andere Krankheitsbilder charakteristischen Veränderungen vorliegen, welche wahrscheinlich für diese Symptome verantwortlich sind.

Hierzu ist ergänzend anzumerken, dass eine Symptomdauer von >2–3 Wochen und <3 Monaten formal zwar noch nicht die Diagnose eines RDS zulässt, eine diagnostische Abklärung und ggf. Therapie aber sehr wohl indiziert ist, insbesondere bei hohem Leidensdruck der Patienten.

9.3 Ätiologie und Pathogenese

Ätiologie und Pathogenese des RDS sind weitestgehend unklar. Man nimmt an, dass das Zusammenspiel einer Reihe unterschiedlicher Faktoren für dessen Entstehung von Bedeutung ist. Trotz vieler Studien mit zum Teil widersprüchlichen Aussagen ist es bisher jedoch nicht gelungen, für das RDS spezifische pathognomonische Veränderungen zu finden. Ursprünglich lag der Fokus zunächst auf Veränderungen der gastrointestinalen Motilität und einer viszeralen Hypersensitivität. In letzter Zeit mehrten sich jedoch Hinweise, dass auch intestinale Entzündungsreaktionen, Veränderungen der Stuhlflora und übermäßiges Wachstum von Bakterien eine Rolle zu spielen scheinen. Überempfindlichkeit gegen Nahrungsbestandteile und eine genetische Disposition werden ebenfalls diskutiert.

Die folgende Aufstellung soll einen Überblick über mögliche pathogenetische Ursachen geben und orientiert sich an einer Übersicht von Wald (2013).

- **Gastrointestinale Motilität**

Bei manchen Reizdarmpatienten lassen sich Störungen der gastrointestinalen Motilität nachweisen. Diese beinhalten eine erhöhte Kontraktionsfrequenz, irreguläre luminale Darmkontraktionen, eine verlängerte Transitzeit bei obstipations-dominantem RDS sowie auch eine überschießende Antwort auf Cholezystokinin und auf Nahrungsaufnahme beim Diarrhoe-dominanten RDS. Es ist jedoch nicht geklärt, ob diese Veränderungen tatsächlich für die Beschwerden verantwortlich sind.

- **Viszerale Hypersensitivität**

Viszerale Hypersensitivität lässt sich häufig beim RDS nachweisen. Die Wahrnehmung wird dabei durch Stimulation von Rezeptoren in der Darmwand vermittelt, deren Signale über afferente Nervenfasern, die über das Hinterhorn in das Rückenmark eintreten, zum Gehirn weitergeleitet werden. RDS-Patienten weisen dabei eine erniedrigte Schmerzschwelle gegenüber normalen Reizen, wie Darmwanddehnung oder Gasbildung auf, was auf eine Hypersensitivität speziell der afferenten Neuronen hinweist. Basierend auf diesen Beobachtungen wurde das Konzept der gestörten »Brain-Gut-Axis« entwickelt.

- **Intestinale Entzündung**

Insbesondere beim Diarrhoe-dominanten und beim postinfektiösen RDS lässt sich eine mukosale Entzündungsreaktion immunhistologisch nachweisen. So findet sich eine erhöhte Zahl von Lymphozyten im Dünn- und Dickdarm. Diese setzen vermehrt Mediatoren wie NO, Histamin und Proteasen frei, die wiederum das darmeigene Nervensystem stimulieren und zu abnormen Motilitätsmustern und viszeraler Hypersensitivität führen können. Auch eine erhöhte Zahl von Mastzellen im Jejunum, terminalen Ileum und Kolon werden beschrieben. Diese sind Zellen des darmeigenen Immunsystems. Es konnte demonstriert werden, dass eine direkte Korrelation zwischen Schmerzempfinden und vermehrter Mastzellinfiltration im Bereich afferenter Nervenfasern besteht (Barbara et al. 2004). Auch lassen sich proinflammatorische Zytokine vermehrt im Plasma von RDS-Patienten nachweisen.

- **Postinfektiös**

Patienten, die eine akute Gastroenteritis durchgemacht haben, haben ein erhöhtes Risiko für die Entstehung eines RDS. Die größere von zwei zu diesem Thema vorliegenden Metaanalysen errechnete eine Inzidenz von 10%. Die Chance, ein RDS zu entwickeln, ist demnach 6-fach erhöht. Zusätzliche Risikofaktoren sind jüngeres Alter, länger andauerndes Fieber, Ängstlichkeit und Depression (Thabane et al. 2007). Die Ursache dafür, warum Patienten im Gefolge einer akuten Gastroenteritis ein RDS entwickeln, ist allerdings unklar. Eine idiopathische Malabsorption von Gallensäuren wird diskutiert, aber auch ein Anstieg von Serotonin produzierenden, enteroendokrinen Zellen und T-Lymphozyten, die insbesondere nach Campylobacter-Infektionen beobachtet wurden, könnte im Zusammenhang mit der Entstehung eines postinfektiösen RDS stehen. Auch die Einnahme von Antibiotika stellt einen Risikofaktor für die Entwicklung eines RDS dar.

- **Veränderungen der Stuhlmikroflora**

In letzter Zeit haben sich die Hinweise verdichtet, dass Veränderungen der Zusammensetzung der Stuhlmikroflora ebenfalls eine Rolle bei der Entstehung des RDS spielen. So konnte bei RDS-Patienten eine veränderte Zusammensetzung des Mikrobioms im Stuhl nachgewiesen werden, das entsprechend der vorherrschenden Beschwerdesymptomatik variiert. Dass es hier möglicherweise einen Zusammenhang gibt, konnte im Tierversuch gezeigt werden. Bei Ratten, denen die Stuhlmikroflora von RDS-Patienten eingeimpft wurde, konnte eine verstärkte, viszerale Hypersensitivität im Vergleich zu einem auf die gleiche Weise behandelten Kontrollkollektiv nachgewiesen werden (Crouzet et al. 2013). Allerdings führt der Einsatz von Probiotika zu keinen sichtbaren Veränderungen des Darm-Mikrobioms, trotz nachweislich positiver Effekte auf die Symptomatik.

Bakterielle Fehlbesiedlung

Ein Zusammenhang zwischen bakterieller Fehlbesiedlung im Dünndarm und einem RDS wird ebenfalls vermutet. Die Daten hierzu sind allerdings widersprüchlich. So finden sich zwar erhöhte H^2-Konzentrationen in der Ausatemluft von RDS-Patienten, die eine Testdosis Kohlenhydrate zu sich genommen haben und deren Symptomatik sich nach antibiotischer Therapie besserte. Aber es konnte nicht ausgeschlossen werden, dass ein beschleunigter Transit in das Kolon und nicht die bakterielle Dünndarmfehlbesiedlung für diesen Effekt verantwortlich ist. Auch könnte der positive Effekt der Antibiotika auf die Symptomatik in einer verbesserten Darmmotilität oder Veränderung des Stuhlmikrobioms begründet sein.

Empfindlichkeit gegenüber Nahrungsmitteln

Die Rolle von Nahrungsmitteln in der Pathogenese des RDS ist nicht geklärt. Immer wieder berichten Patienten über eine deutliche Beschwerdeexazerbation nach Nahrungsaufnahme. Tatsächlich gibt es jedoch keine Evidenz für Nahrungsmittelallergien als Ursache für ein RDS. Die Exposition von RDS-Patienten mit im Prick-Test auf der Haut als positiv getesteten Nahrungsmittelallergenen ergab keine direkte Korrelation. Eine andere Theorie vermutet eine Kohlenhydratmalabsorption als Ursache für ein RDS. Eine weitere Hypothese geht von einer Sensitivität gegenüber Gluten aus, im Sinne eines »Overlaps« von RDS und Zöliakie. Dabei konnte gezeigt werden, dass Patienten mit Diarrhoe-dominantem RDS, die positiv auf den mit der Zöliakie assoziierten Marker HLA-DQ2 getestet wurden und erhöhte Anti-Gliadin-IgG-Antikörper im Serum aufwiesen, von einer glutenfreien Ernährung profitieren können (Wahnschaffe et al 2007). Aber auch hier ist die aktuelle Studienlage bisher nicht ausreichend.

Genetische Disposition und psychosoziale Faktoren

Aufgrund von Zwillingsstudien wird eine genetische Disposition vermutet. Es bleibt aber zu bedenken, dass eine familiäre Häufung auch Ausdruck von zugrunde liegenden sozialen Faktoren sein kann. Auch psychosoziale Faktoren scheinen eine Rolle als RDS-Trigger zu spielen.

9.4 Klinik

Das Reizdarmsyndrom bietet ein breites Spektrum an gastrointestinalen, aber auch extra-intestinalen Symptomen. Charakteristisch ist aber die Kombination aus abdominellem Unwohlsein oder Schmerzen und Stuhlgangsveränderungen. Die abdominellen Schmerzen werden häufig als krampfartig wahrgenommen und können in ihrer Intensität und Lokalisation wechseln. Faktoren, wie emotionaler Stress oder Nahrungsaufnahme, können zu einer Schmerzexazerbation führen, die häufig von Stuhldrang begleitet wird und die sich nach der Defäkation bessert. Schmerzen hingegen, die assoziiert sind mit Gewichtsverlust, Appetitlosigkeit oder Zeichen der Malnutrition, sollten ebenso abgeklärt werden, wie Schmerzen mit zunehmender Intensität und Schmerzen, durch die der Patient in der Nacht aufwacht oder die ihn nicht einschlafen lassen. Die Stuhlgangsunregelmäßigkeiten reichen von Diarrhoe oder Obstipation, über Diarrhoe und Obstipation im Wechsel bis zu normalen Stuhlgewohnheiten mit gelegentlichen Diarrhoe- und/oder Obstipationsepisoden.

Diarrhoe tritt v. a. tagsüber auf und dies häufig morgens und/oder abhängig von der Nahrungsaufnahme. Neben der erhöhten Frequenz ist der Stuhl meistens breiig bis flüssig und eher kleinvolumig. Der Stuhlgang wird dann unter Umständen begleitet von krampfartigen Unterbauchschmerzen und Stuhldrang bis hin zu unkontrolliertem Stuhlabgang. Danach kann ein Gefühl der inkompletten Entleerung zurückbleiben. Etwa die Hälfte der Patienten mit RDS klagt auch über schleimigen Stuhlabgang. Blut im Stuhl, großvolumige und fettige Stühle oder nächtlicher Stuhlgang hingegen sind eher untypisch für ein RDS und erfordern eine weiterführende Abklärung.

Obstipation kann Tage bis Monate dauern, gelegentlich unterbrochen von Diarrhoe-Episoden oder auch normalem Stuhlgangsverhalten. Der Stuhl ist häufig von harter Konsistenz und schafskotartigem Aussehen. Auch bei Obstipation kann nach Entleerung ein Gefühl der inkompletten Entleerung zurückbleiben.

Zusätzlich können **weitere gastrointestinale Symptome** beim RDS beobachtet werden. So klagen die Patienten häufig über Völlegefühl, Blä-

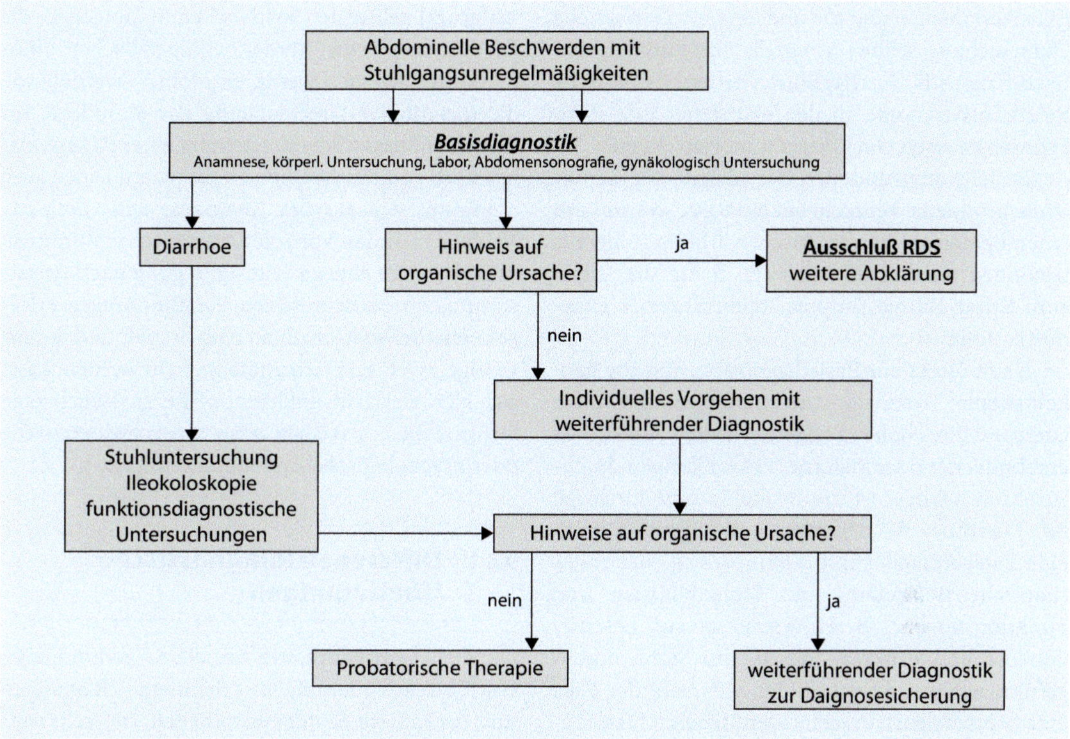

Abb. 9.1 Diagnostisches Vorgehen bei Verdacht auf RDS. (Adaptiert nach Layer 2011)

hungen, Aufstoßen, aufgeblähten Bauch, Übelkeit, intermittierende dyspeptische Beschwerden, Refluxbeschwerden, Dysphagie oder auch Brustschmerzen. Aber auch **extraintestinale Symptome** sind nicht selten. So berichten RDS-Patienten über häufige Miktion und verstärkten Harndrang, funktionelle Sexualstörungen, Dysmenorrhoe, Dyspareunie, fibromyalgieartige Beschwerden, sowie Rücken- und Kopfschmerzen.

9.5 Diagnostik

Das diagnostische Vorgehen richtet sich nach der zugrunde liegenden Symptomenkonstellation (Abb. 9.1). Generell sollte bei allen RDS-Patienten eine Basisdiagnostik durchgeführt werden (► Übersicht). Hierbei kommt einer sorgfältigen Anamnese und körperlichen Untersuchung der wichtigste Stellenwert zu. Erfahrungsgemäß bilden die Angaben des Patienten die Dynamik und den Verlauf der chronischen Beschwerden jedoch nicht immer gut ab, sodass das Führen von Symptomtagebüchern (z. B. visuelle Analogskalen) und Stuhlprotokollen zur Einschätzung hilfreich sein kann.

Ebenfalls zur Basisdiagnostik gehört eine Blutentnahme mit Blutbild, BSG/CRP und Urinstatus. Weiterführende Laboruntersuchungen sind bei unklaren Befunden im individuellen Fall hilfreich (► Übersicht).

Empfohlene Basisdiagnostik bei RDS

- Anamnese und körperliche Untersuchung
- Obligate Laboruntersuchungen: Blutbild, BSG/CRP, Urinstatus
- Zusätzliche Laboruntersuchungen (individuell): Leber-/Pankreasenzyme, Serum-Elektrolyte, Nierenretentionswerte, TSH, Glukose/HbA1c, Anti-Gewebstransglutaminase-IgA-AK
- Abdomensonografie
- Gynäkologische Untersuchung

Eine Abdomensonografie und eine gynäkologische Untersuchung sollten ebenfalls im Rahmen der Basisdiagnostik durchgeführt werden, da typische Reizdarmsymptome zu den häufigsten Erst- bzw. Frühsymptomen von Ovarialtumoren zählen.

Besteht aufgrund der Basisdiagnostik bereits ein begründeter Verdacht auf ein RDS, so kann mit einer befristeten probatorischen Therapie bereits begonnen werden (◘ Abb. 9.1). Sollte dies nicht zum Erfolg führen, ist eine weiterführende Diagnostik nötig.

Nicht direkt zur Basisdiagnostik zählt die **Ileokoloskopie**. Trotzdem ist es empfehlenswert, diese aufgrund ihres hohen Stellenwerts zum Ausschluss entzündlicher oder maligner Erkrankungen durchzuführen. Obligat ist die Ileokoloskopie hingegen bei Diarrhoe. Bei Diarrhoe sollte grundsätzlich eine Erregerdiagnostik im Stuhl sowie eine endoskopische Beurteilung mit Stufenbiopsien und Funktionstests, z. B. H_2-Atemtests auf Laktose/Glukose und Pankreas-Elastase im Stuhl, durchgeführt werden, da sich in der Mehrzahl der Fälle eine behandelbare Ursache identifizieren lässt (Layer et al. 2011). Auch eine Ösophagogastroduodenoskopie mit tiefen Duodenalbiopsien gehört dazu (▶ Übersicht: Erweiterte Diagnostik).

Erweiterte Diagnostik bei RDS

- Ileokoloskopie mit Stufenbiopsien
- Ösophagogastroduodenoskopie (ÖGD) mit tiefen Duodenalbiopsien
- Mikrobiologische Stuhluntersuchung
- Pankreas-Elastase im Stuhl
- H_2-Atemtest auf Laktose, Fruktose, Laktulose und/oder Glukose
- Weiterführende bildgebende Verfahren, z. B. MRT, CT

Das Vorliegen von »Alarmsymptomen«, z. B. Anämie, Entzündungszeichen, Gewichtsverlust, blutige Diarrhoe, rasch progrediente Verschlechterung hingegen spricht zunächst gegen die Diagnose RDS und sollte grundsätzlich rasch einer erweiterten Diagnostik zugeführt werden (▶ Übersicht: Erweiterte Diagnostik). Diese erfolgt dann in Abhängigkeit von dem zugrunde liegenden Leitsymptom.

Aufgrund fehlender Evidenz kann hingegen die Bestimmung von »krankheitsspezifischen Biomarkern« genauso wenig empfohlen werden wie die quantitative Untersuchung der Stuhlflora, für deren Einfluss auf die Entstehung eines RDS es bisher noch keine ausreichend belastbaren Daten gibt.

Ergibt sich aus der Anamnese außerdem der Verdacht auf das Vorliegen **psychischer Komorbiditäten**, sollte eine gezielte Befragung nach Angststörungen und depressiven Verstimmungen erfolgen. Hierbei sollte auch an Missbrauch und anderweitige psychische Traumata gedacht werden. Lässt sich der Verdacht erhärten, sollte zusätzlich eine fachgerechte psychiatrische, psychosomatische oder psychologische Evaluation erfolgen.

9.5.1 Differenzialdiagnostische Überlegungen

Da die Hauptsymptome des RDS, abdominelles Unwohlsein/abdomineller Schmerz, Blähungen und veränderte Stuhlgewohnheiten, bei sehr verschiedenen organischen Erkrankungen vorliegen können, müssen differenzialdiagnostische Überlegungen abhängig gemacht werden von der Art, der Lokalisation, dem zeitlichen Verlauf und dem Charakter der Beschwerden:

▪ Epigastrische oder periumbilikale Schmerzen

Gallenwegs- und Pankreaserkrankungen, peptische Ulzera, intestinale Ischämie, Gastroparese und intestinale Obstruktion (typischerweise postprandialer Schmerz mit Übelkeit und Erbrechen), intestinale Infektionen durch Lamblien und andere Parasiten.

▪ Schmerzen im Unterbauch

Gynäkologische Erkrankungen, Divertikulitis, chronisch entzündliche Darmerkrankungen (Morbus Crohn, Colitis ulcerosa), Kolonkarzinom, Erkrankungen des Urogenitalsystems, z. B. Nierenkoliken, Zystitis.

▪ Diarrhoe

Gastrointestinale Infektion, Laktasemangel, Laxanzienabusus, Malabsorption, Zöliakie, Hyperthyreose, chronisch entzündliche Darmerkrankungen, exokrine Pankreasinsuffizienz.

▪ Obstipation

Medikamentennebenwirkung (z. B. Opiate, Anticholinergika, Antihypertensiva, Antidepressiva), Hypothyreose, Hypoparathyreoidismus, bei schmerzhafter Obstipation akut intermittierende Porphyrie und Bleivergiftung.

▪ Neuropathien und Myopathien

Neben den aufgeführten Differenzialdiagnosen muss insbesondere bei schweren Verläufen auch an intestinale Neuropathien und Myopathien gedacht werden. Diese können sich mit den Symptomen eines RDS präsentieren. Hierzu zählen der Morbus Hirschsprung, die chronisch intestinale Pseudoobstruktion (CIPO), die akute kolonische Pseudoobstruktion (ACPO; Syn.: Ogilvie-Syndrom), das idiopathische Megakolon/-rektum (IMC), die »slow transit constipation« (STC) und anorektale Funktionsstörungen (Beckenbodendyssynergie, Anismus, Beckenbodenspastik).

9.6 Therapie

Die Therapie des RDS ist umfangreich, richtet sich nach der bestehenden Symptomatik und sollte einem Stufenschema folgen.

Zu Beginn ist es von großer Bedeutung, eine stabile und vertrauensvolle Arzt-Patienten-Beziehung aufzubauen. Hierzu gehört die Einbindung des Hausarztes genauso wie die Aufklärung der Betroffenen über die Benignität der Erkrankung und die Versicherung, dass trotz chronischen Verlaufs weder die Lebenserwartung vermindert ist noch ein erhöhtes Malignitätsrisiko vorliegt. Der Arzt sollte allerdings keine unrealistischen Erwartungen wecken und den Patienten in jede Therapieentscheidung aktiv mit einbeziehen. Bei nur geringen oder intermittierenden Symptomen sollte zunächst keine medikamentöse Therapie erfolgen, sondern eine **Änderung des Lebensstils und eine Ernährungsumstellung** angestrebt werden, z. B. keine blähenden Nahrungsmittel, kohlenhydratarme Kost, laktose- oder glutenfreie Kost. Zusätzlich zeigt die Einnahme von Flohsamenschalen häufig, unabhängig von der vorherrschenden Symptomatik, einen positiven Effekt und kann daher generell empfohlen werden.

Bei den Patienten, die unter diesen Maßnahmen keine Besserung verspüren und bei Patienten mit mittleren bis starken Beschwerden, ist eine **zusätzliche medikamentöse Therapie** indiziert. Die Wahl der Medikamente richtet sich dabei nach den Hauptsymptomen. Die Therapie sollte jeweils mit der niedrigsten Dosis begonnen, im 2- bis 4-Wochen-Rhythmus überprüft und, wenn notwendig, angepasst werden.

Bei **Schmerzen** sollte zunächst der Einsatz von Spasmolytika (z. B. Butylscopolamin, Mebeverin, Pfefferminzöl) erfolgen. Trizyklische Antidepressiva (TZA) in niedriger Dosierung (z. B. Amitriptylin) oder selektive Serotonin-Wiederaufnahmehemmer (SSRI; z. B. Citalopram) hingegen können als Alternative bei Therapieversagen der Spasmolytika oder bei zusätzlich bestehender Depression eingesetzt werden. Aufgrund ihres Nebenwirkungsprofils eignet sich hierbei die Gabe von TZA bei zusätzlich bestehender Diarrhoe, während SSRI eher bei Obstipation indiziert sind. Ein Versuch mit Probiotika ist ebenfalls gerechtfertigt. In Einzelfällen kann für eine Behandlung von Schmerzen auch der 5-HT3-Antagonist Alosetron eingesetzt werden. Allerdings ist dieses Medikament nur in den USA im Rahmen eines speziellen Verschreibungsprogramms zugelassen und dient als Reservemedikament für therapierefraktäre Fälle mit Diarrhoe-dominantem RDS, da es in seltenen Fällen (0,1–0,2%) eine ischämische Kolitis verursachen kann (Layer et al. 2011). Die Wirksamkeit von 5-HT3-Antagonisten jedoch ist in mehreren Studien hinreichend belegt.

Bei **Diarrhoe** sollten zunächst Antidiarrhoika eingesetzt werden (z. B. Loperamid). Wird hiermit keine ausreichende Wirkung erzielt, sollte als Zweitlinien-Therapie Colestyramin in Betracht gezogen werden, da bei bis zu 50% der Patienten mit funktioneller Diarrhoe eine Gallensäuremalabsorption vorliegen kann. Auch lösliche Ballaststoffe, Probiotika und 5-HT3-Antagonisten sind potenziell hilfreiche Substanzen zur Behandlung der Diarrhoe. Kritisch sollte hingegen der Einsatz von Antibiotika gesehen werden. In Studien, überwiegend mit Rifaximin und Neomycin, konnten zwar allgemeine positive Effekte registriert werden, aber es wurde nicht die Wirkung auf einzelne Symptome, z. B. Diarrhoe, untersucht. Bei fehlenden Langzeitergebnissen und potenziellen Nebenwirkungen ist eine solche Therapie zur Behandlung nur der Diarrhoe nicht zu empfehlen, kann aber in therapierefraktären Fällen mit im Vordergrund stehenden Blähungen, abdomineller Distension, Meteorismus und Flatulenz über einen zeitlich begrenzten Zeitraum von 2 Wochen versucht werden.

Bei **vorwiegend obstipativen Beschwerden** stellen neben Flohsamenschalen Laxanzien auf Macrogol-Basis das Mittel der Wahl dar. Auch andere osmotische Laxanzien, z. B. Laktulose, können eingesetzt werden, zeigen jedoch häufiger Nebenwirkungen, die zu einer Verschlechterung der Begleitsymptomatik führen können (z. B. Blähungen). In therapierefraktären Fällen ist der Einsatz von Prucaloprid, einem 5-HT4-Agonisten, oder Linaclotid, einem selektiven Guanylatcyclase-C (GC-C)-Rezeptoragonisten, gerechtfertigt. Letzteres wird jedoch aufgrund eines laut Gemeinsamen Bundesausschusses (G-BA) festgestellten fehlenden Zusatznutzens gegenüber der zweckmäßigen Vergleichstherapie in Deutschland trotz Zulassung seit Mai 2014 nicht mehr vertrieben. Bei zusätzlich bestehenden Schmerzen und/oder psychischer Komorbidität können auch SSRI (z. B. Citalopram) versucht werden. In Deutschland nicht zugelassen, aber aufgrund der Zulassung in den USA und der Schweiz über internationale Apotheken erhältlich ist der Chloridkanal-Aktivator Lubiproston. Dieser sollte jedoch nur in Einzelfällen eingesetzt werden.

Blähungen, abdominelle Distension, Flatulenz oder Meteorismus bessern sich häufig schon durch oben beschriebene Behandlungen. Zusätzlich ist hier der Einsatz von Probiotika, Phytotherapeutika und entschäumenden Substanzen (z. B. Symeticon) möglich.

Bei Hinweisen auf das Vorliegen psychosozialer Belastungen oder psychischer Komorbiditäten sollte ggf. parallel zur allgemeinen medizinischen Behandlung eine **Psychotherapie** initiiert werden. Dabei haben sich unterschiedliche Therapieformen als effektiv erwiesen (z. B. kognitive Verhaltenstherapien, Hypnoseverfahren, psychodynamische Therapien). Auch Minimal-Kontakt-Therapien scheinen einen positiven Effekt zu haben (Pajak et al. 2013). Trotz Hinweisen auf die Effektivität solcher Therapien ist jedoch anzumerken, dass die Zahl der Studien relativ gering und damit die Aussagekraft eingeschränkt ist. Trotzdem erscheint es sinnvoll, psychotherapeutische Verfahren im individuellen Fall in ein multimodales Therapiekonzept zu integrieren.

Literatur

Barbara G, Stanghellini V, De Giorgio R et al. (2004) Activated mast cells in proximity to colonic nerves correlate with abdominal pain in irritable bowel syndrome. Gastroenterology 126(3): 693–702

Crouzet L, Gaultier E, Del'Homme C et al. (2013) The hypersensitivity to colonic distension of IBS patients can be transferred to rats through their fecal microbiota. Neurogastroenterol Motil 25(4): e272–82

Layer P, Andresen V, Pehl C et al. (2011) S3-Leitlinie Reizdarmsyndrom: Definition, Pathophysiologie, Diagnostik und Therapie. Gemeinsame Leitlinie der Deutschen Gesellschaft für Verdauungs- und Stoffwechselkrankheiten (DGVS) und der Deutschen Gesellschaft für Neurogastroenterologie und Motilität (DGNM). Z Gastroenterol 49:237–293

Thabane M, Kottachchi DT, Marshall JK (2007) Systematic review and meta-analysis: The incidence and prognosis of post-infectious irritable bowel syndrome. Aliment Pharmacol Ther 26(4): 535–44

Wahnschaffe U, Schulzke JD, Zeitz M, Ullrich R (2007) Predictors of clinical response to gluten-free diet in patients diagnosed with diarrhea-predominant irritable bowel syndrome. Clin Gastroenterol Hepatol 5(7): 844–50

Wald, A (2013) Pathophysiology of irritable bowel syndrome, unter: ► http://www.uptodate.com/contents/pathophysiology-of-irritable-bowel-syndrome?topic2629.html (abgerufen am 13.01.2014)

Pajak R, Lackner J, Kamboj SK (2013) A systematic review of minimal-contact psychological treatments for symptom management in irritable bowel syndrome. J Psychosom Res 75(2): 103–12

Psychotherapeutische Therapieansätze

F. Siedentopf

M. Sillem et al. (Hrsg.), *Leitsymptom chronischer Unterbauchschmerz der Frau,*
DOI 10.1007/978-3-662-43669-1_10, © Springer-Verlag Berlin Heidelberg 2015

10.1 Einleitung

Dass psychosomatische Faktoren beim chronischen Unterbauchschmerz eine Rolle spielen, konnten viele Studien belegen. Schwierigkeiten können sich daraus ergeben, dass die Behandelnden nicht oder nur ungenügend über psychosomatische Kenntnisse verfügen und somit einen psychosomatischen Therapieansatz außer Acht lassen. Zudem kann es schwierig sein, Patientinnen, die sich mit somatisch empfundenen Beschwerden vorstellen, zu einer psychotherapeutischen Behandlung und zu einem psychosomatischen Krankheitsverständnis zu motivieren.

Wie in ▶ Kap. 6 und ▶ Kap. 13 beschrieben, sollte eine psychosomatische Diagnostik und ggf. Therapie frühzeitig in das Behandlungskonzept integriert werden, um einer weiteren Chronifizierung der Erkrankung vorzubeugen. Letztendlich zeigt die derzeitige Datenlage aber nur wenige empirische, randomisierte, kontrollierte Studien oder aber die psychosomatische Therapie wurde in ein multimodales Behandlungskonzept eingearbeitet. Bei Reizdarmsyndrom und Fibromyalgie ist der LOE 1a (LOE: level of evidence) bezüglich der Psychotherapie gesichert.

10.2 Ergebnisse von Studien

Eine randomisierte plazebokontrollierte Studie durch Farquhar et al. berichtet über eine signifikante Schmerzreduktion für die Anwendung von Progesteronen bei Patientinnen mit chronischen Unterbauchschmerzen. Diese Schmerzreduktion konnte durch eine begleitende Psychotherapie nochmals verbessert werden. Auch in der Patientinnengruppe, die Plazebo erhielt, führte die Psychotherapie zu einer Schmerzreduktion (Farquhar et al. 1989).

Peters et al. integrierten die psychosomatische Behandlung in ein umfassendes multidisziplinäres Therapiekonzept und verglichen die so behandelten Patientinnen mit einer Patientinnengruppe, die eine gynäkologische Standardtherapie erhalten hatte (Peters et al. 1991). Der ganzheitliche Therapieansatz unter Einbeziehung psychosomatischer oder psychologisch-psychiatrischer Faktoren zeigte dabei einen statistisch signifikant besseren Therapieeffekt.

Dass eine psychosomatisch orientierte Gruppentherapie den Patientinnen zu helfen scheint, zeigte eine Studie von Albert (1999). Die Autoren erzielten auf Basis einer Kohortenstudie eine Abnahme der Schmerzen, eine Reduktion der Analgetikaeinnahme und der Arztbesuche sowie eine Zunahme der Arbeitstätigkeit der betroffenen Frauen. Einschlusskriterium war, dass alle gynäkologischen Behandlungen abgeschlossen sein sollten. Von initial 64 Patientinnen führten 53 Frauen die Behandlung zu Ende, beim 1-Jahres-Follow-up waren 39% von ihnen schmerzfrei. Das Therapiekonzept bestand aus Gruppentherapie, basierend auf psychosomatischer und physiotherapeutischer Grundlage über 10 Wochen, kombiniert mit kognitiver Verhaltenstherapie.

Haugstad et al. (2006a) zeigten in einer Studie zum allgemeinen Körperbewusstsein, dass Frauen mit chronischen Unterbauchschmerzen Veränderungen in ihrem Körperbild aufweisen. So zeigten diese Patientinnen eine schlechtere Körperhaltung und veränderte Bewegungs- und Atmungsmuster im Vergleich zu Frauen ohne diese Symptomatik. Die Arbeitsgruppe führte daraufhin an 40 Patientinnen mit chronischen Unterbauchschmerzen eine kontrollierte randomisierte Studie zur Anwendung der somatokognitiven Therapie nach Mensendieck durch und konnte zeigen, dass diese Form der Therapie zusätzlich zu gynäkologischen Therapieinterventionen eine Verbesserung der motorischen Funktion und eine statistisch signifikante Verminderung des Schmerz-Scores zur Folge hatte (Haugstad et al. 2006b). Hierbei handelt es sich um die einzige Studie, die zu einem speziellen psychotherapeutischen Verfahren durchgeführt wurde. Die Ergebnisse sind damit nur von eingeschränkter Aussagekraft.

Ghaly (1994) verglichen bei 90 Frauen die regelmäßige Ultraschalluntersuchung und Beratung (‚Counselling') über 4–9 Monate mit einer Kontrollgruppe ohne Intervention und beschrieben in der Studiengruppe eine statistisch signifikante Schmerzreduktion. Langzeitergebnisse sind jedoch nicht bekannt.

Norman et al. (2004) untersuchten bei 48 Frauen das Niederschreiben negativer und positiver Erfahrungen mit dem Schmerz. Es zeigte sich kein statistisch signifikanter Unterschied in den

Gruppen. Allerdings zeigten die Frauen mit hoher emotionaler Ambivalenz eine Tendenz zum therapeutischen Effekt beim Niederschreiben negativer Stresserfahrungen.

Bei 233 Frauen wurde durch Onwude et al. (2004) die Laparoskopie und Beratung anhand von Fotografien mit der Laparoskopie und Beratung ohne Fotografien verglichen. Im McGill-Schmerzfragebogen zeigte sich keine statistisch signifikante Schmerzreduktion durch Unterstützung der Beratung mittels Fotografien.

10.3 Fazit

Im Vordergrund einer erfolgreichen Therapie bei Patientinnen mit chronischen Unterbauchschmerzen steht somit die Schaffung einer vertrauensvollen Arzt-Patientin-Beziehung, die eine gute Kommunikation zwischen Arzt und Patientin erforderlich macht. In dieser Beziehung kann man der Patientin vermitteln, dass die Betrachtung psychologischer Faktoren bei der Ursachenforschung dieses Krankheitsbildes unerlässlich ist und man ihr in einer entsprechenden psychosozialen Belastungssituation beistehen kann (Selfe et al. 1998).

Literatur

Albert H (1999) Psychosomatic group treatment helps women with chronic pelvic pain. J Psychosom Obstet Gynaecol 20(4): 216–225

Farquhar CM, Rogers V, Franks S, Pearce S, Wadsworth J, Beard RW (1989) A randomized controlled trial of medroxyprogesterone acetate and psychotherapy for the treatment of pelvic congestion. Br J Obstet Gynaecol 96(10): 1153–1162

Ghaly AF (1994) The psychological and physical benefits of pelvic ultrasonography in patients with chronic pelvic pain and negative laparoscopy. J Obstet Gynecol 269–271

Haugstad GK, Haugstad TS, Kirste UM et al. (2006) Posture, movement patterns, and body awareness in women with chronic pelvic pain. J Psychosom Res 61(5): 637–644.

Haugstad GK, Haugstad TS, Kirste UM et al. (2006) Somatocognitive therapy as treatment approach to chronic pelvic pain: results of a randomized controlled intervention study. Am J Obstet Gynecol 194(5): 1303–1310

Norman SA, Lumley MA, Dooley JA, Diamond MP (2004) For whom does it work? Moderators of the effects of written emotional disclosure in a randomized trial among women with chronic pelvic pain. Psychosom Med 66(2):174–183.

Onwude JL, Thornton JG, Morley S, Lilleyman J, Currie I, Lilford RJ (2004) A randomised trial of photographic reinforcement during postoperative counselling after diagnostic laparoscopy for pelvic pain. Eur J Obstet Gynecol Reprod Biol 112(1): 89–94

Peters AA, van Dorst E, Jellis B, van Zuuren E, Hermans J, Trimbos JB (1991) A randomized clinical trial to compare two different approaches in women with chronic pelvic pain. Obstet Gynecol 77(5): 740–744

Selfe SA, Matthews Z, Stones RW. (1998) Factors influencing outcome in consultations for chronic pelvic pain. J Womens Health 7(8): 1041–1048

Operative Interventionen: Indikation, Durchführung und Anforderungen an den Operateur

U. A. Ulrich

M. Sillem et al. (Hrsg.), *Leitsymptom chronischer Unterbauchschmerz der Frau*,
DOI 10.1007/978-3-662-43669-1_11, © Springer-Verlag Berlin Heidelberg 2015

11.1 Chronischer Schmerz und organisches Korrelat

Chronische Schmerzen führen mit Regelmäßigkeit zur Ausbildung eines sog. »Schmerzgedächtnisses«. Alterationen an den fortleitenden Nerven und der Signalverarbeitung lassen den Schmerz irgendwann auch unabhängig von der pathologisch-anatomischen Ursache und gelegentlich (und paradoxerweise) auch nach deren Beseitigung persistieren; die Ursache ist dann nicht mehr das eigentliche Problem. Der Phantomschmerz nach Verlust einer Gliedmaße ist seit Menschengedenken bekannt; auch nach Appendektomien soll er vorkommen. Ob dieses Phänomen ebenfalls für die Erklärung einiger Formen des chronischen Unterbauchschmerzes bei Frauen – vielleicht nach Endometriose – geeignet ist, muss noch dahingestellt bleiben.

Wie können chronische Unterbauchschmerzen durch operative Maßnahmen beeinflusst werden? Sicherlich ist eine Operation sinnvoll, wenn eine körperliche, anatomische Veränderung vorliegt, die potenziell einen Schmerz verursachen kann, und deren Korrektur oder Beseitigung umgekehrt geeignet scheint, die Schmerzempfindung abzustellen. Bei chronischen Unterbauchschmerzen ist dies aber viel seltener der Fall, als man vielleicht zunächst annimmt. Betroffene Frauen versprechen sich oft viel von einem Eingriff: Der Operateur soll **die** Ursache für den Schmerz finden, das vermutete anatomische Problem dann beheben oder die Fortleitung des Schmerzes unterbinden.

Bei chronischen Unterbauchschmerzen ist die Situation, in der ein klares Korrelat anlässlich der laparoskopischen Abklärung gefunden wird, eben die unproblematische. Frustrierend wird die Sache dann für alle Beteiligten, wenn der vorgefundene Situs eine stichhaltige Erklärung für die geklagten Beschwerden schuldig bleibt. In der nicht seltenen, klassischen Konstellation folgt dann auf die Äußerung des Operateurs, da sei »nichts, was wehtun könne«, die Beschwerden seien »psychisch« bedingt, die Abkehr der Betroffenen und ihre Suche nach dem nächsten – und diesmal nun hoffentlich kompetenten – Operateur. Fast immer wird der wohlgemeinte Hinweis, sich psychologischer oder psychosomatischer Hilfe anzuvertrauen, zunächst als kränkend und Zumutung empfunden. Dabei haben beide – Arzt und Patientin – aus der jeweiligen Sicht recht. Weder kann der Operateur den Schmerz wegschneiden, noch bildet sich die Patientin ihr Leiden ein, sie empfindet den Schmerz – egal, ob mit oder ohne Korrelat.

Wenn die Patientin nun den Operateur in großer Erwartung aufsucht und aus den mitgebrachten Unterlagen (gut geführter Leitzordner mit chronologisch abgehefteten Arztbriefen und Operationsberichten) zu ersehen ist, dass »nichts Relevantes« gefunden wurde, darf er sich schon zu diesem Zeitpunkt fragen, ob **er** das Problem lösen wird, wenn denn nur »genau hingeschaut« würde, was anlässlich der zurückliegenden Eingriffe vielleicht nicht in wünschenswertem Maße erfolgt sei, wie das Stichwort der Patientin lauten mag. Man hüte sich, es aufzunehmen, denn oft wird man ebenfalls weiter nichts ausrichten, als die Patientin erneut zu enttäuschen und den bereits erteilten Kompetenzbonus zu verlieren. Aber auch wenn eine scheinbar eindeutige Pathologie anlässlich zurückliegender Operationen angenommen werden darf, mögen das allgemeine Risiko eines jedes operativen Eingriffs (die Operation selbst, aber auch die Narkose), sowie die potenzielle Zunahme der Beschwerden **durch** den Eingriff (Gewebetrauma, Fibrosierungen, Adhäsionen) zu Strenge bei der Indikation mahnen.

11.2 Diagnostische Laparoskopie

Bei chronischen Unterbauchschmerzen von Frauen ist die diagnostische Laparoskopie zur Abklärung – und unter Umständen auch Therapie – einer potenziellen Schmerzursache gleichwohl dringend zu empfehlen, falls das bisher noch nicht geschehen ist. Das wichtigste Argument ist die Beendigung des »Verdachts auf«, z. B. bei Endometriose, um eine spezifische Therapie einleiten oder andere als operative Wege beschreiten zu können, wenn kein pathologischer intraperitonealer Befund erhoben werden kann. Damit wird eine wichtige Überlegung berührt: Die Laparoskopie als diagnostische Maßnahme deckt zunächst eben **intraperitoneal** sichtbare Korrelate auf, eine **retroperitoneale** Pathologie teilt sich dadurch nicht ohne Weiteres mit und erfordert im Einzelfall eine umfangreiche retroperitoneale Dissektion (z. B. Affektionen der Sakralwurzeln S1–2 bzw. des N. ischiadicus), die weit über eine diagnostische Laparoskopie hinausginge. Das gilt auch für die tiefe infiltrierende Endometriose, bei der im Einzelfall keine intraperitonealen Herde imponieren, und die deshalb auch gern bei der rein diagnostischen Laparoskopie untergeht (s. unten, Ulrich et al. 2012).

Der große Vorteil der laparoskopischen Diagnostik besteht darin, dass in derselben Sitzung gleich eine therapeutische, operative Intervention erfolgen kann, sofern das sinnvoll erscheint. Bei ausgedehnter Pathologie mag allerdings das zweizeitige Vorgehen – nachdem der Befund mit der Patientin ausführlich besprochen wurde – angemessen sein.

Aus der Bredouille, einen bestimmten Befund kausal für die von der Patientin geklagten Beschwerden verantwortlich zu machen, kommt man als Operateur immer dann schwer heraus, wenn der Befund diskret ist und einem schon hundertmal als Zufall begegnet ist, ohne dass die Patientin Beschwerden gehabt hätte. Bei der Frage, wie häufig denn anlässlich der Laparoskopie bei Frauen mit chronischen Unterbauchschmerzen ein pathologischer Befund erhoben wird, lässt uns die Literatur insofern im Stich, als hier Zahlen zwischen 8 und 90% genannt werden (Siedentopf et. al. 2009).

11.3 Definierte pathologische Befunde

Solche Befunde finden sich im vorliegenden Buch in speziellen Kapiteln detailliert beschrieben und sollen an dieser Stelle nicht wiederholt, sondern aus der besonderen Perspektive des Operateurs beleuchtet werden.

11.3.1 Maligne pelvine Tumoren

Symptomatische bösartige Raumforderungen wird man in der Regel ohne größere Probleme diagnostizieren. (Auf spezifische Aspekte, wie die späte Diagnose der zunächst asymptomatischen Ovarialkarzinome, sei hingewiesen). Mit einer erfolgreichen Behandlung der onkologischen Grunderkrankung ist auch der Rückgang der tumorassoziierten Beschwerden zu erwarten. Die jeweilige stadienadaptierte, leitliniengerechte Therapie findet sich ausführlich in der Literatur dargestellt (Ulrich 2013).

11.3.2 Gutartige pelvine Tumoren und Myome

Sie gehen nur selten mit Schmerzen einher. Oft sind diagnostizierender Arzt und Patientin überrascht, ein großes Kystom oder Myom zufällig zu finden (eigene Beobachtung: Myom von 30 cm Durchmesser und >2000 g ohne jegliche Symptome). Bei ovariellen Tumoren ist die Entfernung die Therapie der Wahl.

Myome sind die häufigsten pelvinen Raumforderungen bei Frauen (▶ Kap. 7). Die betroffenen Frauen beschreiben gelegentlich Druckbeschwerden, das Gefühl der pelvinen Raumforderung, meistens aber lassen Myome solche Symptome vermissen. Es ist daher fraglich, ob bestimmte Beschwerden und v. a. Schmerzen durch das Vorhandensein von Myomen erklärt werden können. Je nach Statistik haben wenigstens zwei Drittel aller Frauen Myome, und man darf sich fragen, inwieweit diesen Krankheitswert beizumessen ist (Munroe 2011). In den meisten Fällen sind Myome lediglich Befunde. Jeder gynäkologische Operateur kennt die Überweisungen von Kollegen aus der Orthopädie, wenn dort durch eine Wirbelsäulen-MRT Myome als Zufallsbefund beschrieben werden und unsererseits Stellung genommen werden soll, ob diese Myome die Kreuzschmerzen, die zur Konsultation beim Orthopäden geführt hatten, erklären: Sie tun es in der Regel nicht. Gleichzeitig merken wir, dass die ätiologisch oft nicht fassbaren Kreuzschmerzen für die Orthopäden ein ebenso ungelöstes Problem darstellen wie für uns die chronischen Unterbauchschmerzen.

Wenn Myome – sicherlich auch abhängig von Größe und Sitz – als einzige Pathologie bei chronischen Unterbauchschmerzen gefunden werden, darf man also skeptisch sein, ob das nun die Beschwerden erklärt. Eine besondere Lokalisation kommt allerdings schon einmal als Erklärung für die Beschwerden infrage. Der Autor erinnert sich an eine 66-jährige Patientin (die keine Hormonersatzbehandlung bekam) mit einem ca. 4 cm großen Myom im Septum rectovaginale, das mit Missempfindungen und auch Dyspareunie auftrat. Da sich die Symptomatik erst in den letzten Jahren entwickelt hatte und deshalb auch Sorge bestand, ob vielleicht eine maligne mesenchymale Raumforderung mit Wachstumsdynamik vorliege, erfolgte die Entfernung, die zur Besserung führte. Dieser Fall ist eher die berühmte Ausnahme von der Regel. Unklar musste bleiben, ob das Myom tatsächlich trotz der postmenopausalen Situation gewachsen war.

Nichtchirurgische, medikamentöse und interventionell-radiologische Behandlungen gewinnen im Übrigen an Bedeutung bei der Therapie von Myomen. Lästige Blutungen können zunächst gut mit Ulipristalacetat aufgefangen werden (Donnez et al. 2014). Uterusarterienembolisation (UAE) und Magnetresonanztomografie-gesteuerter, fokussierter Ultraschall (MRgFUS) gehören zunehmend zum Repertoire radiologischer Abteilungen (Gizzo et al. 2014, Toor et al. 2012) (▶ Kap. 7).

11.3.3 Adhäsionen

Recht oft operiert man Frauen mit ausgedehnten Verwachsungen ohne jegliche Beschwerden nach vorausgegangenen Operationen, die einem den Eingriff tüchtig erschweren. Nach Ileusoperationen, Peritonitiden, ausgedehnten Darmresektionen, aber auch Herniotomien, uteruserhaltenden Myomenukleationen und pelvinen Inflammationen sind Adhäsionen häufig. Dann wiederum erfolgt eine Laparoskopie bei Frauen mit chronischen Unterbauchschmerzen, um nur wenige Adhäsionen zu finden, auf die man sich dann gleich stürzt und postoperativ – nicht ohne den Verweis auf die gelungene Operation – der Patientin wortreich als Erklärung anbietet. Die wissenschaftliche Literatur ist hierzu aber sehr variabel, gelegentlich wird ein Effekt der Adhäsiolyse und in anderen Arbeiten kein solcher beschrieben. In den Studien, in denen der Adhäsiolyse ein Stellenwert zugebilligt wird, ließen sich keine Korrelationen zwischen dem Grad der Adhäsionen sowie der Durchführung einer kompletten versus inkompletten Adhäsiolyse auf der einen und dem therapeutischen Effekt auf der anderen Seite darstellen. Hinzugefügt sei die Beobachtung, nach der sich Adhäsionen gern erneut bilden, sodass es dann häufig nicht bei einem Eingriff bleiben würde, wenn man dem Konzept der Adhäsiolyse folgen möchte. Zu guter Letzt weiß man, dass allein eine diagnostische Laparoskopie – ohne therapeutischen Eingriff – in reduzierter Symptomatik resultieren kann. Insgesamt ergibt sich also eine sehr unbefriedigende Situation, die in zwei Empfehlungen resultieren muss:

- Erstens, mit der Adhäsiolyse bei chronischen Unterbauchschmerzen als kausalem und heilendem Eingriff zurückhaltend zu sein und
- zweitens, solche Eingriffe nicht zu wiederholen, wenn der Effekt eines vorausgehenden bereits zweifelhaft war (Baker u. Symonds 1992, Hammoud et al. 2004, Stones u. Mountfield 2000, Swank et al. 2003).

11.3.4 Varicosis pelvis

Die »Varicosis pelvis« als Befund mit Krankheitswert ist fast schon ein medizinhistorisches Relikt. Ihr wurde vor Jahrzehnten eine Bedeutung für chronische Unterbauchschmerzen zugeschrieben. Eine wissenschaftlich wirklich schlüssige Beziehung zwischen dem Befund einer pelvinen Varikosis und chronischen Unterbauchschmerzen bei Frauen sucht man gleichwohl vergeblich. Der Befund ist ebenso mit psychischen Veränderungen in Zusammenhang gebracht worden (s. Hegenscheid u. Schubert 1990, Ganeshan et al. 2007). Erfolg versprechende operative Behandlungsmöglichkeiten – eine Verknüpfung mit chronischen Unterbauchschmerzen einmal unterstellt – existieren nicht. Einige Arbeitsgruppen haben hierfür venöse Embolisationen im Becken versucht und dabei unter gewissen Voraussetzungen Erfolge beschrieben (Creton et al. 2007).

11.3.5 Endometriose

Die Endometriose darf als Ursache für chronische Unterbauchschmerzen insofern eine Sonderstellung beanspruchen, als der Zusammenhang zwischen der Erkrankung und den Beschwerden nachgewiesen ist (Leitlinie Endometriose, s. auch ▶ Kap. 5 und ▶ Kap. 6). Aber verwirrenderweise gibt es keine klare Beziehung zwischen dem Ausmaß der Erkrankung und dem Schweregrad der Beschwerden, auch wenn sie zunächst plausibel erscheint. Eine Frau mit fortgeschrittener tief infiltrierender Endometriose mit Darmbefall ist im Einzelfall beschwerdefrei, eine andere Patientin mit nur wenigen stecknadelkopfgroßen Implantaten im Peritoneum kann dagegen eine schwere Symptomatik bieten. Wie bei den Myomen ist es im Einzelfall unklar, ob von einem Befund oder einer Erkrankung gesprochen werden darf. Ein Teil der Betroffenen weist wenig oder sogar keine Beschwerden auf. Auch für diese Beobachtung gibt es keine überzeugende wissenschaftliche Erklärung (Ulrich et al. 2012; auf dieser Arbeit beruhen zum Teil auch Passagen aus diesem Unterkapitel). Die Endometriose macht es damit auch dem Operateur nicht gerade leicht.

Als große Linie mag gelten, dass die operative Entfernung der Implantate zur Reduktion der Endometriose-assoziierten Beschwerden führt. Insofern ist die komplette chirurgische Entfernung der Herde das therapeutische Ziel. Aber es handelt sich um Frauen im reproduktiven Alter, bei denen sich das Entfernen des inneren Genitale so gut wie immer verbietet – nicht zuletzt, weil sich die chronischen Unterbauchbeschwerden nach Hysterektomie und Oophorektomie verschlimmern können (s. unten). Insofern versucht man, die bestmögliche Entfernung der Endometriose mit der maximalen Schonung der Fortpflanzungsorgane zu vereinen. Dieser Konflikt ist das zentrale Problem der chirurgischen Therapie der Endometriose.

Bei der tief infiltrierenden Endometriose kommt zum Gebot der Schonung der inneren Genitalorgane die Möglichkeit hinzu, dass bei zu radikaler Resektion nach lateral eine dauerhafte, irreversible Blaseninnervationsstörung resultieren kann (Possover 2014). Eine solche Komplikation zusätzlich zu chronischen Unterbauchschmerzen wäre für die Patientin furchtbar. Auch tiefe anteriore Rektumresektionen bei entsprechendem Sitz der Endometriose ziehen im Einzelfall schwerwiegende, langwierige Probleme nach sich.

Man kann es nicht oft genug wiederholen: Ohne klinische Symptome, ohne Funktionsverlust von Organen und ohne unerfüllten Kinderwunsch gibt es bis auf die Hydronephrose nur wenige denkbare absolute Indikationen für eine chirurgische Intervention bei Endometriose (s. Leitlinie Endometriose).

Manche Patientin macht die frustrierende Erfahrung, dass die Beschwerden persistieren, obwohl die Endometriose komplett entfernt werden konnte. Als Erklärung hierfür ist u. a. auch das sog. Schmerzgedächtnis (s. oben) verantwortlich gemacht worden. Daneben neigt die Endometriose zum Rezidiv (bzw. zur Residualerkrankung), das betrifft je nach Studie zwischen 15 und fast 100% aller Betroffenen (Candiani et al. 1991). Insbesondere beim Rückfall sollte der erneute Eingriff sorgfältig überlegt werden. Wer viele Frauen mit Endometriose betreut, wird den Eindruck bestätigen, dass zu häufig operiert wird. (Es gibt wohl kaum eine langjährige Endometriosepatientin, die nur auf einen Eingriff zurückblickt. Der Autor weiß von einer Patientin, die 19-mal wegen ihrer Endometriose laparoskopiert wurde.)

Mit der Zahl der Eingriffe steigt die Rate an Verwachsungen und durch die Operationen nun selbst bedingten neuen Reizungen, Traumata und Schmerzen. Der Eingriff wird nach Voroperationen nicht eben einfacher, weil die Fibrose zunimmt, und die Schichten zwischen den Organen sich nicht mehr so gut darstellen lassen. Nicht selten findet man dann kein eigentliches, vitales Endometriosegewebe mehr – und der Schmerz selbst kann nicht »weggeschnitten« werden.

11.4 Hysterektomie als definitive Lösung?

Vielen betroffenen Frauen erscheint die Entfernung der Gebärmutter als **die** Lösung ihres Problems. Nicht wenige bitten um die Hysterektomie. Tatsächlich kommen einige Studien zu dem Ergebnis, dass dieser Eingriff auch ohne bei der Laparoskopie erkennbare Pathologie erfolgreich sein kann und damit gerechtfertigt ist (ACOG 2004, Carlson et al. 1994a, Carlson et al. 1994b). Die Indikation zur Hysterektomie besteht natürlich insbesondere bei eindeutiger Organpathologie, wie das bei der Adenomyose besonders gegeben ist. Abgeschlossene Familienplanung vorausgesetzt, darf die Hysterektomie bei Adenomyose als Therapie der Wahl gelten (s. S2k-Leitlinie Endometriose).

Randomisierte Studien zum Thema Hysterektomie bei chronischen Unterbauchschmerzen gibt es nicht. Man kann nur zur Zurückhaltung mit ihr bei dieser Indikation aufrufen. Das gilt besonders für Frauen, die ungewollt kinderlos geblieben sind, potenziell noch Mütter werden könnten und sich nach einer Hysterektomie vor vollendete Tatsache gestellt sähen. Im Einzelfall kann das zur Aggravation der chronischen Unterbauchschmerzen führen.

11.5 Beeinflussung der Schmerzfortleitung/ Neuropelveologie

Von einigen Pionieren wird nach neurologischen (»neuropelveologischen«) Lösungen durch Beeinflussung der nervalen Schmerzfortleitung und -verarbeitung gesucht. Die Neuropelveologie als junges interdisziplinäres Spezialgebiet der klinischen Medizin bringt uns eine neue Sicht auf die chronischen Unterbauchschmerzen (und die neurologischen Folgen von radikalen pelvinen Eingriffen wie tiefen anterioren Rektumresektionen oder radikalen Hysterektomien beim Zervixkarzinom z.B. auf die Blasenfunktion, s. oben). Voraussetzung für eine neuropelveologische Betrachtung des Problems ist die gründliche Kenntnis der Nervenkartografie im Becken (Plexus sacralis, lumbalis, hypogastricus etc.). Klinisch bedeutet das die laparoskopische Identifizierung der »richtigen« Leitungsbahn, ein sehr anspruchsvolles Verfahren. Chronische pelvine Schmerzen – so die Annahme – sind letztlich immer durch anatomische Alterationen der entsprechenden Schmerzfortleitung verursacht bzw. therapeutisch durch Modulation dieser Fortleitung zu beeinflussen (Possover u. Forman 2014). Damit handelt es sich um ein klassisches neurologisches bzw. neurochirurgisches Modell, das der psychosomatischen Genese wenig Raum lässt. Wichtig bei der Genese der chronischen Beschwerden, z. B. bei sakralen Radikulopathien, sind vorangegangene Operationen, die Fibrosen, Narben, thermische Zerstörungen (Koagulationsfolgen), Ischämien, Durchtrennungen und Kompressionen von Nervenstrukturen etc. zur Folge haben können. (Man mag dies übrigens erneut als Plädoyer für Augenmaß bei der Indikationsstellung nehmen.)

Therapeutisch werden die identifizierten Nerven dabei zunächst aus endometriose- oder operationsbedingten fibrotischen Ummauerungen befreit (Neurolyse des N. pudendus, der Sakralwurzeln, des N. ischiadicus u. a.), unter Umständen ist hiermit bereits eine Besserung erreicht. Unabhängig von der Beseitigung mechanischer Befunde der geschilderten Art werden bei der Neuromodulation spezielle Elektroden (»Neuroprothesen«) implantiert, um Impulse an die entsprechenden Nerven zu leiten. Diese LION-Technik (laparoscopic implantation of neuroprothesis) wurde für die Erholung der bei querschnittsgelähmten oder pelvin operierten Patienten gestörten Blasen- und Mastdarmfunktion entwickelt (Possover et al. 2007). Das Verfahren mag als ultima ratio in Frage kommen und gehört in die Hände der wenigen damit Vertrauten (Possover u. Forman 2014). Die gewollte Durchtrennung pelviner Nervenstrukturen (präsakrale Neurektomie, uterine Nervenablation [LUNA]) erschien eine Zeit lang als neuer Weg, ist ihre Effektivität in randomisierten Langzeitstudien allerdings schuldig geblieben. Weil diese ablativen chirurgischen Maßnahmen Nerven tatsächlich **durchtrennen** – in diesem Fall Teile des oberen und unteren hypogastrischen Plexus – können sich chronische Unterbauchschmerzen im Gegenteil sogar verstärken (Latthe et al. 2007, Possover et al. 2007, Possover 2009, Possover u. Forman 2014).

11.6 Fallbeispiel

Das Dilemma der chirurgischen Therapie chronischer Unterbauchschmerzen mag abschließend an einem Fall exemplifiziert werden: Eine 53-jährige Frau sucht uns wegen chronischer Unterbauchbeschwerden auf. Sie befindet sich seit einigen Jahren in der Postmenopause und betont gleich zu Anfang des Gesprächs, dass sie nur Gutes über unsere Abteilung – insbesondere die operative Qualität – gehört habe. Chronische Unterbauchbeschwerden bestünden etwa seit der Geburt der Tochter, aktuell insbesondere linksseitig und unmittelbar suprasymphysär, was sie genau dem Uterus zuordnen könne (eine so exakte, punktuelle Angabe ist eher untypisch bei chronischen Unterbauchschmerzen). In der Anamnese finden sich eine minimale Endometriose, eine Appendektomie und eine rechtsseitige Salpingo-Oophorektomie. Es hätten für die Eingriffe klare Indikationen bestanden, die sich aus den mitgebrachten Unterlagen nicht mehr eindeutig rekonstruieren lassen. Gleichwohl persistierten jeweils unspezifische Beschwerden.

Wegen einer Divertikulose, die man anschließend diagnostiziert und für die Beschwerden verantwortlich gemacht habe, war Jahre später eine laparoskopisch-assistierte kolorektale Resektion mit End-zu-End-Anastomose erfolgt, ohne dass sich die Schmerzen gebessert hätten. (Die nun betont linksseitigen Beschwerden bestünden wohl seitdem).

Die Patientin macht geltend, dass sie sich mit ihren zwei behandelnden Gynäkologinnen bereits auf eine »sanierende« Operation verständigt habe, worunter sie die Entfernung des Uterus und der linken Adnexe verstehe. Sie sei überzeugt, dass ihr Schmerzproblem damit behoben würde. Wir kontaktieren die genannten vorbehandelnden Kolleginnen: Eine unterstützt das Ansinnen der Patientin (Einweisungsdiagnose: »chronische Metritis«), die andere rät von der Hysterektomie unter Hinweis auf eine wahrscheinlich psychosomatische Genese ab. Unsererseits wird mit der Patientin mehrfach im Vorfeld gesprochen. Wir sind mit der Entscheidung nicht sehr glücklich und machen aus unserer skeptischen Haltung keinen Hehl. Die Patientin kann das akzeptieren und nimmt (zu unserer Erleichterung) einen möglichen Misserfolg der Operation ausdrücklich in Kauf. In die präoperative Abklärung und Beratung schließen wir unsere Viszeralchirurgen und Gastroenterologen mit ein. Eine aktuelle Kolorektoskopie ergibt einen unauffälligen Befund. Letztlich tragen wir die Entscheidung der Patientin mit.

Intraoperativ finden sich trotz der vorausgegangenen Operationen völlig adhäsionsfreie Verhältnisse, die Anastomose unauffällig, Restadnexe auf der rechten Seite, die linken Adnexe ohne pathologischen Befund. Eine organische Ursache für die geschilderten Beschwerden ist nicht erkennbar. Es wird eine komplikationslose laparoskopische suprazervikale Hysterektomie mit Entfernung der rechten Restadnexe und der linken Adnexe durchgeführt.

Schon am Morgen des ersten postoperativen Tages äußert die Patientin, dass die suprasymphysären Beschwerden gebessert seien. Am zweiten postoperativen Tag wird das intraperitoneale Drain in einer durch die Patientin als unvermittelt und forsch erlebten Weise entfernt; sie gibt seitdem Beschwerden an der Austrittsstelle der Drainage an. Die Patientin kann die Klinik nach nur wenigen Tagen verlassen, bei der Entlassung ist alles in Ordnung, nur die Drainagestelle schmerzt. Nach 2 Wochen ohne Besserung diesbezüglich lässt die Patientin eine Computertomografie durchführen, um an der genannten Lokalisation einen pathologischen Befund auszuschließen bzw. auf einen bei der Operation möglicherweise zurückgelassenen Fremdkörper untersuchen zu lassen; die CT resultiert in einem unauffälligen Befund.

Nach 6 Wochen wird die Patientin telefonisch kontaktiert: Ihre Enttäuschung ist zu spüren, die Austrittsstelle der Drainage bereitet neue, vor der Operation nicht gekannte Beschwerden. Es fällt schwer, sie zu überzeugen, dass beim Eingriff »alles gut gelaufen« ist. Ein erneutes Gespräch nach nun 6 Monaten führt die Patientin mit uns aus einer psychiatrischen Einrichtung, wo sie inzwischen wegen einer »Depression« behandelt werde. Es gehe ihr insgesamt nicht gut. Die Unterbauchbeschwerden seien nicht verschwunden bei Betonung im Bereich der Drainageaustrittsstelle.

11.7 Fazit

Die operativen Möglichkeiten zur Beeinflussung chronischer Unterbauchschmerzen bei Frauen sind limitiert. Sie versprechen dann Erfolg, wenn definierte pathologische Befunde vorliegen, wie das für die Endometriose bzw. Adenomyose in besonderem Maße gilt.

In Abwesenheit eines pathologischen, anatomischen Korrelats – davon darf man je nach Studie in 10–92% der unter dieser Indikation laparoskopierten Patientinnen ausgehen (Siedentopf et al. 2009, s. oben) – ist Zurückhaltung mit operativen Maßnahmen geboten, denn was will man operieren? (Das gilt auch für die wiederholte Endometrioseoperation.) Die Patientin verdient die Ehrlichkeit, dass, im Falle eines geplanten Wiederholungseingriffs, die erneute Operation mit hoher Wahrscheinlichkeit wenig Aussicht auf Erfolg haben wird. Alternative Therapiemöglichkeiten dann aufzeigen zu können setzt beim gynäkologischen Operateur allerdings die Kenntnis dieser Optionen voraus.

Der souveräne Operateur achtet darauf, dass solche Frauen nicht ständig Eingriffen unterzogen werden, die oft nicht helfen – worum er aber gleichwohl nicht selten von Betroffenen und betreuenden Ärzten ersucht wird. Es schmeichelt der »chirurgischen Eitelkeit«, in dieser Situation konsultiert zu werden. Aber hier ist Widerstand die wohl vornehmere und richtige Entscheidung, auch wenn man, ehrlich gestanden, nicht leicht zu ihr kommt.

Literatur

ACOG Practice Bulletin No. 51 (1994) Chronic pelvic pain. Obstet Gynecol 103: 589–605

Baker PN, Symonds EM (1992) The resolution of chronic pelvic pain after normal laparoscopy findings. Am J Obstet Gynecol 166: 835–836

Candiani GB, Fedele L, Vercellini P, Bianchi S, Di Nola G (1991) Repetitive conservative surgery for recurrence of endometriosis. Obstet Gynecol 77: 421–424

Carlson KJ, Miller BA, Fowler FJ Jr (1994a) The Maine Women's Health Study: I. Outcomes of hysterectomy. Obstet Gynecol 83: 556–565

Carlson KJ, Miller BA, Fowler FJ Jr (1994b) The Maine Women's Health Study: II. Outcomes of nonsurgical management of leiomyomas, abnormal bleeding, and chronic pelvic pain. Obstet Gynecol 83: 566–572

Creton D, Hennequin L, Kohler F, Allaert FA (2007) Embolisation of symptomatic pelvic veins in women presenting with non-saphenous varicose veins of pelvic origin - three-year follow-up. Eur J Vasc Endovasc Surg 34:112–117

Donnez J, Vázquez F, Tomaszewski J, et al.; for the PEARL III and PEARL III Extension Study Group (2014) Long-term treatment of uterine fibroids with ulipristalacetate. Fertil Steril [Epub ahead of print]

Ganeshan A, Upponi S, Hon LQ, Uthappa MC, Warakaulle DR, Uberoi R (2007) Chronic pelvic pain due to pelvic congestion syndrome: the role of diagnostic and interventional radiology. Cardiovasc Intervent Radiol 30:1105–1111

Gizzo S, Saccardi C, Patrelli TS et al. (2014) Magnetic resonance-guided focused ultrasound myomectomy: safety, efficacy, subsequent fertility and quality-of-life improvements, a systematic review. Reprod Sci 21:465–476

Hammoud A, Gago LA, Diamond MP (2004) Adhesions in patients with chronic pelvic pain: a role for adhesiolysis? Fertil Steril 82: 1483–1491

Hegenscheid F, Schubert M (1990) Varikosis pelvis– eine behandelbare Ursache für chronische Unterbauchschmerzen bei Frauen?Zentralbl Gynäkol 112:1157–1162

Latthe PM, Proctor ML, Farquhar CM, Johnson N, Khan KS (2007) Surgical interruption of pelvic nerve pathways in dysmenorrhea: a systematic review of effectiveness. Acta Obstet Gynecol Scand 86: 4–15

Munro MG (2011) Uterine leiomyomas, current concepts: pathogenesis, impact on reproductive health, and medical, procedural, and surgical management. Obstet Gynecol Clin North Am 38: 703–731

Possover M, Baekelandt J, Chiantera V (2007) The laparoscopic approach to control intractable pelvic neuralgia: from laparoscopic pelvic neurosurgery to the LION procedure. Clin J Pain 23: 821–825

Possover M (2009) Laparoscopic management of neural pelvic pain in women secondary to pelvic surgery. Fertil Steril 91: 2720–2725

Possover M (2014) Pathophysiologic explanation for bladder retention in patients after laparoscopic surgery for deeply infiltrating rectovaginal and/or parametric endometriosis. Fertil Steril 101: 754–758

Possover M, Forman A (2014) Neuropelveological assessment of neuropathic pelvic pain. Gynecol Surg 11:139–144

Siedentopf F, Kölm P, Kentenich H, Hrsg. (2009) Chronischer Unterbauchschmerz der Frau. S2k Leitlinie. S. Kramarz, Berlin

Stones RW, Mountfield J (2000) Interventions for treating chronic pelvic pain in women. Cochrane Database Syst Rev 2: CD000387

Swank DJ, Swank-Bordewijk SC, Hop WC, van Erp WF, Janssen IM, Bonjer HJ, Jeekel J (2003) Laparoscopic adhesiolysis in patients with chronic abdominal pain: a blinded randomised controlled multi-centre trial. Lancet 361: 1247–1251

Toor SS, Jaberi A, Macdonald DB, McInnes MD, Schweitzer ME, Rasuli P (2012) Complication rates and effectiveness of uterine artery embolization in the treatment of symptomatic leiomyomas: a systematic review and meta-analysis. AJR Am J Roentgenol 199:1153–1163

Ulrich U, Drienko E, Müller F, Keckstein J (2012) Chirurgische Therapie der Endometriose: Möglichkeiten und Grenzen. Med Forschg. Exzellenzforschung in der Medizin 3: 56–6.

Ulrich U, Hrsg. (2013) Gynäkologische Onkologie. Ein Kompendium für die Klinik. De Gruyter, Berlin

Ulrich U, Hrsg. (2013) Interdisziplinäre S2k-Leitlinie für die Diagnostik und Therapie der Endometriose. Zuckschwerdt, München

Komplementäre Therapieansätze

M. Engelsing

M. Sillem et al. (Hrsg.), *Leitsymptom chronischer Unterbauchschmerz der Frau*,
DOI 10.1007/978-3-662-43669-1_12, © Springer-Verlag Berlin Heidelberg 2015

12.1 Begriffsbestimmung und Studienlage

Unter dem Begriff der Komplementärmedizin wird eine Vielzahl von Therapieverfahren verstanden, die komplementär, also ergänzend, zur konventionellen, evidenzbasierten Medizin angewendet werden. Dazu zählen Homöopathie, Akupunktur, Phytotherapie, Diätetische Ansätze (auf die im Folgenden nicht näher eingegangen wird), Bewegungstherapie und viele mehr. Allen gemeinsam ist, dass es sich um Verfahren handelt, die auf Erfahrungsheilkunde basieren. Es liegt also in der Regel keine dem aktuellem Anspruch an mit den Methoden der Wissenschaft belegbare Evidenz vor. Jedoch kann sich die Erfahrungsheilkunde auf eine umfangreiche, **teils jahrhundertealte Tradition** berufen. Zudem gibt es zunehmend Bemühungen, dieses Wissen in die Lehre der wissenschaftlichen Medizin zu integrieren. In Deutschland gibt es Lehrstühle für Komplementärmedizin an den Universitäten Charité Berlin, Duisburg-Essen, TU München, Rostock und Witten-Herdecke.

Jarrell et al. aus Kanada sprechen in Ihrem Artikel »Consensus Guidelines for the Management of Chronic Pelvic Pain« nach umfangreicher Recherche der zur Verfügung stehenden Daten zwischen 1982 und 2004 die Empfehlung aus, dass der chronische Unterbauchschmerz der Frau am effektivsten von einem multidisziplinären Team zu behandeln sei, das auch Bewegungstherapie und psychologische Verfahren einbezieht.

Carinci et al. von der Harvard Universität in Boston, MA, USA, haben systematisch die Studienlage zu der Frage »Komplementäre und Alternative Behandlungen von Chronischem Unterbauchschmerz« in den Jahren 2007–2012 untersucht. Sie fanden wie erwartet heraus, dass die Inanspruchnahme komplementärmedizinischer Methoden durch die Bevölkerung groß ist und weiter zunimmt und die Ergebnisse viel versprechend sind, aber die Datenlage letzten Endes nicht ausreichend validiert ist. Viele der Studien erreichen kein Signifikanzniveau.

Zu weiterreichenden Erwägungen und tieferem Verständnis der Schwierigkeiten von wissenschaftlichen Studien im Bereich der Komplementärmedizin siehe Gerhard u. Kiechle: Gynäkologie integrativ (s. Literaturverzeichnis).

12.2 Komplementäre Therapieverfahren

12.2.1 Akupunktur

Akupunktur – das Einstechen von feinen Metallnadeln an genau definierten Körperstellen, den sog. Akupunkturpunkten, welche entlang von Energiebahnen, Meridianen, aufgesucht werden – gehört zu den ältesten bekannten Therapieverfahren und ist ein Teilgebiet der Traditionell Chinesischen Medizin. Aus der Sicht der Traditionell Chinesischen Medizin bedeutet Gesundheit den ausgeglichenen Zustand von Yin und Yang, dem weiblich-passiven und männlich-aktiven Energiepol, und damit ein ungestörtes Fließen der Lebensenergie Chi.

Gerade bei funktionellen Beschwerden, zu denen in der Gynäkologie neben Zyklusstörungen, dem Prämenstruellen Syndrom und der Dysmenorrhoe nach Abklärung sonstiger Ursachen auch die chronischen Unterbauchschmerzen zählen, kann die Akupunktur sehr wirksam sein.

Ihre Anwendung setzt eine fundierte Ausbildung voraus. Diese wird durch ein Akupunktur-Diplom nachgewiesen. Ausbildungsstellen sind über die jeweiligen Ärztekammern erfahrbar.

Bestmögliche Erfolge werden erzielt, wenn die Akupunktur von Therapeuten ausgeführt wird, die das **gesamte Spektrum der Chinesischen Medizin** beherrschen. Zu dieser zählt die Diagnostik über Zunge und Puls und die genaue Muster- und Syndrom-Differenzierung westlicher Diagnosen in Chinesische Muster, die chinesische Kräuterheilkunde und Ernährungslehre, eine spezielle manuelle Therapie sowie die Bewegungsformen Tai Chi und Chi Gong.

Bei chronischen Unterbauchschmerzen kann die Akupunktur nach entsprechender differenzialdiagnostischer Abklärung beeindruckende Erfolge erzielen. Eine Schmerzlinderung und nicht selten sogar Schmerz- und Beschwerdefreiheit sind möglich und beschrieben worden. Dazu ist eine wöchentliche Behandlung über 2–3 Menstruationszyklen erforderlich, Liegedauer der Nadeln jeweils ca. 20–30 min. In einer Pilotstudie konnten sehr ermutigende Erfolge der Akupunktur gerade bei chronischem Unterbauchschmerz nachgewiesen werden. Hauptpunkte sind dabei MP6, Ren Mai 3, Ren Mai 4, Ren Mai 6, Bl 31, Du Mai 4, Le 3, lokale Bl-Meridianpunkte.

12.2.2 Neuraltherapie

Die Neuraltherapie ist die therapeutische Anwendung von Lokalanästhetika. Sie beruht auf der sog. **vegetativen Wirkung der Lokalanästhetika**; das ist die über die pharmakokinetisch definierte Anästhesiezeit hinausgehende analgetische Wirkung infiltrierter Lokalanästhetika. Diese ist empirisch insbesondere bei Schmerzzuständen aller Art hervorragend belegt, Studien zum Nachweis der Wirkungssignifikanz im Fachgebiet der Gynäkologie existieren nicht.

Die Infiltration der Lokalanästhetika erfolgt dabei entweder lokal direkt am Schmerzort oder in einem zugeordneten Bereich, Segment, der Beschwerden. Zur Behandlung chronischer Unterbauchschmerzen sind in der Regel 2–5 Sitzungen erforderlich, dabei können gute Erfolge erzielt werden. Diese sind in erheblichem Umfang von Indikationsstellung sowie Erfahrung und Kompetenz des Behandlers abhängig. Mögliche Nebenwirkungen sind insbesondere allergische Reaktionen bis hin zum anaphylaktischen Schock, passagere Paresen und Hämatome. Die Anwendung bedarf der fundierten Ausbildung, diese ist über die neuraltherapeutischen ärztlichen Gesellschaften möglich (► www.dgfan.de, ► www.zaen.de, ► www.medwoche.de).

12.2.3 Anthroposophische Medizin

Die anthroposophische Medizin, entwickelt zu Beginn des zwanzigsten Jahrhunderts von der Ärztin Ita Wegmann und dem Begründer der Anthroposophie, Rudolf Steiner, ist eine integrative Medizin, die das Wissen der konventionellen Medizin mit der Prozesshaftigkeit alles Lebendigen, dem Wissen um Seele und Ich-Struktur, verbindet. Ihr liegt das anthroposophische Menschenbild zugrunde, welches die Drei-Gliedrigkeit des menschlichen Seins, das Eins-Sein von Körper, Seele und Geist, betont, und zudem das Prinzip des Lebens oder der Lebendigkeit berücksichtigt. Krankheit wird als Ungleichgewicht dieser Pole verstanden.

Die Anthroposophie ist die Wissenschaft vom Menschen (anthropos = griechisch für »der Mensch« und sophia= griechisch für Weisheit, Wissen). Die sehr umfangreiche Ausbildung erfolgt über die Gesellschaft anthroposophischer Ärzte, ► www.anthroposophische-aerzte.de, und den Dachverband anthroposophischer Medizin, ► www.damid.de.

Anthroposophische Therapie versteht sich als **Unterstützung der regulativen Selbstheilungskräfte** und umfasst Heileurythmie, eine Bewegungslehre, künstlerische Therapien wie Malen, plastisches Gestalten, Musizieren und Sprachtherapie, rhythmische Massagen, die Biografie-Arbeit und eine umfangreiche medikamentöse Therapie, bei der Phytotherapeutika und Medikamente auf mineralischer Basis in zumeist homöopathischer Dosierung zur Anwendung kommen. Diese muss zur Therapie der chronischen Unterbauchschmerzen von einem in der anthroposophischen Medizin erfahrenen Arzt angewendet werden. Es empfiehlt sich eine solche Therapie im Rahmen eines stationären Aufenthalts oder einer Kur, da nur in einem solchen Rahmen die umfangreichen und teils zeitlich aufwendigen Verfahren zur Anwendung kommen können.

12.2.4 Homöopathie

Von Samuel Hahnemann Ende des 18. Jahrhunderts begründet, stellt die Homöopathie wie die Traditionell Chinesische Medizin, die Anthroposophie und die aus Indien kommende Ayurvedische Medizin eine Heilmethode durch **Anregung der Selbstheilungskräfte**, der Lebenskraft, dar.

Dazu werden nach ausführlicher Anamnese, die nicht nur die Lokalsymptome, sondern auch die gesamte Eigen- und Jetzt-Anamnese, die Allgemeinsymptome, psychisches Ergehen und auch die Familiengeschichte umfasst, homöopathische Arzneien verabreicht. Dieses sind v. a. Milchzuckerkügelchen, sog. **Globuli**, die in hoher Verdünnung in der Regel chemisch nicht mehr nachweisbare Stoffe aus dem Mineralien-, Pflanzen- und Tier-Reich enthalten. Diese sind zudem gemäß den Erkenntnissen Hahnemanns verschüttelt, also potenziert, worden. Gängige Dosierungen, Potenzen, sind D- oder C-Potenzen, also dezesimale oder centesimale Verdünnungsreihen. Auch die Verabreichung von Arzneien in Tropfenform, oft in 50.000-fachen Verdünnungsreihen, ist üblich.

Diese werden auf die Gesamtheit der in der umfangreichen Anamnese erhobenen Symptome hin verschrieben, die passende Arznei wird nach sehr exakten Vorschriften aus der Arzneimittellehre ausgewählt. Diese beruht auf sehr dezidierten Erkenntnissen der Erfahrung sowie aus Wissen um die Heilwirkungen der zugrunde liegenden Stoffe. Dabei kommt das sog. **Ähnlichkeitsprinzip**, »Similia similibus curentur«, zur Anwendung. Dieses bedeutet, dass Ähnliches mit Ähnlichem geheilt werden kann, also eine solche Arznei ausgewählt werden muss, die bei Gesunden ähnliche Symptome hervorrufen würde wie die bei dem Kranken zu heilenden.

Bei chronischen Unterbauchschmerzen muss diese ausführliche Form der konstitutionellen oder klassischen Homöopathie zur Anwendung kommen; ein rein symptomatisches, beschwerdebezogenes Vorgehen, wie z. B. bei hormonellen Beschwerden oder der Schwangerschaftsübelkeit möglich, ist bei dieser Indikation nicht sinnvoll.

Die Erfolge hängen unbedingt von der Expertise der homöopathischen Arbeit und der Erfahrung des Anwenders ab. Die Homöopathie als Methode kann in einer dreijährigen Ausbildung über den Zentralverband homöopathischer Ärzte, ▶ www.dzvhae.de, erlernt werden und führt zu der Zusatzbezeichnung Homöopathie für Ärzte.

Die ausreichende Studienlage besteht nicht, wohl aber sehr umfangreiches Erfahrungswissen. Die Homöopathie kann sehr gut mit Verfahren der Körpertherapie und auch der Psychotherapie sowie mit Entspannungsverfahren kombiniert werden.

12.2.5 Phytotherapie

Die therapeutische Anwendung von Heilpflanzenextrakten ist seit jeher wichtiger Bestandteil der Erfahrungsheilkunde. Viele der in der modernen wissenschaftlichen Medizin angewendeten pharmakologischen Substanzen enthalten Wirkstoffe pflanzlichen Ursprungs. Bekanntestes Beispiel hierfür sind die Digitalisglykoside.

Das Arzneimittelgesetz unterscheidet zwischen **traditionell angewandten Phytopharmaka** und den **rationalen Phytopharmaka**, welche eine Zulassung zum Arzneimittelgesetzbuch haben. Letztere werden zumindest teilweise auch von den Krankenkassen bezahlt.

Zur Anwendung kommen Pflanzensäfte und getrocknete Pflanzenstoffe, die Blüten, Stängel oder Früchte der Heilpflanzen enthalten. Die genaue Kenntnis der wirksamen Pflanzenbestandteile, deren Ernte, Trocknung, Zubereitung und Anwendung der entsprechend wirksamen Pflanzenteile, ist eine sehr wichtige Grundlage wirkungsvollen und nebenwirkungsfreien phytotherapeutischen Arbeitens.

> **Mögliche Nebenwirkungen der Pflanzenarzneien sowie Wechselwirkungen mit bereits vorhandener Medikation müssen unbedingt Beachtung finden. Beispiel hierfür ist die Interaktion von den antidepressiv und stimmungsaufhellend wirkenden Johanniskrautextrakten mit hormonellen Kontrazeptiva.**

Die signifikante Wirksamkeit der Phytotherapie bei chronischen Unterbauchschmerzen konnte in einer kleinen Studie belegt werden (Carinci et al. 2013). Zur Anwendung kommen pflanzliche Spasmolytika. Diese können z. B. in Form eines Heiltees über einen definierten Zeitraum von 2–3 Zyklen getrunken werden, täglich ca. ein halber Liter. Dazu wird ein gehäufter Esslöffel der unten genannten Pflanzenmischung mit einem halben Liter Wasser übergossen, welches zuvor gekocht hat, und kann getrunken werden, nachdem die Mischung ca. 10 min gezogen hat.

Heiltee bei Unterbauchschmerzen

Gänsefingerkraut, Schafgarbenkraut, Melissenblätter, Frauenmantelkraut und Kamillenblüten zu jeweils gleichen Teilen werden gemischt und als Tee aufgegossen.

Diese Verordnung beruht auf Erkenntnissen der Erfahrungsmedizin.

Dabei steht bei Melisse, Gänsefingerkraut und den Kamillenblüten die krampflösende Wirkung im Vordergrund. Die Schafgarbe ist von alters her als Heilpflanze bei vegetativer Dystonie des kleinen Beckens, der sog. Parametropathia spastica, bekannt. So kann auch eine Kur mit Schafgarben-Tee über 6–8 Wochen, evtl. sogar wiederholt,

Linderung bei chronischen Unterleibsschmerzen bringen. Verwendung findet hier das ganze blühende Kraut. Möglich ist auch die Einnahme eines Frischpflanzensafts, 3-mal täglich 1 Esslöffel, zu den Mahlzeiten.

Vorsicht ist geboten bei Allergikerinnen: Die Schafgarbe gehört wie das Gänsefingerkraut zur Familie der Korbblütler. Kreuzallergien zu anderen Pflanzenstoffen und Nahrungsmitteln sind möglich. Eine Allergie-Anamnese muss vor der Verordnung erfolgen.

Frauenmantel wirkt ausgleichend auf den hormonellen Zyklus und das Menstruationsergehen und findet zusätzlich Anwendung.

Urtinktur

Eine sehr schöne Alternative zur Anwendung von Heiltees in der Phytotherapie ist die Arbeit mit Urtinkturen. Dieses sind hochkonzentrierte Pflanzentropfen, die aus Frischpflanzenextrakten in alkoholischer Lösung hergestellt werden. Sie sind hoch wirksam.

Infrage kommen als Urtinkturen hier z. B. Melisse, Alchemilla (Frauenmantel) oder Chamomilla (Kamille), die Dosierung richtet sich dabei nach den Herstellerangaben und schwankt zwischen 1- bis 3-mal 3–10 Tropfen täglich über einen Zeitraum von 6–8 Wochen.

Nach dem zunächst besprochenen Zeitraum der phytotherapeutischen Therapie sollte immer zusammen mit dem Behandler eine erneute Bestandsaufnahme gemacht werden, um das weitere Vorgehen zu besprechen.

12.2.6 Balneo-, Hydro- und Thermotherapie

Naturheilverfahren als Maßnahmen, die Eigenregulation und Selbstheilung unterstützen und anregen, umfassen auch die Bäder- und Wärme-Therapie. Die Heilreize Wärme und Kälte, Licht und Luft, Wasser, Erde und Bewegung und Ruhe dienen dazu, und helfen zu mehr Balance und Wohlergehen.

Bei chronischen Unterleibsschmerzen kommen hier insbesondere **Bäder** zur Anwendung. Je nach Zusatz (z. B. Sole) wirken diese diuretisch, analgetisch, durchblutungsfördernd, muskelrelaxierend und allgemein entspannend. Diese können als kalte (<28°C), temperaturindifferente (34–35°C), warme (36–37°C) oder heiße (>38°C) Bäder durchgeführt werden. Der Zusatz von Sole oder Heilpflanzenölen, z. B. Rosmarinöl, oder von Zusätzen von Kamille, Melisse oder Heublumen, wirkt dabei unterstützend.

Sole ist dabei definiert als ein Heilwasser, welches mehr als 14 g/kg NaCl enthält. Quellwasser, die mehr als 10 g Mineralien pro 1000 kg enthalten, z. B. Eisen, Jodid, Schwefel oder Kohlenmonoxid, werden als Heilwässer bezeichnet. Kommen diese aus einer Quelle mit einer natürlichen Temperatur von >20°C, spricht man von Therme.

Zudem gibt es gute Erfahrungen mit der Verwendung von **Wärmeträgern**. Diese wirken hyperämisierend, vasodilatatorisch, muskelrelaxierend, krampflösend, analgetisch und allgemein entspannend. Wirkungsvoll ist ebenso die einfache Wärmflasche, wie Fango-Packungen oder Wärme-Gel-Packungen, Heublumen- oder Kirschkernsäckchen.

In der gynäkologischen Bädertherapie sind zudem Moore, torfhaltige Segmente, sehr bewährt. Ihre Anwendung führt zu Vasodilatation und Durchblutungssteigerung im Körperkern, und damit zu einer milden Hyperthermie und in Folge Spasmolyse und Analgesie.

Zudem verfügen Torfinhaltsstoffe in unterschiedlichem Maß über chemische Wirkungen, die u. a. eine Synthesehemmung von Prostaglandinen und Leukotrienen hervorrufen können, und damit Entzündungsgeschehen und Schmerzempfinden beeinflussen.

Mit der Indikation chronischer Unterleibsschmerzen werden **Moorbäder** ebenso wie **Moortamponaden** mit gutem Erfolg angewendet. Dieses sollte nur von ausgebildeten Balneologen durchgeführt werden, und kann sehr gut im Rahmen einer Kur zusammen mit diätetischer Beratung und Anwendung sonstiger Naturheilverfahren wahrgenommen werden.

12.2.7 Manuelle Therapien

Osteopathie

Osteopathie im eigentlichen Sinne steht für ein Diagnose- und Therapiekonzept, das auf den US-Amerikaner Andrew Taylor Still zurückgeht und von diesem ab 1885 entwickelt wurde. Still geht davon aus, dass der Körper eine Funktionseinheit bildet. Störungen in einem Bereich wirken sich auch auf andere Bereiche aus; durch die Behandlung des Knochengerüstes und des Bewegungsapparates lassen sich daher Störungen des gesamten Organismus beheben. Zentraler Gedanke ist, dass alle Körperfunktionen von der Ver- und Entsorgung durch das Gefäß- und Nervensystem abhängen. Arterienverkalkung, blockierte Gelenke oder Muskelverspannungen können die Versorgung des Körpers durch den Blutkreislauf und das Lymphsystem behindern und führen zu Symptomen. Bei Störungen der Versorgung wird der Körper laut Still versuchen, dies zu kompensieren. Der Osteopath kann nach seiner Theorie mit den Händen die Grundspannung von Muskeln, Knochen und Gelenken feststellen und so gestörte Funktionen erkennen. Die osteopathische Arbeit aktiviert und fördert so die Selbstheilungskräfte.

Allgemein gehen Osteopathen grundlegend davon aus, dass eine perfekte Ausrichtung des muskuloskelettalen Systems Hindernisse in Blut- und Lymphgefäßen eliminiert und so zu einem optimalen Gesundheitszustand führt. Zur Erreichung der idealen Ausrichtung wurde eine Reihe manipulativer Techniken entwickelt, die vom Osteopathen ausgeübt werden.

Zur Behandlung chronischer Unterleibsschmerzen durch Osteopathie gibt es keinen wissenschaftlichen Wirkungsnachweis. Erfahrungsberichte sind aber sehr vielversprechend. Die Methode ist **im Rahmen eines ganzheitlichen Therapiekonzepts** zu sehen und sicher empfehlenswert.

Massage

Massagen wirken nicht nur tonisierend oder detonisierend auf die Muskulatur, sondern bewirken auch eine Durchblutungssteigerung und Entstauung, und damit Schmerzreduktion, sowie eine Normalisierung der vegetativen Dysregulation im zur Muskulatur gehörigen Segment. Als solche gehört diese Methode ebenso wie die Osteopathie zu einem **ganzheitlichen Therapiekonzept** des chronischen Unterbauchschmerzes.

Training der Beckenbodenmuskulatur, Orientalischer Tanz

Jede Aktivierung der Muskulatur von Bauch, unterem Rücken und Becken bewirkt neben konsekutiv verbesserter Entspannung auch eine Steigerung der Durchblutung im Unterbauch. Zudem wird ein positiveres Körpergefühl entwickelt. Solche Methoden sind bei chronischen Unterleibsschmerzen, auch zur Durchbrechung des Schmerzkreislaufs, sehr bereichernd und können auch in Eigeninitiative durch die Betroffenen ausgeübt werden.

Feldenkrais, Entspannungsverfahren

Jeder chronisch Schmerz-Kranke leidet unter verstärkter Anspannung und Schmerz-Angst, was zu einem Teufelskreis von Schmerz-Angst-Schmerz führen kann. Darum sind in ein umfassendes Therapiekonzept chronischer Unterleibsschmerzen immer auch Entspannungsverfahren zu integrieren. Infrage kommen Autogenes Training, Progressive Muskelentspannung nach Jacobsen, Yoga und Chi Gong. Größere Studien zur Behandlung gynäkologischer Erkrankungen liegen für alle Verfahren nicht vor.

▪ Autogenes Training

Diese Methode der Auto-Suggestion wurde 1932 von J. H. Schultz als Übungsverfahren entwickelt. Unter Anleitung lernt der Übende, seinen gesamten Organismus bewusst zu entspannen und in einen ruhigen Atemrhythmus zu gelangen, dieses kann dann in Eigenregie fortgeführt werden.

▪ Progressive Muskelentspannung

Diese Methode wurde von dem Arzt und Psychologen Edmund Jacobsen (1885–1976) aus der Beobachtung des Zusammenhangs von Angst und erhöhtem Muskeltonus entwickelt. Es handelt sich um eine Technik der differenzierten Muskelan- und -entspannung. Sie eignet sich zur Behandlung von Schmerzzuständen aller Art, auch im gynäkologischen Bereich.

Yoga

Yoga ist eine indische philosophische Lehre, die eine Reihe körperlicher und geistiger Übungen umfasst. Der Begriff kann sowohl Vereinigung, als auch Integration bedeuten und meint die Wiederanbindung der Seele an den Körper und damit Spüren des Göttlichen, Verbundenheit mit dem, was größer ist als wir es sind. Die Übungen, Asanas, kombinieren körperliches Training mit Dehnung und Atemübungen. Sie bewirken verbessertes Körpergefühl und führen zu Wohlergehen und Gesundheit. Wichtig ist es, Yoga mit einem gut ausgebildeten Lehrer zu lernen und regelmäßig zu praktizieren.

Chi Gong

Chi Gong ist ein Sammelbegriff für eine Vielzahl von Körperübungen, die über Jahrtausende in China entwickelt worden sind. Sie stellen den aktiven Teil chinesischer Heilkunst (s. Traditionell Chinesische Medizin und Akupunktur) dar, den Weg des Übens, des eigenen Bemühens um Gesunderhaltung und Heilung. Das Wort Chi Gong leitet sich her von chi, was »Lebenskraft« heißt, sowie gong, was »beharrliches Üben« bedeutet. Dabei werden Körperhaltungen und Bewegungen geübt und eingebettet in Konzentrations- und Visualisierungsübungen, die auch das bewusste Einüben und Wahrnehmen von Anspannung und Entspannung beinhalten. Diese Übungen können nach dem Erlernen eigenständig praktiziert werden. Chi Gong wird als wunderbar wohltuend und sehr hilfreich erlebt, und gehört unbedingt in jedes umfassende Therapiekonzept chronischer Unterleibsschmerzen.

Feldenkrais

Die »Feldenkrais-Methode« ist ein körperorientiertes, pädagogisches Verfahren, welches nach seinem Begründer Moshé Feldenkrais (1904–1984), einem Physiker und Judo-Lehrer, benannt ist. Feldenkrais lehrte, dass sich durch die Schulung der kinästhetischen und propriozeptiven Selbstwahrnehmung grundlegende menschliche Funktionen verbessern und Schmerzen reduzieren lassen und dies allgemein zu als leichter und angenehmer empfundenen Bewegungen führt. Dabei orientiert sich die Feldenkrais-Methode am sog. »organischen Lernen«, wie es in der normalen Entwicklung vom Baby zum Kleinkind stattfindet, und von dem Feldenkrais aufgrund seiner Beobachtungen und Studien annahm, dass sich dieses Lernen auch über die Kindheit hinaus fortsetzen lässt. Zugrunde liegend ist das Wissen, dass Körper, Seele und Geist eins sind. So führt eine Veränderung im Bewegungsmuster des Menschen immer auch zu einer neuen Sicht des Lebens und der Selbst-Wahrnehmung. Die Übungen sind geeignet zur Therapie von Schmerzen und Bewegungseinschränkungen aller Art, und dienen neben der Schmerzlinderung oder -freiheit auch dem seelisch-geistigen Wachstum.

12.3 Fazit

Eine erfolgreiche Behandlung chronischer Unterleibsschmerzen wird immer ein Miteinander verschiedener Therapieverfahren bedeuten, nachdem zunächst eine ausführliche medizinische Diagnostik erfolgt ist. Die hier vorgestellten Verfahren sind sämtlich miteinander kombinierbar, wobei es sich empfiehlt, z. B. die Methoden der Traditionell Chinesischen Medizin untereinander zu kombinieren und miteinander anzuwenden, weil sie in einer Denk- und Sichtweise wurzeln. Zudem sind diese komplementärmedizinischen Verfahren mit allen konventionellen medizinischen Ansätzen, wie medikamentöser Analgesie oder operativer Sanierung kombinierbar, und ergänzen diese hervorragend.

Erhebungen zeigen unzweifelhaft, dass Naturheilverfahren von mindestens der Hälfte der Bevölkerung bevorzugt angewendet werden, oftmals in finanzieller Eigenleistung. Es wird immer wichtiger, das Wissen um die Möglichkeiten, aber auch Grenzen und Kontraindikationen dieser Methoden, in den wissenschaftlich-medizinischen Alltag zu integrieren.

Die indikationsbezogene Kenntnis der Möglichkeiten dieser Verfahren ist darum aus einem modernen und ganzheitlichen Therapiekonzept gerade chronischer Beschwerden nicht mehr wegzudenken. Komplementärmedizin als die konventionellen Therapien ergänzende und bereichernde Heilkunde ist State-of-the-Art gerade in der Behandlung chronischer Unterleibsschmerzen der Frau.

Literatur

Carinci AJ, Pathak R, Young M, Christo PJ (2013) Complementary and Alternative Treatments for Chronic Pelvic Pain. Curr Pain Headache Rep 17:316

Dittmar F, Loch EG, Wiesenauer M (2003) Naturheilverfahren in der Frauenheilkunde und Geburtshilfe. Möglichkeiten und Grenzen. Hippokrates-Verlag, Stuttgart

Engelsing AM (2008) Homöopathie ganz weiblich. Die sanfte Methode für umfassendes Wohlergehen. Haug-Verlag, Stuttgart

Gerhard I, Kiechle M, Hrsg. (2006) Gynäkologie Integrativ. Konventionelle und komplementäre Therapie. Elsevier GmbH Urban & Fischer Verlag, München 2006

Fintelmann V, Weiss R (2009) Lehrbuch der Phytotherapie. 12. Auflage, Hippokrates-Verlag, Stuttgart

Hebgen E (2004) Viszeralosteopathie-Grundlagen und Techniken. Hippokrates-Verlag, Stuttgart

Jarrell JF, Vilos GA, Allaire C et al. (2005) Consensus guidelines for the management of chronic plevic pain. J Obstet Gynaecol Can. 27 (9): 869–910

Kalbermatten R, Kalbermatten H (2011) Pflanzliche Urtinkturen: Wesen und Anwendung. AT-Verlag, München

Madejsky M (2010) Lexikon der Frauenkräuter. Inhaltsstoffe, Wirkungen, Signaturen und Anwendungen. AT-Verlag München

Römer A (2008) Akupunktur für Hebammen, Geburtshelfer und Gynäkologen. Ein Lehrbuch der Chinesischen Medizin. 4. Aufl. Hippokrates-Verlag, Stuttgart

Psychosomatische Therapie: Allgemeine Prinzipien und konkrete Handlungsempfehlungen

H. Kentenich

M. Sillem et al. (Hrsg.), *Leitsymptom chronischer Unterbauchschmerz der Frau*,
DOI 10.1007/978-3-662-43669-1_13, © Springer-Verlag Berlin Heidelberg 2015

13.1 Einleitung

Der chronische Unterbauchschmerz ist für die Frau eine starke Belastung, da sie über einen längeren Zeitraum Schmerzen verspürt und meist kein therapeutisches Konzept findet, um den Schmerzen zu begegnen. Analgetika wirken nur kurzfristig und bedeuten daher für die Patientin keine Besserung oder Heilung.

Für Patientin und Arzt kommen als Lokalisation die Organe des Unterbauchs in Betracht, wie Gebärmutter, Eileiter, Eierstock, Dünndarm, Dickdarm, Blase, möglicherweise aber auch Wirbelsäule und Rücken- und Beckenmuskulatur. Ein Problem besteht aber darin, dass an diesen Organen oft gar keine pathologischen Veränderungen gefunden werden können und die Suche nach der »Ursache« sowohl die Patientin als auch den Arzt oft »verzweifeln« lassen.

Die Abgrenzung zum **akuten Unterbauchschmerz** ist relativ einfach, da dieser kurzfristig eintritt. Aszendierende Genitalinfektionen unter Beteiligung der Gebärmutterschleimhaut, des Eileiters und Eierstocks sowie Stieldrehungen der Adnexe und Komplikationen in der Frühschwangerschaft (z. B. Eileiterschwangerschaft) sind meist gut zu diagnostizieren.

Die Patientin entscheidet in der Regel selbst, ob sie wegen diesen Beschwerden einen Frauenarzt, Allgemeinmediziner oder einen anderen Facharzt (Chirurgie, Urologie, Innere Medizin oder Orthopädie) konsultiert. Häufig ist der erste Ansprechpartner der Frauenarzt.

13.2 Erstgespräch

Neben einer gynäkologischen Untersuchung mit vaginaler Sonografie und eventueller Laboruntersuchung zum Ausschluss einer akuten Infektion (Leukozyten, CRP) sollte das ärztliche Gespräch im Vordergrund stehen. Mitunter ist die Patientin dem Gynäkologen schon bekannt, sodass er auf der bekannten biopsychosozialen Anamnese aufbauen kann. Wenn nicht, sollte er die Lebenssituation (Fokus: Partnerschaft, Schwangerschaft, Familie, Beruf, Belastungen) erfassen.

Auch wenn er den Eindruck hat, dass die Antworten der Patientin zur Schmerzsymptomatik immer subjektiv sind und oft nicht unbedingt zur schnellen Klärung führen, sollte er folgende Punkte genau erfragen (▶ Übersicht).

Erstgepräch

- Qualität des Schmerzes: krampfartig/stechend/dumpf
- Beschreibung: wortreich/wortkarg (affektive Tönung?)
- Ort:
  - punktuell/überall
  - rechts/mittig/links
  - wechselnd
  - ausstrahlend
- Häufigkeit:
  - täglich
  - morgens/mittags/abends
  - regelmäßig/unregelmäßig
  - in Ruhe/bei Belastung
  - zyklusabhängig/zyklusunabhängig (bei Zyklusabhängigkeit: Hinweis auf Endometriose)
- Seit wann? Lebensalter (meist <35 Jahre), körperliches Ereignis (Operation)
- Auslösende Situation?
  - Trennung/Todesfall/Arbeitsplatzverlust
  - Abruptio/Geburt/Menopause
- Konflikte:
  - Partner/Angehörige/Kinder
  - Freunde/Kollegen
- Was hilft?
  - Wärme/Ruhe
  - Bewegung/Ablenkung
  - Medikamente/Analgetika
- Wie viele Ärzte/Therapeuten wurden konsultiert?
- Beeinträchtigung der Lebensqualität (Partnerschaft, Arbeit, Sexualität)
- Sekundärer Krankheitsgewinn?
- Krankschrift
- Schwerbehindertenausweis
- Rente/Rentenansinnen
- Evtl. Schmerzkalender führen lassen (jedoch zeitlich begrenzt); Unterteilung in morgens/mittags/abends mit Schmerzintensivität bietet sich an

13.3 Subjektive Theorien zur Ätiologie

Häufig haben Patientinnen subjektive ursächliche Annahmen zu ihrem Unterbauchschmerz. Diese subjektiven Theorien werden oft durch bisherige »Diagnosen« des Arztes oder »Therapien« vermittelt. Dieses wären z. B. »Verwachsungen« oder »Entzündungen« von Genitale oder Blase.

Manchmal wird die Gebärmutter als »zu groß« oder als »zu klein« oder »abgeknickt« beschrieben. Zysten werden ebenfalls benannt, wobei darauf hinzuweisen ist, dass im Rahmen des Monatszyklus fast immer eine passagere zystische Veränderung an den Ovarien zu beobachten ist. In der ersten Zyklushälfte wäre dieses der heranwachsende Follikel, in der zweiten Zyklushälfte das Corpus luteum. Auch werden Hinweise auf »Durchblutungsstörungen« benannt. Mitunter steht die Befürchtung einer Krebserkrankung im Raum.

Selten vermerkt eine Patientin, dass die Schmerzen möglicherweise »psychisch« bedingt seien. Hier sollte der Arzt dieses aufgreifen, aber nicht zu sehr isolierte psychiatrische Krankheitsbilder in den Vordergrund stellen, sondern die Lebens- und Belastungssituation erfragen.

13.4 Arzt-Patientin-Gespräch

Grundlegendes zur Gesprächsführung bei chronischem Schmerzsyndrom ist im Beitrag von Frau PD Dr. Constanze Hausteiner-Wiehle in diesem Buch enthalten (▶ Kap. 4).

Da meist **keine eindeutige »organische« Diagnose** festgestellt werden kann, gelten die Patientinnen als »schwierige Patientinnen«. Sie lehnen die Einbeziehung psychosomatischer Gesichtspunkte zunächst eher ab. Die Frauen sind auf eine somatische Sichtweise fixiert und insofern bedarf es oft mehrerer Gespräche gemäß Psychosomatischer Grundversorgung, sie mit einer »psychosomatischen Sichtweise« vertraut zu machen, zumal der bisherige gemeinsame Wunsch in der Arzt-Patientin-Beziehung bestand, eine organische Sichtweise in den Vordergrund zu stellen.

Beim Arzt werden **negative Übertragungsgefühle** ausgelöst, da ihm diese Patientin vieles abfordert, sich eine »einfache Lösung« nicht anbietet und sie mitunter auch den zeitlichen Ablauf der Sprechstunde blockiert. Insofern sollte er relativ früh entscheiden, ob er der Patientin einen neuen Termin mit einem Zeitfenster von etwa 20 min (entsprechend der »Psychosomatischen Grundversorgung) zur Verfügung stellt.

Der **Begriff »psychisch«** wird von den Patientinnen oft missverstanden oder abgelehnt, da sie grundsätzlich eher auf eine biologische Sichtweise (u. a. durch die früheren Arztkontakte) orientiert sind. Unter »psychisch« verstehen sie mitunter »irre sein« oder dass die Beschwerden als »eingebildet« angenommen werden. Insofern sollte man in den ersten Gesprächen den Begriff »psychisch« entweder über Stresskonzepte gut erklären oder zunächst vermeiden.

Im Laufe des Erstgesprächs sollte der Arzt aber verdeutlichen, dass nur eine gemeinsame **Sichtweise von psychischen und somatischen Faktoren** bei Schmerzsyndromen (wie bei allen anderen Arztkontakten) sinnvoll ist. Erklärungen wie, »dass ein Kopf nicht ohne einen Körper und ein Körper nicht ohne einen Kopf zu verstehen sind« helfen weiter. Diese ärztliche Haltung trifft allgemein auch für die Schwangerenvorsorge, eine Krebserkrankung, aber auch für eine »Pillenverordnung« zu.

Mitunter ist es auch sinnvoll, auf andere vertraute Krankheitsbilder zurückzugreifen. Einfache Erklärungen z. B. von anderen Schmerzsyndromen wie der Migräne sind möglich. Hier können Patientinnen nachvollziehen, dass jemand bei Migräne sehr starke Kopfschmerzen haben kann, ohne dass »Verwachsungen« oder »Verklebungen« oder ein Tumor die Ursachen sind. Beispiele aus den eigenen Lebenssituationen mit auslösenden Faktoren im Sinne des Stresses zur Verursachung von Kopfschmerzen können ebenfalls weiterhelfen.

Die Frauen glauben oft, dass sie mit ihren Schmerzen »nicht ernst genommen« werden oder die Schmerzen ihnen nicht »geglaubt« werden. Es bedarf einer **sehr sorgfältigen**, subtilen und authentischen **Gesprächsführung**, die auch rückversichert, dass man den Patientinnen »glaubt« und nachvollziehen kann, wie deren Lebensqualität durch tägliche Schmerzen eingeschränkt ist.

Erklärungen mit einer **Abbildung** des **kleinen Beckens** sind sinnvoll, wobei deutlich gemacht werden kann, dass der entscheidende Ort (die retroperitoneal gelegenen Nervenenden) kaum zu erfassen ist und auch bei einer Laparoskopie nicht gesehen werden kann.

Am **Schluss des Erstkontakts** sowie bei den weiteren Gesprächen sollte nachgefragt werden, ob die Patientin mit den Erklärungen und der bisherigen gemeinsamen Arbeit zufrieden ist. Da eine **schnelle Heilung** bei chronischen Verläufen **nicht möglich** ist, sollte der Arzt dieses auch zum Ausdruck bringen. Mitunter ist folgende Äußerung sinnvoll: »Ich stelle mich Ihnen gerne zur Verfügung, aber es wird eine gemeinsame, nicht einfache Arbeit notwendig werden, um eine Besserung zu erzielen. Entscheiden Sie selbst, ob Sie diese gemeinsame Arbeit wünschen oder nicht. Auf mich jedenfalls können Sie sich verlassen.«

13.5 Konkrete Empfehlungen für die Laparoskopie

Meist empfiehlt es sich, einmalig eine Laparoskopie durchzuführen. Allerdings wird hier die Arzt-Patientin-Beziehung unterbrochen, es sei denn, der betreuende Arzt kann die Laparoskopie selbst vornehmen.

Eine wesentliche Voraussetzung sollte sein, dass der primär betreuende Arzt das Krankenhaus genau mit den bisherigen Informationen zur biopsychosozialen Anamnese versorgt.

Im Krankenhaus ergeben sich aber wiederum Probleme. Der primär betreuende Arzt kann der Stationsarzt sein oder aber auch der Oberarzt/Chefarzt. Alle sollten genügende medizinische und psychologische Erfahrungen mit Patientinnen mit chronischem Unterbauchschmerz haben.

Die Laparoskopie selbst sollte in der üblichen Weise durchgeführt werden, wobei insbesondere alle Endometrioseherde entweder koaguliert oder exzidiert werden (Dunselman et al. 2014) (▶ Kap. 5, ▶ Kap. 6). Auch sollten alle Verwachsungen gelöst werden, auch wenn es keine eindeutigen dafür Hinweise gibt, dass Verwachsungen die Ursache der Beschwerden sind (▶ Kap. 11).

Im Anschluss daran sollte am besten durch den Operateur der Situs noch einmal dargestellt werden (evtl. mithilfe von Bildern oder eines Videos). Hier kann der Patientin versichert werden, dass insbesondere keine wesentlichen Erkrankungen (z. B. Krebserkrankungen) vorliegen. Es soll ihr verdeutlicht werden, dass die Organe »gesund« sind (im Sinne einer positiven Verstärkung). Da die Entstehung des Schmerzes meistens retroperitoneal am Nervengeflecht ist, sollte auch deutlich werden, dass dieser Ort nicht eingesehen werden kann. In jedem Fall sollten Äußerungen wie »da ist nichts« oder »das ist psychisch« vermieden werden.

Anschließend sollte eine gute schriftliche Zusammenfassung folgen. In den meisten Fällen empfiehlt sich die Kodierung als »Chronische Schmerzstörung mit somatischen und psychischen Faktoren« (F 45.41).

Ein **Arztbrief** könnte etwa wie folgt aussehen:

Beispiel für einen Arztbrief nach Laparoskopie

Diagnose:

- Chronischer Unterbauchschmerz
- Chronische Schmerzstörung mit somatischen und psychischen Faktoren (F 45.41)

Diagnostik und Therapie:

- Laparoskopie und Gespräche entsprechend psychosomatischer Grundversorgung.

Die Patientin hat Unterbauchschmerzen seit etwa 9 Monaten. Es gab verschiedene Versuche der medizinischen Therapie. Der Unterbauchschmerz blieb jedoch konstant. Bei der am … durchgeführten Laparoskopie konnten im Unterbauch und inneren Genitale keine pathologischen Veränderungen gesehen werden. Der Befund wurde anschließend mit der Patientin noch einmal anhand von Bildern besprochen und ihr verdeutlicht, dass alle Organe (soweit beurteilbar) gesund sind. Der bereits von Ihnen benannte Fokus (chronische familiäre Überlastung) bleibt weiterhin bestehen und wurde im ärztlichen Gespräch noch einmal fokussiert.
Wir bitten, die weitere Betreuung entsprechend der »Psychosomatischen Grundversorgung« in Ihrer Praxis weiter durchzuführen.

13.6 Konzept für die ambulante Behandlung

Entsprechend der Leitlinie »Chronischer Unterbauchschmerz« (Siedentopf et al. 2009) erscheint ein multidisziplinäres Konzept sinnvoll (Peters et. al. 1991). Grundlage sollte die Arzt-Patientin-Beziehung in der **niedergelassenen Praxis** sein, wobei der Fokus gelegt werden sollte auf Reduktion von Schmerz, Angst und Depression sowie kurzfristig oder mittelfristig auf die Wiederaufnahme von beruflicher, sozialer und sexueller Aktivität.

Neben den Gesprächen entsprechend der **»Psychosomatischen Grundversorgung«** erscheint ein **körperbetontes Konzept** sinnvoll. Dieses kann entweder im Sport, Physiotherapie, Krankengymnastik oder auch aktivem Muskeltraining (Kieser-Training) bestehen. Die Kombination von psychotherapeutischen Maßnahmen (hier genügt meist die »Psychosomatische Grundversorgung«) und körperorientierten Maßnahmen ist sinnvoll. Zusätzliche medikamentöse Maßnahmen sind z. B. bei Zeichen der Depression indiziert. Diese können entweder vom Frauenarzt selbst eingeleitet werden oder in Kooperation mit einem Psychiater erfolgen.

Eine Psychotherapie bedarf einer gesonderten Indikation. Grundsätzlich empfiehlt sich für die frauenärztliche Praxis, ein **»Psychotherapeuten-Netzwerk«** zu haben. Schmerztherapeuten mit genügender Kenntnis von somatoformen Schmerzstörungen wären mit einzubeziehen. In **sozialen Notlagen** empfiehlt sich auch der Hinweis auf soziale Hilfen (Städtische Stellen, Sozialhilfeträger), wenn eine finanzielle Überlastung im Vordergrund steht. Heute weisen viele Sozialämter eine gute Struktur auf, um in besonderen Fällen soziale Hilfe leisten zu können.

Ebenso empfiehlt es sich ein **Netzwerk von Physiotherapeuten**, auf das die Ärztin/der Arzt zurückgreifen kann.

Eine Behandlungsfrequenz der Gespräche jeweils im Abstand von etwa 4–6 Wochen ist sinnvoll.

Bei spezifischen Beschwerden erscheint ein Konsil sinnvoll (Urologie? Psychiatrie?).

13.6.1 Exkurs: Placebo

Normalerweise wird unter Placebo ein »Scheinmedikament« oder eine »Scheinoperation« verstanden. Dieses ist aber unzureichend. Als Wirkfaktoren jeder Therapie müssen der Arzt/Heiler (»Droge Arzt«), die Patientin mit ihrer Persönlichkeit und ihren persönlichen Eigenschaften sowie die Therapie (spezifisch wie chirurgisch, medikamentös, psychotherapeutisch oder auch unspezifisch) sowie die Ausgestaltung des Arzt-Patientin-Verhältnis angesehen werden. Außerdem sind die Zeit und der natürliche Heilungsverlauf in Betracht zu ziehen.

Daraus ergibt sich die Definition von Placebo: »Unter Placebo wird nicht nur ein Placebo-Medikament oder eine Placebo-Prozedur verstanden. Auch der Einfluss des Behandlungsumfeldes und die Erwartungen der Patientin und des Arztes und die unterschiedlich gelungene Arzt-Patientin-Interaktion werden begrifflich mit eingeschlossen« (Bundesärztekammer 2011).

Diese moderne Sichtweise der Placeboeffekte ist in vielerlei Studien nachgewiesen (Placebo in der Medizin, Bundesärztekammer 2011). Bezüglich des chronischen Unterbauchschmerzes der Frau kann auch angenommen werden, dass eine gute Arzt-Patientin-Beziehung bezüglich dieses Effektes ein entscheidender therapeutischer Schritt ist.

Als Beispiel sei die Studie von Kaptchuk et al. (2008) zum Reizdarmsyndrom benannt. Alle Patientinnen mit Reizdarmsyndrom wurden prospektiv in 3 Gruppen aufgeteilt (n=262):

- Gruppe 1: keine Therapie (Wartegruppe)
- Gruppe 2: Scheinakupunktur ohne Zuwendung des Arztes
- Gruppe 3: Scheinakupunktur mit Zuwendung des Arztes

Im Ergebnis wurde in den »aktiven« Gruppen eine deutliche Besserung gesehen. Eine Scheinakupunktur ohne Zuwendung des Arztes erbrachte eine Besserung von 44%. Der größte Effekt war in der Gruppe mit Zuwendung des Arztes mit 62% Besserung zu sehen.

13.7 Aspekte der Prävention

13.7.1 Primärprävention

Eine Primärprävention ist möglich beim Gynäkologen als »Hausarzt« der Frau, da dieser viele Phasen des Lebens der Frau begleitet (Adoleszenz, Schwangerschaft, Geburt, Menopause). Nach einer Entbindung sollte die Bedeutung einer frühen Mutter-Kind-Bindung erklärt werden. Eine Beratung zum Stillen ist hier einzuordnen.

13.7.2 Sekundärprävention

Im Erstgespräch sollte bereits eine Nachfrage nach physischer und sexueller Traumatisierung erfolgen, da viele Patientinnen entsprechende Trauma-Erfahrungen haben. Auch andere Ursachen von posttraumatischer Belastungsstörung (PTSD), wie traumatisch erlebte Geburt, wären mit einzubeziehen. In Bezug auf Infektionen empfiehlt sich bereits im jugendlichen Alter ein Screening auf Chlamydien.

13.7.3 Tertiarprävention

Eine Tertiärprävention würde die Vermeidung unnötiger medizinischer, medikamentöser und operativer Behandlung beinhalten sowie die frühe Einbeziehung von psychosomatischen und psychotherapeutischen Aspekten.

Als Essentials ergeben sich daher in der **Diagnostik**:

- Der Patientin zuhören
- Die Patientin »ernst nehmen«
- Intensive Befragung zu Schmerzen und Schmerzcharakter
- Ein akutes Geschehen ausschließen (Infektion)
- Biopsychosoziale Anamnese
- Gynäkologische Untersuchung, ggf. weiteres Konsil (Urologie, Psychiatrie)
- evtl. Indikation zur Laparoskopie

Als **therapeutische Schritte** gelten:

- Laparoskopie mit Beseitigung aller sichtbaren Endometrioseherde, Adhäsiolyse
- Genaue Besprechung des laparoskopischen Befundes
- Vermeidung der Mitteilung »da ist nichts« oder »das ist psychisch«
- Genaue Erklärung einer somatoformen Schmerzstörung
- Patientin ernst nehmen
- Therapie entsprechend der »Psychosomatischen Grundversorgung«
- Einbeziehung körperorientierter Konzepte
- Nur in besonderen Fällen: Psychotherapie, Pharmakotherapie
- Endometriose leitliniengerecht behandeln

13.8 Zusammenfassende Betrachtung zu Diagnostik und Therapie

Chronische Schmerzsyndrome sind eine starke Belastung für die Patientin. Für den Arzt sind sie eine Herausforderung, da nur in seltenen Fällen ein Therapieansatz möglich ist, der eine schnelle Besserung der Symptomatik erwarten lässt.

Neben der üblichen gynäkologischen Untersuchung steht das ärztliche Gespräch entsprechend der »Psychosomatischen Grundversorgung« im Vordergrund, und zwar sowohl, um die psychosoziale Situation der Patientin zu erfassen als auch, um das therapeutische Konzept positiv gestalten zu können. Die Patientinnen sind meistens auf eine somatische Diagnose fixiert, sodass ihnen der psychosoziale Hintergrund eher fremd ist. Ärzte sollten sich von Nebenbefunden im gynäkologischen, urologischen, internistischen und orthopädischen Bereich nicht dazu verleiten lassen, eine ausschließlich somatische Sichtweise zu haben.

In der Therapie ist ein multimodaler Ansatz sinnvoll, der sowohl die biologischen Aspekte, die »Psychosomatische Grundversorgung«, aber auch körperlich-therapeutische Methoden (aktives Training) mit einbezieht.

Die Endometriose nimmt eine Sonderform ein, da die Entfernung der Endometriose und hormonelle Ansätze gut untersucht und Erfolg versprechend sind (▶ Kap. 5, ▶ Kap. 6).

Literatur

Bundesärztekammer (2011) Placebo in der Medizin, Deutscher Ärzteverlag, Köln

Dunselman GAJ, Vermeulen N, Becker C et al. (2014) ESHRE guideline: management of women with endometriosis. Hum Rep 0 (0), 1–13. Advance Access published Jan 15, 2014

DGGG (2013) Interdisziplinäre S2k-Leitlinie für die Diagnostik und Therapie der Endometriose. AWMF online. 015/045 – S2k-Leitlinie: Diagnostik und Therapie der Endometriose. Stand 08/2013

Kaptchuk TJ, Kelley JM, Conboy LA et al. (2008): Components of placebo effect: randomised controlled trial in patients with irritable bowel syndrome. BMJ 336 (7651): 999–1003

Peters AA, van Dorst E, Jellis B, van Zuuren E, Hermans J, Trimbos JB (1991) A randomized clinical trial to compare

two different approaches in women with chronic pelvic pain. Obstet Gynecol 77(5): 740–744
Siedentopf F, Kölm P, Kentenich H (2009) Chronischer Unterbauchschmerz der Frau. Leitlinie der Deutschen Gesellschaft für Psychosomatische Frauenheilkunde und Geburtshilfe. Verlag. S. Kramarz, Berlin

Umgang mit Patientinnen mit chronischem Unterbauchschmerz aus schmerzmedizinischer und psychosomatischer Perspektive

W. Häuser

M. Sillem et al. (Hrsg.), *Leitsymptom chronischer Unterbauchschmerz der Frau*,
DOI 10.1007/978-3-662-43669-1_14,

14.1 Schmerzmedizinische Anamnese

14.1.1 Bedeutung der schmerzmedizinischen Anamnese

Eine strukturierte Anamnese beinhaltet eine allgemeine, gynäkologische und schmerzmedizinische Anamnese. Die genaue Erfassung der Beschwerdesymptomatik und deren Wechselwirkung mit der aktuellen Lebenssituation der Patientin hat folgende Funktionen:

- Aufbau einer tragfähigen Arzt-Patientin-Beziehung,
- Erfassung somatischer (»red flags«) und psychosozialer Warnzeichen (»yellow flags«) als Basis für die weitere gynäkologische und ggf. andere fachärztliche Diagnostik.

Eine strukturierte Anamnese ist der Ausgangspunkt einer abgestuften und gezielten biopsychosozialen Diagnostik bei chronischen Unterbauchschmerzen. Eine ausführliche Anamnese fördert eine tragfähige Arzt-Patientin-Beziehung.

14.1.2 Aufbau der schmerzmedizinischen Anamnese

Vorbemerkungen: Anamnese in der frauenärztlichen Routineversorgung

Die Gebührenordnung für Ärzte sieht für Erstvorstellungen bei Schmerztherapeuten und Psychotherapeuten 60 min vor. Diese Zeitstruktur ist mit der einer frauenärztlichen Praxis nicht vereinbar.

Praxistipp

Teilen Sie die Anamnese auf 2 Kontakte auf: Erstkontakt: Allgemeine und gynäkologische Anamnese; Zweitkontakt: Schmerzanamnese und psychosoziale Anamnese.

Studien aus allgemeinärztlichen Praxen zeigten, dass der Patient bei einer Konsultation vom Arzt nach durchschnittlich 103 s unterbrochen wird (Langewitz et al. 2001). Die Angst des Arztes, dass der Patient bei ununterbrochener Beschwerdeschilderung die für eine Erstkonsultation zur Verfügung stehende Zeit (15–20 min) überschreitet, ist – in der Regel – unberechtigt. Die durchschnittliche Zeit der freien Beschwerdeschilderung lag in der Studie bei 143±88 s (Langewitz et al. 2001).

Eine schmerzmedizinische Anamnese erweitert schrittweise den Fokus vom Unterbauch auf das gesamte körperliche und seelische Befinden der Patientin sowie vom subjektiven Erleben der Patientin auf ihre Interaktion mit der Umwelt (medizinisches System, Partner, Familie).

Eine schmerzmedizinische Anamnese ist wie im Folgenden gezeigt strukturiert.

Freie Beschwerdeschilderung durch die Patientin

Die Patientin wird aufgefordert, mit ihren Händen die Lokalisation des Schmerzes zu zeigen und ihn zu beschreiben. Die von der Patientin gewählten Worte und ihr non- und paraverbales Verhalten bei der Beschreibung des Schmerzes erlauben erste Arbeitshypothesen über mögliche Schmerzursachen. Beispielsweise schildern Patientinnen myofasziale Schmerzen der Bauchwand umschrieben und sachlich (Patientin zeigt mit dem Finger auf eine Stelle: »Da tut es mir weh«), somatoforme Schmerzen hingegen ausgedehnt bzw. schwer lokalisierbar (»Der ganze Bauch tut weh«) und mit ungewöhnlichen Adjektiven (»wie wenn mir jemand heißes Öl in den Bauch gießt«) (Tab. 14.1).

Praxistipp

Achten Sie auf alle verbalen und nonverbalen Botschaften der Patientin: Wortwahl, Mimik und Gestik ergeben Hinweise auf die emotionalen Komponenten der Schmerzsymptomatik.

Aufmerksames Zuhören und Beobachtung der spontanen Beschwerdeschilderung sammelt nicht nur medizinische Sachinformationen, sondern auch Informationen über das seelische Befinden und das Interaktionsverhalten des Patienten, z. B. aufmerksamkeitssuchendes oder distanziertes Verhalten.

Tab. 14.1 Schmerztypen von Unterbauchschmerzen

Schmerztyp	Schmerzorte	Symptome	Vegetative Begleitsymptome
Viszeraler Schmerz	Viszeral innervierte Organe	Dumpf, drückend, bohrend, kolikartig Relativ schwer lokalisierbar	Übelkeit, Erbrechen, Schwitzen, Hypotonie und Unruhe Ausstrahlung in andere Körperregionen, wie Rücken, Schulter, Leiste, Hoden, Labien
Tiefer somatischer Schmerz	Peritoneum parietale, Beckenmuskulatur und -bänder	Stechend, bohrend Relativ gut lokalisierbar	Leichte vegetative Symptome möglich
Oberflächlicher somatischer Schmerz	Muskulatur, Haut- und Unterhaut der Thorax- und Bauchwand und des Beckenbodens	Stechend Genau und umschrieben lokalisierbar (mit Finger)	Keine
Neuropathische Schmerzen	Nervale Strukturen	Brennend, einschießend stechend Relativ gut lokalisiert	Vegetative Symptome möglich
Somatoformer Schmerz		Diffuse bzw. wechselnde Lokalisation	Zahlreiche organbezogene Beschwerden Häufig mit ungewöhnlichen affektiven Schmerzcharakterisierungen Hohe affektive Beteiligung »belle indifference« (diskongruente verbale und nonverbale Schmerzangabe)

Strukturierte Befragung

Sachverhalte, welche die Patientin bei der freien Beschwerdeschilderung nicht spontan berichtet hat, werden aktiv exploriert. Beim strukturierten Interview werden initial offene Fragen, z. B. »Bitte beschreiben Sie Ihre Schmerzen« und, falls durch die Beantwortung der offenen Fragen durch die Patientin nicht ausreichend beantwortet, geschlossene Fragen gestellt, z. B. »Verstärken sich Ihre Unterbauchschmerzen beim Stuhlgang?«.

Folgende Aspekte des Schmerzerlebens sind zu explorieren.

▪ Schmerzlokalisation

Wo genau haben Sie im Unterleib Schmerzen? Haben Sie außer Unterbauchschmerzen auch häufiger Schmerzen in anderen Körperregionen? Haben Sie häufig Kopfschmerzen oder Rückenschmerzen? Wie häufig haben Sie Kopfschmerzen im Monat?

▪ Zeitliche Dynamik der Schmerzen

Dies lässt sich z. B. mit folgenden Fragen erfassen: »Wie lange haben Sie die Schmerzen? Gibt es auch schmerzfreie Tage oder Wochen?«.

▪ Schmerzauslösende, -verstärkende und lindernde Faktoren

Was verschlimmert, was lindert ihre Schmerzen? Falls nicht spontan berichtet, sind schmerzmodulierende und -begleitende Faktoren (Körperhaltung, Nahrungszufuhr, Miktion, Defäkation, Menstruation, sexuelle Aktivität) aktiv zu explorieren. Unterbauchschmerzen sind häufig mit Störungen der Funktionen der Beckenorgane assoziiert. Daher müssen auch mögliche **Begleitsymptome** aktiv erfragt werden:

- Orientierend: »Haben Sie Probleme beim Stuhlgang oder Wasserlassen?« und
- gezielt:
  - Defäkation: Häufigkeit, Beschaffenheit, Blut- oder Schleimbeimengungen, Dauer

und Vollständigkeit der Defäkation, Pressen, manuelle Hilfen, Inkontinenz (Häufigkeit; fest/flüssig/Schleim/Luft; Nachschmieren)
- Miktion: Häufigkeit (Tag, Nacht), Blutbeimengungen, Inkontinenz (Husten, Pressen, Lachen, Drang)

▪ Beeinträchtigungen im Alltag

Beispiele für geeignete Fragen sind: Sind Sie durch die Beschwerden im Alltag (Beruf, Freizeit) beeinträchtigt? Waren Sie in den letzten 6 Monaten aufgrund der Schmerzen krankgeschrieben? Wie schlafen Sie nachts? Haben die Schmerzen Auswirkungen auf Ihre Stimmung? Haben die Schmerzen Auswirkungen auf Ihre Sexualität? Wie zufrieden sind Sie mit Ihrer Sexualität?

▪ Subjektive Krankheitsursachen

Was halten Sie selbst für die Ursachen Ihrer Schmerzen? Befürchten Sie, dass eine bestimmte Krankheit Ihre Schmerzen verursacht?

▪ Vorbehandlungen

Bei welchen Ärzten waren Sie bisher zur Abklärung und Behandlung Ihrer Beschwerden? Haben Sie Schmerzmittel eingenommen? Wie haben die Medikamente gewirkt? Wie haben Sie die Diagnostik und Therapie erlebt? Was erwarten Sie von der Vorstellung bei mir?

▪ Reaktionen von Bezugspersonen

Wie reagiert Ihr Partner, wenn Sie Unterbauchschmerzen haben? Hat Ihr Partner Verständnis für Ihre gesundheitlichen Probleme?

Die Frage nach schmerzbedingten psychischen Beeinträchtigungen »öffnet die Tür« zur Exploration des seelischen Befindens. Die Frage nach Reaktionen von Bezugspersonen auf Beeinträchtigungen »öffnet die Tür« zur Exploration der Partnerbeziehung. Die Frage nach dem Erleben möglicher Vorbehandlungen gibt Hinweise auf Interaktionsmuster der Patientinnen mit Ärzten (z. B. Idealisierungen, Entwertungen).

Auswertung und Besprechung der von der Patientin ausgefüllten standardisierten Schmerzfragebögen

Praxistipp

Die Befürchtung, Patientinnen mit (umfangreichen) Fragebögen zu überfordern, ist aus der Erfahrung des Autors unberechtigt. Patientinnen mit chronischen Schmerzen sind häufig dankbar für die Gelegenheit, ihre Beschwerden ausführlich darstellen zu können.

Patientinnen von schmerzmedizinischen Praxen erhalten zur Erstvorstellung in schmerzmedizinischen Einrichtungen ein Fragebogenpaket, wie den Deutschen Schmerzfragebogen DSF oder den Fragebogen Schmerz BPI (Brief Pain Inventory). Die Fragebögen sind beim Erstkontakt ausgefüllt mitzubringen. Der DSF umfasst ein Fragebogenpaket, welches neben einer standardisierten Schmerzanamnese (z. B. durchschnittliche, minimale, maximale Schmerzintensität; Schmerzcharakter, Schmerzskizze zum Einzeichnen von Schmerzorten [▫ Abb. 14.1]), eine allgemeine medizinische und soziale Anamnese sowie validierte Fragebögen zur Erfassung des subjektiven Beeinträchtigungserlebens und des seelischen Befindens beinhalten (Casser et al. 2012).

Standardisierte Fragenkataloge erfüllen folgende Funktionen:
- Vorab-Screening neu angemeldeter Patienten mit chronischen Schmerzen
- Informationsbasis für die erweiterte ärztliche und psychologische Anamnese
- Datenbasis für spätere Verlaufsuntersuchungen
- Grundlage einer internen und externen Qualitätssicherung

Standardisierte Fragebögen sind ein wichtiger Bestandteil der schmerzmedizinischen Qualitätssicherungsvereinbarungen. Als Alternative zu kostenpflichtigen Fragebögen besteht die Möglichkeit, für die eigene Praxis ein Fragebogenset aus nicht kostenpflichtigen Fragenbögen zusammenzustellen.

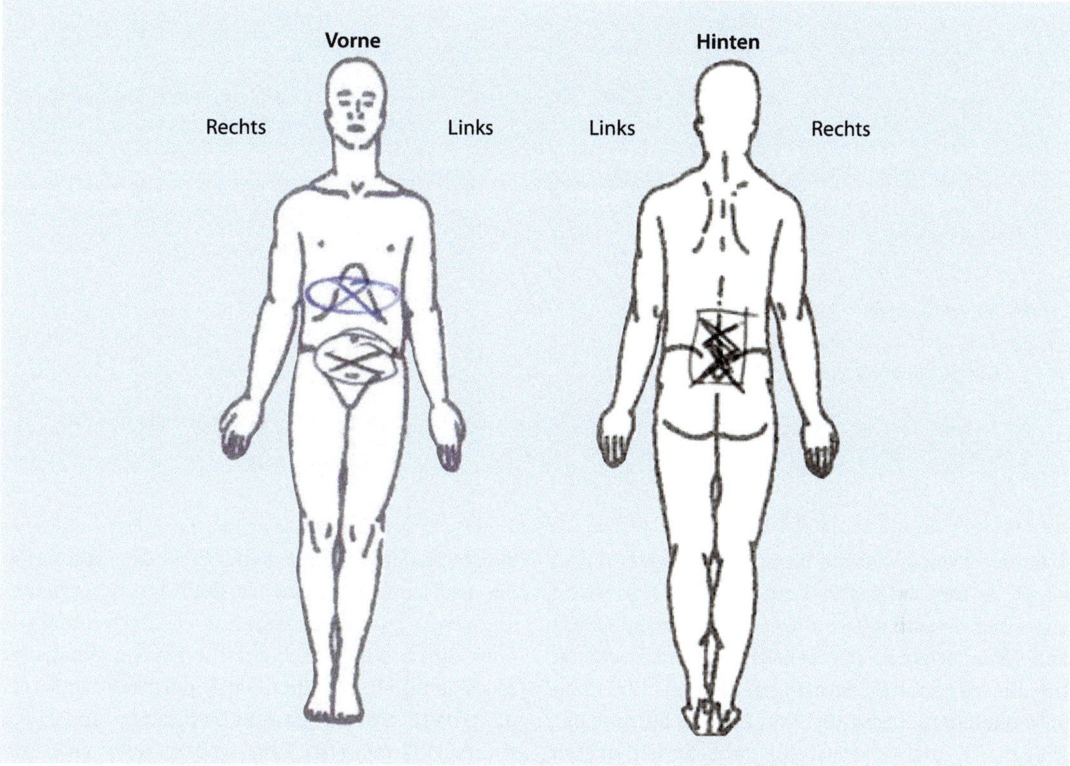

Abb. 14.1 Schmerzskizze einer Patientin mit Leitsymptom chronischer Unterbauchschmerz

Fragebögen der Schmerzerfassung (lizenzfrei)

Folgende Fragebögen zur standardisierten Erfassung von Schmerzen, schmerzbedingten Beeinträchtigungen sowie körperlichen und seelischen Begleitsymptomen stehen ohne Lizenzgebühren zur Verfügung:

- Eine standardisierte »chronic pelvic pain« Anamnese der Oxfordshire Women's Health Study ist beim Autor auf Anfrage erhältlich (Zondervan et al. 2001)
- Fragebogen Schmerz (Deutsche Version des Brief Pain Inventory): 23 Fragen (▶ http://www.drk-schmerz-zentrum.de.drktg.de/mz/pdf/downloads/bpianamnese.pdf)
- Verlaufsfragebogen Schmerz: 15 Fragen (▶ http://www.drk-schmerz-zentrum.de.drktg.de/mz/pdf/downloads/BPI.PDF)
- Schmerzbeeinträchtigungsfragebogen (Deutsche Version des Pain Disability Inventory: 7 Fragen (▶ http://www.drk-schmerz-zentrum.de.drktg.de/mz/pdf/downloads/PDI.PDF)
- Gesundheitsfragebogen für Patienten. Modul körperliche Beschwerden PHQ 15: 15 Fragen (▶ http://de.wikipedia.org/wiki/PHQ-15)
- Gesundheitsfragebogen für Patienten. Modul Screening Angst und Depression PHQ 4: 4 Fragen (▶ http://de.wikipedia.org/wiki/PHQ-4), ◘ Tab. 14.2.

◘ Tab. 14.2 schlüsselt den Patient Health Questionnaire 4 auf. Der Cut-off für eine mögliche depressive Störung ist ein Wert ≥3 der Fragen 01 und 02. Der Cut-off für eine mögliche Angststörung ist ein Wert ≥3 der Fragen 03 und 04. Bei einem

Tab. 14.2 Patient Health Questionnaire 4: Screening auf Angst und Depression (PHQ 4); Wie oft fühlten Sie sich im Verlauf der **letzten 2 Wochen** durch die folgenden Beschwerden beeinträchtigt?

Parameter	Überhaupt nicht	An einzelnen Tagen	An mehr als der Hälfte der Tage	Beinahe jeden Tag
01. Wenig Interesse oder Freude an Ihren Tätigkeiten	° 0	° 1	° 2	° 3
02. Niedergeschlagenheit, Schwermut oder Hoffnungslosigkeit	° 0	° 1	° 2	° 3
03. Nervosität, Ängstlichkeit oder Anspannung	° 0	° 1	° 2	° 3
04. Nicht in der Lage sein, Sorgen zu stoppen oder zu kontrollieren	° 0	° 1	° 2	° 3
Auswertung: Der Cut-off für eine mögliche depressive Störung ist ein Wert ≥3 der Fragen 01 und 02. Der Cut-off für eine mögliche Angststörung ist ein Wert ≥3 der Fragen 03 und 04				

Trennwert von ≥3 für die Summe der Fragen 01 und 02 wurde für die Diagnose einer Major Depression von einer Sensitivität von 87% und einer Spezifität von 78% berichtet. Die Sensitivität und Spezifität für alle depressiven Störungen beträgt 79% bzw. 56% bei einem Trennwert von ≥3. Die Summe der Fragen 03 und 04 weist folgende **Sensitivitäten** bei einem Cut-off-Wert von ≥3 auf (Kroenke et al. 2007, Loewe et al. 2005):

- 86% für Generalisierte Angststörungen,
- 76% für Panikstörungen,
- 70% für Soziale Angststörungen sowie
- 59% für Posttraumatische Belastungsstörungen.

Die Summe der Fragen 03 und 04 weist folgende **Spezifitäten** bei einem Cut-off-Wert von ≥3 auf (Kroenke et al. 2007, Loewe et al. 2005):

- 83% für Generalisierte Angststörungen,
- 81% für Panikstörungen,
- 81% für Soziale Angststörungen,
- 81% für Posttraumatische Belastungsstörungen.

Die strukturierte Anamnese als Basis für gezielte Diagnostik und Therapie

Eine strukturierte Anamnese erfasst somatische und psychosoziale Warnhinweise (▶ Übersicht »red flags« und »yellow flags«). Sie erlaubt Arbeitshypothesen über den Anteil von somatischen oder psychischen Krankheitsfaktoren am chronischen Unterbauchschmerz und ist die Basis für eine weitere gezielte Diagnostik für nichtgynäkologische (Mit-)Ursachen der chronischen Unterbauchschmerzen. Eine weitergehende Exploration des seelischen Befindens im Rahmen der gynäkologischen psychosomatischen Grundversorgung oder durch einen Facharzt für Psychosomatische Medizin und Psychotherapie ist bei erhöhten Screening-Werten für Angst und Depression im PHQ 4 sinnvoll (◘ Tab. 14.2). Eine weitere gastroenterologische oder urologische Abklärung ist bei positiver Exploration darm- und harnblasenbezogener Beschwerden und/oder erhöhten Werten im PHQ 15 (Gesamtwert ≥10) sinnvoll. Bei Angabe von zahlreichen Schmerzorten in der Exploration und/oder Schmerzskizze ist eine Abklärung auf das Vorliegen eines Fibromyalgie-Syndroms sinnvoll.

Somatische Alarmzeichen (red flags) bei chronischen Unterbauchschmerzen (Häuser et al. 2010)

- Kurze Anamnese
- Mono- oder oligosymptomatisches bzw. progredientes Beschwerdebild
- Gewichtsverlust trotz unveränderter Essgewohnheiten
- Fieber
- Blut im Stuhl, Urin oder vaginale Blutung
- Nächtliches Erwachen durch Symptome
- Chronisch körperliche Erkrankungen mit erhöhtem Infektrisiko (z. B. Diabetes mellitus, immunsuppressive Therapie)
- Pathologische Befunde bei körperlicher Untersuchung

Psychosoziale Warnhinweise (yellow flags) bei chronischen Unterbauchschmerzen (Häuser et al. 2010)

- Lange Symptomdauer mit beschwerdefreien Intervallen
- Auslösung/Akzentuierung der Beschwerden durch Alltagsstress und/oder belastende Lebensereignisse
- Zusätzliche extraintestinale Schmerzsyndrome (Kopf- und Rückenschmerzen, Dyspareunie), allgemeine und vegetative Symptome (z. B. Palpitationen, Tachykardieneigung, Pollakisurie, Müdigkeit, vermehrtes Schwitzen)
- Zusätzliche psychische Beschwerden (Unruhe, Nervosität, Schlafstörungen, Niedergeschlagenheit)
- Psychische Störungen und/oder andere chronische körperliche Beschwerden in der Vorgeschichte
- Hoher Leidensdruck und Beeinträchtigungen im Alltag
- Zahlreiche frustrane monodisziplinäre Vorbehandlungen (Medikamente, Operationen)

Fragebögen zur körperlichen und seelischen Symptombelastung ermöglichen eine gezieltere Überweisung der Patientinnen an andere Gebiete (Gastroenterologie, Rheumatologie, Psychosomatische Medizin) zur Abklärung weiterer (Mit-)ursachen des Unterbauchschmerzes.

Nach der klinischen Erfahrung sind die Erfolgsaussichten einer »rein« gynäkologischen Therapie (z. B. antihormonelle oder operative Therapie bei Endometriose) bei Angaben von multiplen Schmerzorten (Schmerzskizze), zahlreichen weiteren körperlichen Beschwerden (hohe Werte im PHQ 15) und/oder hohen Angst- und Depressionswerten im PHQ 4 gering.

14.2 Umgang von Arzt und Patientin mit chronischem Unterbauchschmerz

Umgang wird im Sinne der anthropologischen Medizin Viktor von Weizsäckers als Synonym für Arzt-Patient-Beziehung verstanden (Hoffmann 2006). Die Forschungsdefizite beim chronischen Unterbauchschmerz der Frau zeigen sich auch in fehlenden Studien zur Arzt-Patientin-Interaktion und zum Bewältigungsverhalten der Patientinnen. Die folgenden Ausführungen stützen sich daher auf Literatur zu funktionellen/somatoformen Störungen (Schaefert et al. 2012).

14.2.1 Übertragung und Gegenübertragung

Übertragung und Gegenübertragung spielen in jeder zwischenmenschlichen Beziehung eine Rolle. Auch im Kontext der medizinischen Behandlung lösen Patientin und Arzt wechselseitig Gefühle und Handlungsimpulse aus, die durch ihre Lebensgeschichte und aktuelle Lebenssituation bedingt sind. Weiterhin beeinflussen die Sozialisation des Arztes und das medizinische System die Arzt-Patientinnen-Interaktion.

Übertragung und Gegenübertragung beeinflussen die Arzt-Patientin-Beziehung.

14.2.2 Variablen auf Seiten des Arztes

Angst vor Fehlern

Ärzte haben Angst vor Fehlern, z. B. eine schwerwiegende körperliche Krankheit zu übersehen, und vor möglichen rechtlichen Konsequenzen (Protschka 2012). Diese Angst kann zu einer nicht leitlinienkonformen Überdiagnostik führen, v. a. bei fordernden und/oder somatisch fixierten Patientinnen.

Angst vor Entwertung

Zur Ökonomisierung der Medizin gehören Benchmarking und Allzeittransparenz: Ärzte und Krankenhäuser werden in Bewertungsportalen öffentlich bewertet. Auch diese Angst kann eine nicht leitlinienkonforme Überdiagnostik fördern (Schiltenwolf 2014).

▪ **Angst vor »den Abgründen der Seele«**

Gynäkologinnen und Gynäkologen wissen um die teilweise erhebliche psychosoziale Begleitproblematik von Patientinnen mit chronischem Unterbauchschmerz, z. B. Vorgeschichte von sexuellem Missbrauch. Trotz der obligatorischen Weiterbildung in psychosomatischer Grundversorgung bleibt die Unsicherheit, wie der Arzt reagieren soll, wenn eine Patientin spontan oder auf Nachfrage des Arztes über ihre psychischen Belastungen beginnt, mit hoher emotionaler Beteiligung (z. B. Weinen) zu berichten. Die Sicherheit des Arztes im Umgang mit intraoperativen Komplikationen ist größer als die Routine im Umgang mit unerwartet auftretenden Affekten der Patientin. Hinzu kommen der enge zeitliche Rahmen für Gespräche mit Patientinnen und die berechtigte Sorge, den zeitlichen Ablauf der Praxis oder der Visite durch längere Gespräche zu stören. Die Vermeidung der Exploration »der Abgründe der Seele« durch den Arzt kann die Weigerung der Patientin fördern, psychosoziale Faktoren als (Mit)Ursachen ihrer Beschwerden in Betracht zu ziehen (somatische Fixierung).

▪ **Narzissmus**

Einige Patientinnen mit chronischem Unterbauchschmerz bei Endometriose stellen sich in verschiedenen Endometriosezentren vor bzw. wurden in diesen operiert. Bei schwerpunktmäßig operativ tätigen Gynäkologen besteht bei solchen »Doktor-Hopperinnen« die Gefahr, die Lösung des anhaltenden Unterbauchschmerzes mehr in der eigenen operativen Exzellenz als in der Abklärung und Therapie von anderen möglichen Schmerzkomponenten zu sehen.

Ängste und Narzissmus können ärztliches Verhalten beeinflussen.

14.2.3 Variablen auf Seiten der Patientinnen

▪ **Unrealistische Erwartungen**

Die Berichte der Medien über immer neue erfolgreiche Behandlungstechniken der Medizin fördert das monokausale Denken von Patientinnen, dass es eine umschriebene (organische) Ursache der Schmerzen gibt, die sich durch einen operativen Eingriff ausschalten lässt. Weiterhin werden der »perfekte Körper« und Schmerzfreiheit als Grundvoraussetzungen von den Medien propagiert und von manchen Patientinnen eingefordert (Schaefert et al. 2012).

▪ **Bindungsstile**

Die Bindungsforschung beschäftigt sich mit den Einflüssen der Bindungserfahrungen in der Säuglings- und Kleinkindzeit auf das Bindungsverhalten im Erwachsenenalter. Es wird zwischen sicheren und unsicheren Bindungsstilen (ängstlich-vermeidend bzw. ambivalent-vermeidend) unterschieden. Bei Patientinnen mit chronischen Schmerzen finden sich mehr unsichere Bindungsstile als bei gesunden Frauen. Unsichere Bindungsstile fördern eine ungünstige Krankheitsbewältigung (z. B. Katastrophisieren) und unangemessenes Krankheitsverhalten (z. B. häufigen Behandlerwechsel) (Davis et al. 2009, Martinez et al. 2012).

Die Bindungserfahrungen in der Säuglings- und Kleinkindzeit von Patientinnen beeinflussen die Arzt-Patientinnen-Beziehung.

14.2.4 Unangemessene medizinische Diagnostik und Therapie

Bei einigen Patientinnen mit therapierefraktären Unterbauchschmerz weist die Behandlungsanamnese auf eine medizinische Überdiagnostik (z. B. wiederholte Kernspinuntersuchungen) und/oder -therapie (z. B. wiederholte Laparoskopien) hin. Mögliche Ursachen sind in der ▶ Übersicht zusammengefasst (s. auch Heath 2013).

Gründe für medizinische Überdiagnostik und/oder -therapie beim chronischen Unterbauchschmerz

- Primärer Behandlergewinn (Reduktion der Angst des Arztes, eine relevante somatische Krankheit zu übersehen)
- Eitelkeit des Arztes (»Ich operiere Endometriose besser als die meisten meiner Kollegen.«)
- Ausagieren aggressiver Impulse durch invasive Eingriffe
- Sekundärer Behandlergewinn: Anreize des Vergütungssystems (ambulante und stationäre Leistungsabrechnung) zur Ausweitung diagnostischer und operativer Leistungen
- Angst der Patientin (dass eine relevante somatische Krankheit übersehen wird) mit Forderungen wiederholter Ausschlussdiagnostik
- Somatische Fixierung der Patientin (Weigerung, den Einfluss psychosoziale Einflussfaktoren anzuerkennen)
- Unbewusste Reinszenierung früherer Traumatisierungen durch Patientin
- Maschinenmodell des Menschen von Patient und medizinischem System: Medikamentöse bzw. operative Therapie von Abweichungen = Schmerzausschaltung

Die **Leitlinie zu funktionellen/somatoformen Störungen** (Schaefert et al. 2012) empfiehlt folgende ärztliche Haltungen zur Vermeidung einer psychogenen oder somatischen Fixierung von Arzt und Patientin:

- Ergebnisoffene Diagnostik
- Biopsychosoziale Stufendiagnostik
- »Sowohl-als auch« (biopsychosoziales Modell)
- Leitlinienorientierte somatische Ausschlussdiagnostik (zur Reduktion der eigenen Angst)
- Den Druck des Patienten nicht übernehmen (»sich zurücklehnen«, gelassene Haltung)
- Sich der eigenen Grenzen bewusst sein (Behandeln bedeutet nicht immer heilen)
- Auf sich selbst achten: Welche Gefühle und Handlungsimpulse löst die Patientin in mir aus? (Gegenübertragung). Mögliche problematische Gegenübertragungsreaktionen sind Gefühle, wie genervt, ärgerlich, hilflos oder niedergeschlagen zu sein, sowie starke Handlungsimpulse, der Patientin zu helfen (Retterphantasien) bzw. sie so schnell wie möglich wieder loszuwerden.

14.3 Voraussetzungen für ein gelungenes Arzt-Patientin-Gespräch

Linus Geisler nennt folgende Voraussetzungen für ein gelungenes Arzt-Patientin-Gespräch (Geisler 1992):

- Alle Botschaften der Patientin erkennen (▶ Abschn. 14.1.2, freie Beschwerdeschilderung)
- Aktiv zuhören (▶ Kap. 4)
- Die richtigen Fragen stellen (▶ Abschn. 14.1.2, Strukturierte Befragung)
- Eigene Gefühle beachten/sich selbst zuhören: Wie fühle ich mich (körperlich und emotional) mit dieser Patientin? Zu welchen Gedanken, Gefühlen, Verhaltensweisen lädt mich die Patientin ein?

In der Balint-Arbeit wird immer wieder deutlich, dass die emotionale Reaktion des Arztes auf die Patientin (z. B. Verwirrung, Ärger, Ungeduld) die emotionale Verfassung der Patientin widerspiegelt. Eine Langzeitbetreuung von Patientinnen mit chronischen Schmerzen kann emotional belastend sein. Die Vorstellung des eigenen Umgangs mit der Patientin in einer Balint-Gruppe kann bei folgenden klinischen Konstellationen sinnvoll sein:

- Kein eindeutiges Bild vom Problem des Patienten
- Konstantes Unbehagen in Interaktion mit Patienten
- Problematische Beziehungsgestaltung durch Patienten
- Mangelnder Behandlungserfolg trotz angemessener Therapie

Praxistipp

Die Teilnahme an einer Balint-Gruppe kann dem Arzt im Umgang mit als schwierig erlebten Patientinnen helfen.

14.4 Der therapieresistente Schmerz

Manchmal kommen Patientin und Arzt nach mehreren Jahren zur schmerzlichen Erkenntnis, dass trotz Ausschöpfung aller medikamentösen und operativen Maßnahmen der chronische Unterbauchmerz nicht verschwunden ist. Patientinnen mit chronischen Schmerzen hassen den Satz, der dann von Ärzten manchmal ausgesprochen wird: »Damit müssen Sie leben«. Welche Möglichkeiten des Umgangs (Arzt-Patienten-Interaktion) ergeben sich aus dieser Konstellation?

Im Folgenden werden verschiedene Haltungen und Techniken aus dem Bereich der systemischen Familienmedizin (Häuser 2008, Schweitzer et al. 2006) und der Acceptance-Committment-Therapie (Heidenreich et al. 2007) dargestellt. Diese Techniken wurden für den Bereich der Psychotherapie entwickelt, sind aber auch im Kontext der hausärztlichen oder gynäkologischen psychosomatischen Grundversorgung anwendbar.

14.4.1 Techniken zum Umgang mit therapieresistentem Schmerz

Die Arzt-Patient-Beziehung aufrechterhalten

Patientinnen mit therapierefraktären Unterbauchschmerzen erleben es als kränkend, vom Frauenarzt an den Psychotherapeuten oder Schmerztherapeuten »abgeschoben« zu werden. Der Satz »Ich kann Ihnen nicht mehr helfen« ist Ausdruck eines falschen ärztlichen Rollenverständnisses, welches die ärztliche Aufgabe alleine in der Heilung von Krankheiten sieht. Die Beendigung der gynäkologischen Behandlung und Überweisung der Patientin an einen Schmerztherapeuten (»Machen Sie eine Schmerztherapie«) oder Psychotherapeuten (»Vielleicht hilft Ihnen ein Schmerzbewältigungstraining«) bedeutet auch eine Entlastung von eigenen Insuffizienzgefühlen. Einige chronische Schmerzsyndrome lassen sich jedoch weder heilen noch ausreichend lindern – auch nicht durch Schmerztherapie oder Psychotherapie. Die Patientin hat jedoch ein Anrecht auf Trost und Begleitung. Bei regelmäßigen, nicht beschwerdekontingenten Gesprächen (z. B. alle 8–12 Wochen) ist »Nicht-Tun« eine wichtige ärztliche Aufgabe. Ich ihrem Essay »Die Kunst, nichts zu tun« schreibt Iona Heath: »'in medicine, the art of doing nothing is active, considered, and deliberate. It is an antidote to the pressure to DO and it takes many forms.' Too often when confronted by patients which chronic pain, we 'do something' in order to get rid of them, we send them for another investigation or another opinion or we prescribe more drugs.« (Heath 2012).

Die Auswirkungen des chronischen Schmerzes anerkennen

Die Anerkennung eines therapierefraktären Schmerzes ist für Patientin und Arzt schmerzhaft. Für die Patientin kann die Anerkennung, dass sich ihre gesundheitliche Situation nicht bessern wird, mit dem Verlust von Lebensplänen (z. B. Elternschaft, Ausüben von Freizeitaktivitäten) verbunden sein. Die Unterstützung der Patientin bei der Trauerarbeit über verlorene Lebensperspektiven ist eine Aufgabe der psychosomatischen Grundversorgung.

Für den Arzt bedeutet die Anerkennung eines therapierefraktären Schmerzes das Eingeständnis der eigenen Grenzen. Die Reflexion ärztlicher Ideal- und Selbstbilder ist eine Aufgabe der Balint-Gruppe.

Den Schmerz externalisieren

Patientinnen mit chronischem Schmerz und ihre Schmerz(-psycho)therapeuten neigen dazu, die Person mit dem Schmerz zu identifizieren. »Ich bin/Sie sind ein Schmerzpatient«. Diese Einstellung kann bei der Akzeptanz der anhaltenden schmerzbedingten Beeinträchtigungen hilfreich sein, verstellt jedoch den Blick auf Bereiche des Lebens, die der Schmerz bisher noch nicht eingenommen hat. Die Begleitung der Patientin im Rahmen der psychosomatischen Grundversorgung wird als Unterstützung im Kampf »gegen die Tyrannei des Schmerzes und schrittweise Wiedergewinnung von Gebieten mit Lebensqualität« definiert. In weiteren

Gesprächen kann nach Ausnahmen vom »Schmerz-Problem« gesucht und Ressourcen exploriert werden: »Ist es Ihnen schon einmal kurzfristig gelungen, sich von der Tyrannei Ihrer Schmerzen zu befreien? Wie haben Sie das geschafft? Wer von Ihrer Familie traut Ihnen am ehesten zu, sich Ihren Beschwerden entgegenzustellen, die Ihnen Ihr Leben so schwer machen?«

Verbesserung von Selbstwirksamkeit und Funktionsfähigkeit statt Schmerzreduktion

Es ist sinnvoll, Behandlungserfolge mehr an einer Zunahme (oder Erhalt) der Funktionsfähigkeit im Alltag als am Rückgang der Beschwerden festzumachen.

Praxistipp

Bei Patientinnen mit therapierefraktären Unterbauchschmerzen sind Zunahme (oder Erhalt) der Funktionsfähigkeit im Alltag sinnvolle Therapieziele.

Verstörung von unangemessenem Krankheitsverhalten

Vor allem bei Privatversicherten ist die Entwicklung eines kritischen Umgangs mit den diagnostischen und therapeutischen Angeboten des medizinischen Systems ein wichtiges psychotherapeutisches Therapieziel. Weiterhin gilt es, die Bedürfnisse der Patientin nach 100%iger Sicherheit (Ausschluss schwerwiegende organische Krankheit) zu relativieren und deren Toleranz für Ungewissheit zu erhöhen: »Was denken Sie: Bei wie viel Prozent der medizinischen Maßnahmen (inklusive Psychotherapie) ist der Nutzen eindeutig gesichert? Wie haben es Asterix und Obelix geschafft, ihre Feste zu genießen, obwohl sie in ständiger Sorge lebten, dass ihnen der Himmel auf den Kopf fallen könnte?«

Freundschaft mit dem eigenen Körper schließen

Nur einem Teil der Patienten mit langjährigen chronischen Schmerzen gelingt es, »Freundschaft mit dem eigenen Körper« zu schließen und die körperlichen Beschwerden als sinnvolle Botschaft ihres Körpers bzw. ihres »Unbewussten« zu akzeptieren (Seemann 2005). Ist es nicht möglich, ein psychodynamisches Symptomverständnis zu erreichen, werden die Akzeptanz der individuellen »körperlichen Besonderheiten und Reaktionsmuster« und eine Lebensgestaltung (Ernährung, selbstgestellte Aufgaben, Stressabbau), welche auf diese Besonderheiten Rücksicht nimmt, als gleichrangiges Therapieziel erachtet. Bei Patientinnen, bei denen es nicht gelingt, das Defizitbild ihres eigenen Körpers zu modifizieren, gebraucht der Autor das Konzept der Vulnerabilität.

Annahme und Einsatz – Ein Leben jenseits des Schmerz finden

Akzeptanz bedeutet, den Schmerz anzunehmen, ohne sich selbst aufzugeben. Das einzige, was aufgegeben werden muss, ist der (erfolglose und zermürbende) Kampf gegen den Schmerz durch Medikamente, Operationen und konflikt- oder bewältigungsorientierte Psychotherapie. Bei der Akzeptanz des Schmerzes können sog. Achtsamkeitsübungen helfen, d. h. seine eigenen Gedanken und Gefühle aufmerksam und mit Mitgefühl für sich selbst zu beobachten (anstatt sich mit ihnen zu identifizieren). Dadurch kann die körperliche Dimension des Schmerzes von den (negativen) Gedanken und Gefühlen, welche zu dem Leiden an dem Schmerz führen, entkoppelt werden. Commitment (Engagement, Einsatz) bedeutet das zu tun, »woran das Herz hängt«. Den eigenen inneren Werten zu folgen kann z. B. bedeuten, sich einem Ehrenamt oder einem Hobby intensiv zu widmen (Heidenreich et al. 2007, Krämer 2012).

> **Schmerzakzeptanz bedeutet für die Patientin, den Schmerz anzunehmen, ohne sich selbst aufzugeben.**

Literatur

Casser HR, Hüppe M, Kohlmann T et al. (2012) [German pain questionnaire and standardized documentation with the KEDOQ-Schmerz. A way for quality management in pain therapy]. Schmerz 26(2):168–75

Davies KA, Macfarlane GJ, McBeth J, Morriss R, Dickens C (2009) Insecure attachment style is associated with chronic widespread pain. Pain 143(3): 200–5

Deutsche Schmerzgesellschaft. Der Deutsche Schmerzfragebogen. ▶ http://www.dgss.org/deutscher-schmerz-fragebogen

Geisler L (1992) Arzt und Patient – Begegnung im Gespräch. 3. erw. Auflage, Frankfurt a. Main. ▶ http://www.linus-geisler.de/ap/ap19_schwierig.html

Häuser W (2008) Systemische Familienmedizin – Kooperation mit Patienten, Angehörigen und medizinischen Behandlern bei somatischer Fixierung. Psychotherapie im Dialog 9: 231–7

Häuser W, Siedentopf F (2010) [Diagnostic evaluation of chronic pelvic pain]. MMW Fortschr Med 152(23): 41–3. German.

Heath I (2012) The art of doing nothing. Eur J Gen Pract 18(4): 242–6

Heath I (2013) Overdiagnosis: when good intentions meet vested interests – an essay. BMJ 347: f6361

Heidenreich T, Michalak J, Eifert G (2007) Balance von Veränderung und achtsamer Akzeptanz: Die dritte Welle der Verhaltenstherapie. Psychother Psych Med 57: 47–482

Hoffman OS (2006) Viktor von Weizsäcker. Arzt und Denker gegen den Strom. Dtsch Ärztebl 103: A672–A674

Krämer G (2012) Akzeptanz und Commitment Therapie. Aktiv werden und handeln. Nova 2: 14–18

Kroenke K, Spitzer RL, Williams JB, Monahan PO, Löwe B (2007) Anxiety disorders in primary care: prevalence, impairment, comorbidity, and detection. Ann Intern Med 146: 317–325

Langewitz W, Denz M, Keller A, Kiss A, Ruttimann S, Wossmer B (2002) Spontaneous talking time at start of consultation in outpatient clinic: cohort study. BMJ 325: 682–3

Löwe B, Kroenke K, Gräfe K (2005) Detecting and monitoring depression with a 2-item questionnaire (PHQ 2). J Psychosom Res 58:163–171

Martínez MP, Miró E, Sánchez AI, Mundo A, Martínez E (2012) Understanding the relationship between attachment style, pain appraisal and illness behavior in women. Scand J Psychol 53(1):54–63.

Protschka J (2012) Behandlungsfehler: Die Angst vor der Schuld. Deutsches Ärzteblatt 109(51-52): A–2574

Schaefert R, Hausteiner-Wiehle C, Häuser W, Ronel J, Herrmann M, Henningsen P (2012) Non-specific, functional, and somatoform bodilycomplaints. Dtsch Arztebl Int. 109(47): 803–13.

Schiltenwolf M, Sack M (2014) Die Angst des Arztes. Deutsches Ärzteblatt 111(13): A-546-547

Schweitzer J, v. Schlippe A (2006) Lehrbuch des systemischen Therapie und Beratung II. Das störungsspezifische Wissen. Somatisierungsstörungen – Schmerz als Beziehungsinformation. Göttingen: Vandehoeck & Ruprecht, S154–165

Seemann H (2005) Freundschaft mit dem eigenen Körper schließen. Über den Umgang mit psychosomatischen Schmerzen. Klett-Cotta, Stuttgart

Zondervan KT, Yudkin PL, Vessey MP et al. (2001) The community prevalence of chronic pelvic pain in women and associated illness behaviour. Br J Gen Pract 51(468): 541–7

Sehr lesenswert: A Better NHS. Exploring the relationships between doctors and patients and health policy. How doctors respond to chronic pain. ▶ http://abetternhs.wordpress.com/2013/09/07/pain/#comments

Die Patientin mit chronischem Unterbauchschmerz in der Versorgungsrealität

I. Brandes

M. Sillem et al. (Hrsg.), *Leitsymptom chronischer Unterbauchschmerz der Frau*,
DOI 10.1007/978-3-662-43669-1_15, © Springer-Verlag Berlin Heidelberg 2015

15.1 Einleitung

Der chronische Unterbauchschmerz als chronischer – d. h. länger als 6 Monate andauernder schwerer Schmerz – kann Ausdruck verschiedenster Ursachen und Befunde aufgrund von gynäkologischen, urologischen, gastrointestinalen und psychogenen Erkrankungen sein. Entsprechend vielfältig sind die möglichen Versorgungsansätze im Rahmen der Diagnostik und Therapie (Arbeitsgemeinschaft der Wissenschaftlichen Medizinischen Fachgesellschaften (AWMF) 2009, Siedentopf u. Rauchfuß 2010). Im Folgenden sollen die Versorgungsaspekte des chronischen Unterbauchschmerzes am Beispiel der Endometriose dargestellt werden.

15.2 Volkswirtschaftliche Bedeutung der Endometriose

Endometriose bezeichnet das Vorkommen von Gebärmutterschleimhaut ähnlichem Gewebe außerhalb der Gebärmutterhöhle. Sie ist die zweithäufigste gutartige gynäkologische Erkrankung bei Frauen im fortpflanzungsfähigen Alter. Die bislang vorliegenden Angaben zur Prävalenz und Inzidenz beziehen sich überwiegend auf sehr selektive Zugänge (Guo u. Wang 2006a, Guo u. Wang 2006b, Holt u. Weiss 2000, Oehmke et al. 2007, Vigano et al. 2004) und sind daher für gesundheitsökonomische Analysen eher ungeeignet. Auch ist weiterhin unklar, inwieweit länderspezifische Ergebnisse international übertragbar sind. Mögliche regionale oder ethnische Unterschiede in Prävalenz und Inzidenz könnten auch gesundheitssystembedingt sein (z. B. Zugangsbarrieren zu Gesundheitsleistungen durch fehlende finanzielle Absicherungen). Eine deutsche Untersuchung von Abbas et al. auf Basis von Krankenversicherungsdaten aus dem Jahr 2007 anhand der ICD-10-Kennziffern scheint die verlässlichsten Informationen zu geben. Die Daten zeigten bei weiter Auslegung eine Prävalenz von 8,1% und bei engerer Definition eine Prävalenz von 5,7% (Abbas et al. 2012).

Die Erkrankung geht oft einher mit starken körperlichen Beschwerden, insbesondere wiederkehrenden Schmerzen, aber auch anderen Symptomen. Die häufig verringerte Fertilität, der zeitliche Verzug in der Diagnosestellung und die oftmals schwerwiegenden Therapien konfrontieren die betroffenen Frauen mit Belastungssituationen, deren Ausmaß entscheidend durch den Schweregrad der Erkrankung sowie die Häufigkeit und Intensität von Rezidiven bestimmt wird. Langanhaltende Schmerzen und die damit verbundene Müdigkeit und Erschöpfung führen zu **Einschränkungen der Leistungsfähigkeit** in Beruf und Alltag. Die Folgen der Erkrankung auf volkswirtschaftlicher Ebene werden aufgrund von vermehrter Inanspruchnahme medizinischer Leistungen und v. a. aufgrund von häufigen Arbeitszeitausfallzeiten als bedeutend eingeschätzt. Es ist davon auszugehen, dass – insbesondere vor Diagnosestellung – in bedeutendem Umfang Über-, Unter- und Fehlversorgung auftreten. Chronizität und Progredienz der Erkrankung, aber auch schlechte Lebensqualität, führen zu vermehrter Inanspruchnahme von Gesundheitsleistungen (Brandes 2007). In der Gynäkologie gilt Endometriose somit als Problemerkrankung mit weitreichenden volkswirtschaftlichen Folgen (Finas et al. 2005, Schweppe 2003).

Nicht zuletzt wegen der Tabuisierung und dem »Kleinreden« der Symptome der Erkrankung werden die besondere Belastung der Frauen und die Beeinträchtigung des Alltags sowie der daraus entstehende immense volkswirtschaftliche Schaden jedoch häufig verkannt.

15.3 Krankheitskosten der Endometriose

Zu den Kosten der Endometriose liegen verschiedene nationale wie auch internationale Untersuchungen vor. Die Ergebnisse werden hier in einer Übersicht dargestellt, die allerdings keinen Anspruch auf Vollständigkeit erheben kann. Vorweg soll kritisch angemerkt werden, dass die Ermittlung der Kosten in den einzelnen Studien methodische Unterschiede aufweist. Diese sind begründet in der jeweils zugrunde liegenden Zielgruppe, in der Erhebung der Kostenparameter sowie in der Bewertung der Mengenparameter. Soweit bekannt, werden die jeweiligen methodischen Vorgehensweisen kurz beschrieben.

Tab. 15.1 Demografische und krankheitsspezifische Parameter der Studien

Parameter	EVA-Studie	EndoCost-Studie Deutschland	CloE-Studie	EVD-Studie	Reha-Studie	EndoCost-Studie EU
Anzahl	192	157	175	457	257	905
Alter	43 Jahre	39 Jahre	39 Jahre	39 Jahre	38 Jahre	36 Jahre
Familienstand verheiratet/in Lebensgemeinschaft	72%	74%	66%	74%	69%	79%
Bildungsstand: Abitur/allgemeine Hochschulreife	49%	52%	52%	57%	41%	k.A.
Erwerbstätigkeit: derzeit erwerbstätig	74%	78%	69%	74%	78%	90%
Eigene Kinder	31%	k.A.	37%	32%	27%	k.A.
Krankheitsdauer	7,0 Jahre	5,3 Jahre	6,9 Jahre	6,8 Jahre	6,2 Jahre	6,4 Jahre
Diagnoseverzögerung	7,7 Jahre	7,0 Jahre	12,5 Jahre	6,9 Jahre	7,0 Jahre	k.A.

k.A.: keine Angabe

15.3.1 Studien zur Ermittlung der Krankheitskosten pro Patientin pro Jahr

Die nachfolgenden Studien sind auf Basis retrospektiver Befragungen von Frauen mit nachgewiesener Endometriose durchgeführt worden. Es wurden mittels eines **Bottom-up-Ansatzes** die Daten auf Patientenebene erhoben, um daraus die durchschnittlichen Krankheitskosten zu errechnen. Beim Bottom-up-Ansatz erfolgt die Datenerhebung auf Ebene des einzelnen Patienten; die Daten werden aggregiert und auf die Gesamtzahl der erkrankten Personen hochgerechnet. Diese Form der Berechnung ist zeit- und kostenintensiv, aber gilt als aussagekräftiger als der **Top-Down-Ansatz**, bei dem ausgehend von sehr hoch aggregierten Daten durch Division der Zahl der Patienten die Kosten heruntergebrochen werden.

Die Ermittlung der wirtschaftlichen Gesamtbelastung auf Gesellschaftsebene erfolgte in den folgenden Studien durch Hochrechnung auf Basis von Prävalenzen. Die Leistungsinanspruchnahmen aus stationären, ambulanten, medikamentösen und weiteren Behandlungen wurden mengenmäßig erfasst und monetär bewertet. Die Vorgehensweise bei der Bewertung durch sog. Schattenpreise erfolgte auf Grundlage der Empfehlungen der AG Methoden der gesundheitsökonomischen Evaluation (AG MEG) (Burchert et al. 1999, Hessel et al. 1999) und des Hannoveraner Konsens (Schöffski u. Uber 2000, Schulenburg et al. 2007). Die indirekten Kosten aus den Arbeitsfehlzeiten wurden hier zur Vermeidung einer Überschätzung mittels des Friktionskostenansatzes berechnet (Burchert et al. 1999, Krauth et al. 2005).

Es wurde in den hier dargestellten Studien ein einheitliches Bewertungsverfahren angewendet, allerdings weichen die zugrunde gelegten Verrechnungssätze (Preise) insofern voneinander ab, als die jeweils zu dem Auswertungszeitpunkt aktuellen Werte Anwendung fanden. In der internationalen Version der EndoCost-Studie wurden die in den jeweiligen Ländern gültigen Verrechnungssätze zugrunde gelegt, grundsätzlich ist jedoch das gleiche Bewertungsverfahren zum Ansatz gekommen. Die Ergebnisse der hier vorgestellten Studien sind in Tab. 15.1 und Tab. 15.2 zusammengefasst.

Tab. 15.2 Kostenparameter der Studien, Kosten pro Patientin pro Jahr

Kosten-Parameter	EVA-Studie	EndoCost-Studie Deutschland	CloE-Studie	EVD-Studie	Reha-Studie	EndoCost-Studie EU
Anzahl	192	157	356	479	257	905
Auswertungsjahr	2009	2009	2010	2005	2005	2009
Ambulante Versorgung	281,00 €	223,00 €	113,00 €	102,00 €	91,00 €	513,00 €
Stationäre Versorgung	2388,00 €	480,00 €	690,00 €	2055,00 €	4326,00 €	2042,00 €
Medikamentöse Versorgung	272,00 €	396,00 €	183,00 €	183,00 €	126,00 €	320,00 €
Direkte Kosten gesamt	2941,00 €	1099,00 €	986,00 €	2340,00 €	4543,00 €	2875,00 €
Arbeitsunfähigkeitszeiten	1424,00 €	1378,00 €	1521,00 €	1356,00 €	3731,00 €	k.A.
Erwerbsminderung, Erwerbsunfähigkeit	k.A.	1351,00 €	k.A.	550,00 €	711,00 €	k.A.
Indirekte Kosten gesamt	1424,00 €	2729,00 €	1521,00 €	1906,00 €	4442,00 €	6298,00 €
Gesamtkosten	4365,00 €	3828,00 €	2507,00 €	4246,00 €	8985,00 €	9173,00 €

k.A.: keine Angabe

EVD-Studie

Es handelt sich um eine Krankheitskostenanalyse bei Frauen mit Endometriose aus gesellschaftlicher Perspektive. Die Kostendaten wurden auf Patientenebene ermittelt und auf das Niveau der Gesamtgesellschaft hochgerechnet. Das Patientenkollektiv setzte sich zusammen aus Mitgliedern der Endometriose-Vereinigung Deutschland e.V. (EVD), die über eine Beilage in der Mitgliederzeitung im März 2003 zur Studienteilnahme eingeladen wurden. Als Erhebungsinstrument diente ein sechsseitiger Fragebogen, der retrospektiv – neben anderen – soziodemografische Patientendaten, Therapiedaten und Daten zur Erwerbstätigkeit jeweils bezogen auf die zurückliegenden 12 Monate umfasste. Insgesamt konnten 457 Fragebögen ausgewertet werden.

Reha-Studie

Auch in dieser Studie war das Ziel die Erhebung der Kosten der Versorgung bei Frauen mit Endometriose. Der Zugang erfolgte über eine stationäre Rehabilitationseinrichtung mit Schwerpunkt Endometriose. Vor Ort wurden 300 Patientinnen mit Hauptdiagnose Endometriose von Herbst 2003 bis Frühjahr 2004 jeweils zu Beginn der Rehabilitationsmaßnahme mittels eines Fragebogens zu soziodemografischen Patientendaten, Therapiedaten und Daten zur Erwerbstätigkeit erhoben – jeweils bezogen auf die zurückliegenden 12 Monate. Von 257 Frauen lagen auswertbare Fragebögen vor. Da der ökonomische Teil des Fragebogens identisch mit dem der EVD-Studie war, wurden die Ergebnisse der beiden Studien zusammengefasst publiziert (Brandes et al. 2009).

EVA-Studie

Im Rahmen der EVA-Studie (EVA: Endometriose Verstehen und Annehmen) wurde ein umfassendes ambulantes Schulungsangebot entwickelt und umgesetzt. Die Rekrutierung der Studienteilnehmerinnen erfolgte in 2008 und 2009 über unterschiedlichste Wege: Die meisten Schulungsteilnehmerinnen konnten über (Tages)Zeitungen und Anschreiben durch Akutkliniken gewonnen werden. Darüber hinaus wurde die Information über die Mitgliederzeitschrift der bundesweiten Selbsthilfeorganisation Endometriose-Vereinigung Deutschland e.V. sowie die studieneigene Homepage in Verbindung mit anderen Internetinformationen und Flyern in Gesundheitseinrichtungen verbreitet. Die

Datenerhebung erfolgte über retrospektive Patientenfragebögen. Diese wurden den Studienteilnehmerinnen bei Studieneintritt postalisch zugesendet und enthielten u. a. Fragen zur Demografie und verschiedenen krankheitsrelevanten Aspekten. Die Fragen bezogen sich auf die Leistungsinanspruchnahmen und Arbeitsausfallzeiten in den vorausgegangenen 12 Monaten. Die Ergebnisse der Kostenanalyse beruhten auf den Daten von 192 Studienteilnehmerinnen. Der ausführliche Abschlussbericht einschließlich der Krankheitskostenanalyse ist unter ► www.forschung-patientenorientierung.de abrufbar (Brandes et al. 2008, Brandes et al. 2010).

CLoE-Studie

Auf Basis der Ergebnisse der CLoE-Studie (CLoE: Course of disease & Lifetime costs of Endometriosis) werden weitere ökonomische Daten im Krankheitsverlauf von Frauen mit Endometriose dargestellt. Die Ergebnisse resultierten aus einer retrospektiven Querschnitterhebung an Frauen mit bestätigter Endometriose. Im Rahmen der Studie wurden alle Patientinnen mit Einweisungsdiagnose Endometriose (N80), die in den Jahren 2008 und 2009 eine stationäre gynäkologische Rehabilitation erhalten hatten, mittels eines standardisierten retrospektiven Patientenfragebogens befragt. Ein Teil des Fragebogens zielte auf die Erhebung verschiedener Versorgungsaspekte im Krankheitsverlauf. Der Fragebogen der CLoE-Studie wurde den Studienteilnehmerinnen per Post zugesendet, von 175 Frauen liegen die vollständig ausgefüllten Fragebögen vor, die in die Untersuchung einbezogen wurden. Anders als in den vorher beschriebenen Studien wurden hier die Leistungsinanspruchnahmen und Arbeitsfehlzeiten für den gesamten Krankheitsverlauf erhoben und anschließend auf einen 12-Monats-Zeitraum umgerechnet.

EndoCost-Studie, deutsche Teilstudie

Im Rahmen der deutschen Teilstudie der EndoCost-Studie wurden die Kosten und die Lebensqualität von Endometriose-Patientinnen ermittelt. Es wurde davon ausgegangen, dass die betroffenen Frauen aufgrund des chronischen Krankheitsverlaufs und der langen Diagnoseverzögerung (durchschnittlich 6–8 Jahre) eine schlechte Lebensqualität aufweisen und sich dies in erhöhten Leistungsinanspruchnahmen sowie höheren Kosten widerspiegelt. Zielgruppe waren Frauen mit histologisch gesicherter Endometriose, die im Jahr 2008 mindestens eine Leistungsinanspruchnahme in einem beteiligten Studienzentrum aufgrund von typischen Endometriosesymptomen auswiesen. Die Daten wurden mittels eines retrospektiven Fragebogens erhoben, der von dem international besetzten Team der EndoCost-Studie für alle beteiligten Länder einheitlich entwickelt worden war. Der Fragebogen enthielt sehr detaillierte Fragen zu den Leistungsinanspruchnahmen und Beeinträchtigungen der Erwerbstätigkeit, bezogen auf den gesamten Krankheitsverlauf (bei seltenen Ereignissen, z. B. Operationen) und bezogen auf die letzten 2 Monate (bei häufig wiederkehrenden Leistungen, z. B. Arztbesuchen, Medikamenteneinnahme). Die Daten wurden auf den Zeitraum von 12 Monaten umgerechnet. Die dargestellten Ergebnisse beziehen sich auf die deutsche Stichprobe von 157 Frauen.

EndoCost-Studie, EU-weite Gesamtstudie

Die EndoCost-Studie wurde von der WERF (World Endometriosis Research Foundation) in 12 Einrichtungen aus 10 Ländern durchgeführt. Die Rekrutierung erfolgte in jeweils ausgewählten Endometriosezentren, die Durchführung und Datenerfassung oblag einem inländischen bzgl. der Endometriose erfahrenen Team, bestehend aus einem Mediziner/einer Medizinerin und einem Ökonom/einer Ökonomin. Die Auswertung der Gesamtheit der Daten erfolgte durch die Initiatoren der Studie, welche die Studie von Belgien aus geleitet hatten. Die Methodik und die Ergebnisse sind publiziert worden (Simoens et al. 2011, Simoens et al. 2007, Simoens et al. 2012). Grundlage der Auswertung war der prospektive Fragebogen, der die Leistungsinanspruchnahmen und Fehlzeiten über einen Zeitraum von 2 Monaten erhob. Die Kosten aus den dokumentierten Leistungen wurden hochgerechnet auf einen 12-Monats-Zeitraum. Die Gesamtstichprobe umfasste 905 auswertbare Datensätze.

Eine Übersicht über die Ergebnisse aller oben beschriebenen Studien geben oben angeführte Tabellen (◘ Tab. 15.1, ◘ Tab. 15.2). Die Ergebnisse der Kostenanalysen werden ergänzt um verschiedene soziodemografische und krankheitsrelevante Parameter, um die jeweiligen Studienpopulationen zu beschreiben.

15.3.2 Diskussion der demografischen und krankheitsspezifischen Parameter

Die Krankheitsdauer sowie die Diagnoseverzögerung wurden auf Basis der Angaben der Frauen wie folgt errechnet: Krankheitsdauer, definiert als Differenz zwischen dem Auswertungsjahr und dem Jahr der Diagnosestellung sowie Diagnoseverzögerung als Zeitraum von dem Auftreten der Symptome bis zur endgültigen Diagnose. Der Fragebogen der EndoCost-Studie enthielt keine Frage nach den eigenen Kindern.

Trotz der unterschiedlichen Zugangswege zeigen die Ergebnisse eine recht homogene Population über die Studien hinweg. Es handelt sich um Frauen in einem relativ hohen Alter und einer längeren Krankheitsdauer. Diese Ergebnisse liegen, wie auch die Diagnoseverzögerung im Bundesdurchschnitt, allerdings etwas über dem internationalen Durchschnitt (Rogers et al. 2013). Eine Besonderheit bildet die CLoE-Studie, hier hatten überdurchschnittlich viele Frauen mit sehr langer Diagnoseverzögerung teilgenommen. Der Grund liegt sicherlich darin, dass hier ausschließlich Frauen eingeschlossen waren, die an einer Rehabilitationsmaßnahme teilnahmen und besonders schwer oder lange erkrankt waren bzw. eine ungünstige Strategie im Umgang mit der Erkrankung aufwiesen.

15.3.3 Diskussion der Kostenparameter

Größere Unterschiede zeigten sich in den ermittelten Kosten der Studien. So wiesen die Teilnehmerinnen der Reha-Studie deutlich höhere Gesamtkosten pro Kopf auf als in den übrigen Studien. Dies hat folgende Gründe: In der gesundheitsökonomischen Evaluation wird häufig retrospektiv nach den jeweiligen Leistungsinanspruchnahmen aus den 12 Monaten vor Studienteilnahme gefragt. Das führt aber grundsätzlich zu einer Überschätzung des Inanspruchnahmeverhaltens bei Rehabilitanden und Rehabilitandinnen, da der Anlass für eine Zuweisung zur Rehabilitation, wie z. B. eine Verschlechterung des Krankheitszustandes oder ein akuter Erkrankungszustand, sich in kostenintensiven stationären Krankenhausaufenthalten und langen Arbeitsunfähigkeitszeiten widerspiegelt. Insofern können die Ergebnisse der Reha-Studie nicht als repräsentativ gelten, sondern stellen die Kosten einer Stichprobe mit Zustand nach einer umfangreichen Operation und/oder Gefährdung der Erwerbsfähigkeit dar.

Weitere bedeutende Unterschiede zeigten sich zwischen der deutschen und der EU-weiten **Endo-Cost-Studie**. Diese sind zum einen möglicherweise auf die **Unterschiede in der Datenerhebung** zurückzuführen. So wurden in der EU-Studie die Daten der prospektiven Erhebung über einen Verlauf von 8 Wochen erhoben und für ein Jahr hochgerechnet. Hier besteht die Gefahr einer Überschätzung der Kosten, wenn die Leistungsinanspruchnahmen nicht repräsentativ für den gesamten Krankheitsverlauf sind. Dieser Verdacht liegt jedoch nahe, da es sich ausschließlich um Studienteilnehmerinnen handelte, die kurz vor der Erhebung in Behandlung waren. Demgegenüber liegen den Ergebnissen der deutschen Stichprobe die retrospektiven Daten zugrunde (alle Leistungen, die im Zusammenhang mit der Endometriose während des gesamten Krankheitsverlaufs in Anspruch genommen worden waren). Die Kosten aus diesen dokumentierten Leistungsinanspruchnahmen wurden dann durch die Jahre seit Diagnosestellung dividiert und somit auf ein Jahr »heruntergerechnet«. Dementsprechend ist davon auszugehen, dass die Ergebnisse der deutschen Stichprobe den tatsächlichen Kosten im Jahresdurchschnitt des Krankheitsverlaufs recht nahe kommen. Allerdings birgt dieses Vorgehen die Gefahr einer Unterschätzung der Kosten, da aufgrund von Erinnerungslücken nicht (mehr) alle diagnostischen und therapeutischen Maßnahmen erinnert werden. Ein weiterer möglicher Effekt ist auf Unterschiede der Populationen zurückzuführen. Diese ergaben sich insbesondere dadurch, dass die Frauen der deutschen Stichprobe aufgrund des Zugangs über ein sehr großes Endometriosezentrum und zwei ambulante Einrichtungen weniger stark selektiert waren. So gaben nur 12 der 157 Frauen einen Krankenhausaufenthalt für den Zeitraum 12 Monate vor Studienbeginn an. Die sehr hohen indirekten Kosten der EU-weiten Stichprobe deuten darüber hinaus darauf hin, dass es sich um eine akut schwer betroffene Population mit aktuell hohen Leistungsbeeinträchtigungen handelt.

Inwieweit länderspezifische Unterschiede im Zugang zu den Endometriosezentren Einfluss auf die Kosten hat, ist nicht bekannt. Unklar bleibt auch, inwieweit möglicherweise die internationalen Unterschiede in den Vergütungssystemen (z. B. DRGs) Einfluss auf die Höhe der Kosten genommen haben.

Im Rahmen der **CLoE-Studie** wurde eine Gruppe von besonders schwer betroffenen Frauen befragt, sodass eine Überschätzung der Leistungsinanspruchnahmen anzunehmen ist. Aufgrund der Erhebung der Daten für den gesamten Krankheitsverlauf liegen hier jedoch möglicherweise repräsentativere Ergebnisse vor, da nicht nur behandlungsintensive Phasen (bei Rekrutierung in einem Endometriosezentrum), sondern auch die weniger behandlungsintensiven Phasen erhoben wurden. Es ist davon auszugehen, dass diese Ergebnisse den tatsächlichen Kosten im Jahresdurchschnitt des Krankheitsverlaufs näherkommen als die anderen oben beschriebenen Vorgehensweisen. Der Überschätzung der Leistungsinanspruchnahmen aufgrund der Schwere der Erkrankung steht hier die Gefahr einer Unterschätzung der Leistungsinanspruchnahmen aufgrund von Erinnerungslücken entgegen.

Die **EVA-Studie** wies keine gravierende Verzerrung durch den Zugangsweg auf, jedoch deuten die hohen stationären Kosten darauf hin, dass es sich auch hier um eine selektive Gruppe handelt. Es ist sehr wahrscheinlich, dass in dieser Studie wie auch in der EVD-Studie überdurchschnittlich viele Frauen zusammengefasst wurden, die aufgrund eines erst kurze Zeit zurückliegenden operativen Eingriffs oder einer Krankheitsverschlechterung eine hohe Teilnahmemotivation auswiesen.

15.3.4 Diskussion der Bewertungsansätze

Ambulante Versorgung

In allen aufgeführten Studien spielen die Kosten der ambulanten Versorgung nur eine untergeordnete Rolle. In den retrospektiv orientierten Studien liegt hier sicherlich eine Unterschätzung der Kosten vor, da hier tendenziell die größten Erinnerungslücken zu erwarten sind. Dafür spricht auch, dass die EU-weite EndoCost-Studie (im Rahmen der prospektiven Erhebung) die höchsten ambulanten Kosten ausweist. Allerdings können sich hier auch Unterschiede zeigen, die durch die Gesundheitssysteme bedingt sind.

Medikamentöse Versorgung

Auch die Kosten der medikamentösen Versorgung sind von eher untergeordneter Bedeutung für das Gesamtergebnis. Hier weist die EndoCost-Studie Deutschland die höchsten Kosten auf, was möglicherweise auf einen hohen Anteil an Kinderwunschpatientinnen zurückzuführen ist.

Stationäre Versorgung

In den in ◘ Tab. 15.2 aufgeführten Studien wurden die Krankenhausaufenthalte auf Basis von Selbstkosten der Leistungserbringer berechnet. Diese betrugen im Durchschnitt über alle Endometriose-Fälle eines Jahres (2009) 2931,00 €. Eine Dissertation zum Thema Kosten der Endometriose in der stationären Versorgung in Deutschland kam auf Basis der InEK-Daten (InEK: Institut für das Entgeltsystem im Krankenhaus) der Jahre 2005 und 2006 auf durchschnittliche Kosten in Höhe von 2784,00 € bzw. 3056,00 € (Oppelt et al. 2012, Reichert 2010). Diese liegen somit im Bereich der in ◘ Tab. 15.2 aufgezeigten Ergebnisse. Der Vergleich mit den Kostensätzen der InEK-Daten zeigt, dass trotz unterschiedlicher Vorgehensweisen (Vergütung auf Basis-DRG versus Selbstkosten ermittelt durch das Controlling zweier Kliniken) vergleichbare Ergebnisse ermittelt wurden.

Eine weitere Studie der Arbeitsgruppe um Luisi hat für das italienische Gesundheitssystem Kosten in vergleichbarer Höhe errechnet. Die Krankenhausaufenthalte im Zusammenhang mit Endometriose betrugen 2774,00 € pro Studienteilnehmerin pro Jahr (Luisi et al. 2009). International werden jedoch deutlich höhere Kosten für Operationen bzw. akutstationäre Aufenthalte angesetzt. So ermittelten Gao et al. (2006) im Rahmen eines Reviews durchschnittliche Kosten in Höhe von $12.344,00 pro Krankenhausaufenthalt bei Endometriose

(Bezugsjahr 2002). Die eingeschlossenen Publikationen bezogen sich überwiegend auf amerikanische Studien, berücksichtigt wurden aber auch eine taiwanesische, eine britische, eine französische und eine kanadische Studie. Ein nationales Projekt in den USA hat für die Jahre 1991 und 1992 die Kosten der stationär behandelten Patientinnen mit Endometriose erhoben. Diese betrugen $6597,00 bzw. $7450,00 (1992) bezogen auf Frauen mit Erstdiagnose Endometriose (Zhao et al. 1998).

Arbeitsunfähigkeit, Erwerbsminderung und Erwerbsunfähigkeit

Die Unterschiede der dargestellten Ergebnisse hinsichtlich der indirekten Kosten in ◘ Tab. 15.2 sind darauf zurückzuführen, dass die Kosten aus bezahlter oder unbezahlter Arbeitszeitreduzierung (»Erwerbsminderung«) und aus teilweiser oder vollständiger Erwerbsunfähigkeit nicht oder nur teilweise berücksichtigt wurden. So wurde in der EndoCost-Studie die Erwerbsminderung und -unfähigkeit erfragt, in der EVD-Studie und der Reha-Studie dagegen nur die Erwerbsunfähigkeit. In der EVA-Studie und der CLoE-Studie wurden ausschließlich die Arbeitsunfähigkeitszeiten erfasst und in der EU-weiten EndoCost-Studie wurden die indirekten Kosten mittels eines generischen Instruments erfasst, das auch Absentismus und Präsentismus beinhaltet. Insofern liegt hier die umfassendste Kostenanalyse vor.

Ein besonderes Problem bei der Endometriose stellen die (zyklisch) wiederkehrenden Krankheitsphasen dar, die jedoch häufig durch die Frauen kompensiert werden. Fourquet et al. haben den **Aspekt des Präsentismus** bei Endometriose in Puerto Rico untersucht. Während nur 13% der teilnehmenden Frauen über Arbeitsausfallzeiten berichteten (Absentismus), so gaben 65% an, trotz Beeinträchtigungen der Arbeitsfähigkeit zur Arbeit zu gehen (Präsentismus). Insgesamt wurden im Rahmen der Studie durchschnittliche Arbeitsausfallzeiten in Höhe von 7,41 h in der Woche, in der die Symptome auftreten, ermittelt. (Fourquet et al. 2010, Fourquet et al. 2011).

Eine weitere, von der WERF durchgeführte international angelegte Studie fokussierte ebenfalls auf den Einfluss der Endometriose auf die Arbeitsfähigkeit. In einer großen Studienpopulation von 745 Frauen mit Endometriose, die an 16 Kliniken in 10 Ländern rekrutiert worden waren, wurden per Fragebogen verschiedene Parameter der Arbeitsfähigkeit erhoben (Nnoaham et al. 2011). Die Frauen waren mit durchschnittlich 32 Jahren relativ jung und 78% waren berufstätig. Entsprechend den Angaben der Frauen wurde eine reduzierte Arbeitsfähigkeit in Höhe von 10,8 h pro Woche ermittelt. Darin enthalten waren tatsächliche Arbeitsunfähigkeitszeiten (Absentismus) wie auch die verringerte Leistungsfähigkeit bei Anwesenheit (Präsentismus) (Nnoaham et al. 2011).

Exkurs: Clusteranalyse

Die vorgestellten Ergebnisse werden ergänzt durch eine Clusteranalyse. In den Clustern werden Fälle mit möglichst ähnlichen Merkmalsausprägungen in einer Gruppe (Cluster) zusammengefasst, die sich gleichzeitig hinsichtlich dieser Merkmalsausprägungen von den anderen Gruppen unterscheiden. Dargestellt werden die Ergebnisse aus einer Two-step-Clusteranalyse für die CLoE-Studie mittels PASW 18. Im Rahmen der Analyse wurden das Alter und die Diagnoseverzögerung als clusteridentifizierende Variablen erkannt. Untersuchungsziel war die Bestimmung von Patientengruppen mit unterschiedlichen Bedürfnissen, die anhand vorliegender oder leicht zu erhebender Parameter in der Versorgungsroutine identifiziert werden können. Die Gruppenbildung sollte dazu dienen, Versorgungsprobleme und mögliche Ansätze zur Verbesserung der Versorgung zu identifizieren.

Es wurden vier Gruppen gebildet, wobei 78 Fälle aufgrund fehlender Werte oder nicht eindeutiger Zuordnung zu den Clustern herausgefallen sind (letzte Spalte in ◘ Tab. 15.3). Neben den Variablen Alter, Diagnoseverzögerung und Jahre seit Diagnosestellung wurden noch weitere Parameter in die Clusteranalyse einbezogen. So hatten die teilnehmenden Frauen im Fragebogen die Belastung aus den mit der Endometriose einhergehenden Schmerzen auf einer Skala von »0=keine Schmerzen« bis »100=nicht stärker vorstellbare Schmerzen« dargestellt. Gefragt worden war nach der normalerweise/im Durchschnitt bestehenden Schmerzstärke sowie den stärksten Schmerzen. Das Leistungsvermögen in Freizeit und Beruf wurde ebenfalls durch Analogskalen von »0=sehr schlecht« bis »100=sehr gut«

Tab. 15.3 Ergebnisse der Clusteranalyse

Parameter	Cluster 1	Cluster 2	Cluster 3	Cluster 4	Entfernte Fälle
Anzahl Fälle	20	40	16	21	78
Alter	43,3	35,0	**27,6**	43,3	39,9
Diagnoseverzögerung	3,4	13,4	3,1	**24,9**	15,0
Jahre seit Diagnose	**9,1**	6,6	4,1	6,1	6,8
Jahre vom Auftreten der Symptome bis Arztkontakt	6,9	**7,9**	2,0	7,0	5,5
Anzahl Ärzte bis Diagnose	3,1	3,9	4,8	**9,4**	5,8
Gesamtkosten seit Diagnose	**57.352,00 €**	39.814,00 €	51.137,00 €	41.375,00 €	
Leistungsvermögen Freizeit	55,5	52,8	54,1	**47,6**	49,6
Leistungsvermögen Beruf	63,7	55,8	58,7	**52,7**	54,8
Arbeitsunfähigkeitszeiten in den letzten 12 Monaten ≤3 Monate	73,7%	**77,8%**	75,1%	73,7%	67,1%
Arbeitsunfähigkeitszeiten in den letzten 12 Monaten >3 Monate	**26,4%**	16,6%	25,1%	21,0%	22,9%
Durchschnittliche Schmerzen	47,9	47,8	40,6	41,6	45,3
Stärkste Schmerzen	89,1	87,4	84,7	82,3	84,1
Gesundheitszustand	66,9	61,8	69,8	**60,3**	61,0
Körperliche Lebensqualität	42,2	45,4	46,3	**41,1**	44,3
Psychische Lebensqualität	35,8	37,6	37,5	**35,2**	37,0

beurteilt, die Arbeitsunfähigkeitszeiten wurden der Krankenakte entnommen. Die Einschätzung des Gesundheitszustandes und der Lebensqualität erfolgte durch den SF-36, ein generisches Lebensqualitätsinstrument, dargestellt als körperliche und psychische Lebensqualität. Niedrigere Werte gehen einher mit schlechterer Lebensqualität. Um das gesundheitsbezogene Inanspruchnahmeverhalten abzubilden, werden hier die Kosten für den gesamten Krankheitsverlauf aufgeführt.

Die Clusteranalyse erbrachte **vier unterschiedlich stark besetzte Gruppen**. Das erschwerte die Signifikanzanalyse erheblich, was auch die überwiegend nicht signifikanten Unterschiede zwischen den Gruppen erklärte. Signifikante Clusterunterschiede wurden nur für das Alter und die Diagnoseverzögerung (jeweils p≤0,0001, einfaktorielle Anova) festgestellt. In Tab. 15.3 sind die jeweils höchsten bzw. auffälligen Werte halbfett gekennzeichnet.

In **Cluster 1** waren Frauen mit höherem Alter zusammengefasst, die auch schon längere Zeit mit der Diagnose lebten. Die Diagnoseverzögerung dieser Gruppe war mit 3,4 Jahren gering. Für die Frauen waren vergleichsweise hohe Werte im Bereich des Leistungsvermögens dokumentiert worden und ein relativ guter Gesundheitszustand. Demgegenüber lagen die Werte der körperlichen und psychischen Summenskala des SF-36 im mittleren Bereich der Gruppen. Überraschend waren die hohen Schmerzangaben und die häufigen Arbeitsunfähigkeitszeiten über 3 Monate. Letztere gehen einher mit hohen Kosten für die Ausfallzeiten und sind Verursacher der hohen Gesamtkosten seit Diagnosestellung. Die Frauen waren zwar schon lange erkrankt, haben aber bis zur Menopause noch einige Jahre mit den akuten Symptomen der Erkrankung zu leben. Häufig stellen sich durch den langen Krankheitsverlauf Erschöpfungszustände ein, die nicht immer mit Schmerzen oder operativen Eingriffen einhergehen müssen. Die festgestellten Leistungseinschränkungen sprechen für diese Annahme. Hinsichtlich der medizinischen Versorgung sind diese Frauen möglicherweise eher unterversorgt. Die Frauen in diesem Cluster benötigten offensichtlich eine effektivere Schmerzbehandlung und möglicherweise Maßnahmen zur Verbesserung des Leistungsvermögens. Die hohen Gesamtkosten als Folge der langen Arbeitsunfähigkeitszeiten sind ein deutlicher Hinweis auf Versorgungsprobleme. Aus medizinischer Sicht erschien die Rehabilitation, an der die Frauen teilnahmen, daher die geeignete Maßnahme zu sein. Allerdings ist kritisch zu hinterfragen, ob dieses Angebot angesichts der schon bestehenden Leistungseinschränkungen nicht zu spät kam. In der Versorgungspraxis fallen diese Frauen auf, da sie über ständige Müdigkeit und starke Erschöpfung klagen.

Die Frauen in **Cluster 2** waren gekennzeichnet durch ein mittleres Alter, eine mittlere Krankheitsdauer und eine deutlich über dem Bundesdurchschnitt liegende Diagnoseverzögerung (13,4 Jahre). Die Ergebnisse zum Leistungsvermögen, zu den Schmerzen, zu der Lebensqualität und zum Gesundheitszustand zeigten mittlere Werte im Vergleich zu den anderen Gruppen. Auffälligkeiten in dieser Gruppe betrafen die im Vergleich längste Verzögerung bis zum Arztkontakt, die niedrigsten Gesamtkosten seit Diagnose, aber hier waren auch die meisten Frauen mit häufigen kurzen Arbeitsunfähigkeitszeiten. Cluster 2 war durch durchschnittliche Ergebnisse gekennzeichnet, sodass hier zunächst kein Hinweis auf Versorgungsprobleme erkennbar war. Im Vergleich zu Cluster 1 sind diese Frauen möglicherweise gefährdet, in ähnlich ungünstige Krankheitsverläufe zu geraten. Die in dieser Gruppe frühzeitigere Rehabilitation (Patientinnen waren jünger und kürzer erkrankt) kann möglicherweise eine geeignete Gegenmaßnahme dazu sein. Bedenkenswert waren die lange Zeitverzögerung vom Auftreten der Symptome bis zum ersten Arztkontakt sowie die lange Diagnoseverzögerung in dieser Gruppe. Aus den vorliegenden Daten konnte keine Erklärung abgeleitet werden. Es muss jedoch angenommen werden, dass die Probleme in dieser Gruppe eher bei den Patientinnen selbst (z. B. fehlendes Krankheitswissen, ungünstige Selbsteinschätzung) bzw. in ihrem Umfeld (z.B. Fehlinformation, Tabuisierung) liegen. Eine bessere Aufklärung wäre möglicherweise ein erster Schritt hin zu einer Verbesserung der Versorgungssituation.

In **Cluster 3** wurden junge Frauen mit kurzer Krankheitsdauer und kurzer Diagnoseverzögerung zusammengefasst. Das Leistungsvermögen lag im mittleren Bereich. Die Schmerzwerte, der Gesundheitszustand und die Lebensqualität waren etwas besser als in den anderen drei Gruppen. Obwohl die Diagnosestellung nur wenige Jahre zurücklag, wies dieses Cluster die zweithöchsten Gesamtkosten auf. Diese waren geprägt durch häufige Arztkontakte und Kinderwunschbehandlung. Cluster 3 umfasste eine Gruppe von jungen Frauen mit geringer Diagnoseverzögerung und kurzer Krankheitsdauer, die keinen offensichtlichen Anhaltspunkt für eine nicht angemessene Versorgung aufweist. Die Frauen haben bereits 2 Jahre nach Auftreten der Symptome ihren Arzt/ihre Ärztin angesprochen, allerdings haben die Frauen bis zur Diagnosestellung teilweise mehrfach die Ärzte (bis zu 11-mal) gewechselt. Anlass für die Rehabilitation war bei einigen Frauen offensichtlich die (nicht erfolgreiche) Kinderwunschbehandlung sowie die Behandlung der körperlichen und psychischen Folgen des unerfüllten Kinderwunschs und der entsprechenden teilweise sehr belastenden Therapien.

Die Besonderheit von **Cluster 4** war die extrem lange Diagnoseverzögerung von knapp 25 Jahren. Inwieweit diese Angaben der Realität entsprachen oder auch nicht, ist hier nachrangig. Wichtig sind die eigene Einschätzung und die damit einhergehende mögliche Belastung durch die lange Unter- oder Fehlversorgung. Auffallend waren darüber hinaus das schlechte Leistungsvermögen und der schlechte Gesundheitszustand sowie die schlechten Lebensqualitätswerte bei gleichzeitig niedrigen Schmerzwerten. Auch die hohen Arbeitsunfähigkeitszeiten sowie die häufigen Arztwechsel deuteten auf Probleme in der Versorgung hin. Die im Vergleich durchschnittlichen Leistungsinanspruchnahmen, repräsentiert in relativ niedrigen Gesamtkosten, gaben allerdings keinen Hinweis auf eine Unter- oder Überversorgung. Insofern lag hier möglicherweise eine Fehlversorgung vor. Inwiefern die Ursachen dafür bei den Professionellen, im Gesundheitssystem, im Umfeld der Frauen oder bei den Frauen selbst lagen, konnte anhand der vorliegenden Daten nicht festgestellt werden.

Eine wichtige Erkenntnis dieser Ergebnisse ist, dass die Frauen mit Endometriose **keine homogene Gruppe** darstellen. Ihre Bedürfnisse variieren stark, z. B. je nach Alter und Dauer der Erkrankung: Jüngere Frauen benötigen mehr Information und Beratung hinsichtlich der Akutbehandlung, Schmerztherapie sowie Kinderwunschbehandlung, während ältere Frauen aufgrund der längeren Erkrankungsdauer eher Information und Beratung im Hinblick auf eine langfristige und nachhaltige Therapie benötigen sowie Angebote zur Reduzierung bzw. Vermeidung von Erschöpfungszuständen. Eine besondere Herausforderung stellen sicherlich die Frauen mit extrem langer Diagnoseverzögerung und häufigen Arztwechseln dar. Aus den vorliegenden Daten konnten keine Schlussfolgerungen zu konkreten Versorgungsprobleme abgeleitet werden, die Ergebnisse zeigen jedoch das Erfordernis weiterer vertiefender Untersuchungen.

15.3.5 Studien zur Ermittlung der Krankheitskosten für die Gesellschaft pro Jahr

Die dargestellten Ergebnisse zeigen – unter Berücksichtigung der sehr selektiven Zugänge – jährliche Kosten in Höhe von rund 3000,00 € bis hoch zu gut 9000,00 € in sehr belasteten Studienpopulationen. Eine Hochrechnung auf die gesellschaftliche Gesamtbelastung ist aufgrund der unzureichenden Validität der Prävalenz- und Inzidenzdaten in Deutschland schwierig. Die Untersuchung von Abbas et al. auf Basis von Krankenversicherungsdaten aus dem Jahr 2007 anhand der ICD-10-Kennziffern scheint bislang die belastbarsten Angaben zu Erkrankungsraten zu geben (Abbas et al. 2012). Berücksichtigt wurden ausschließlich Versicherte, für die in einem definierten Zeitraum die Inanspruchnahme einer Gesundheitsleistung dokumentiert war. Somit beziehen sich die Prävalenzen ausschließlich auf behandlungsbedürftige Frauen. Eingeschlossen waren Frauen im Alter zwischen 15 und 54 Jahren. Auf Basis dieser Daten errechnen sich bei einer weiblichen Bevölkerung von gut 22,3 Mio. Frauen in Deutschland in der genannten Altersklasse eine Fallzahl von 1,81 Mio. Frauen bei einer Prävalenz von 8,1% und 1,27 Mio. behandlungsbedürftiger Frauen mit Endometriose bei einer Prävalenz von 5,7%. Die Krankheitskosten auf Bevölkerungsebene und der Durchschnittskosten aus den jeweiligen Studien werden in ◘ Tab. 15.4 dargestellt. Die EU-weite EndoCost-Studie und die Reha-Studie wurden dabei nicht berücksichtigt, da die Gesamtkosten möglicherweise deutlich überschätzt sind.

15.3.6 Diskussion der Krankheitskosten auf Gesellschaftsebene

Auf Basis der genannten Aspekte und unter Beachtung des ökonomischen Vorsichtsprinzips scheint es angeraten, die Ergebnisse der CLoE-Studie und der EndoCost-Studie Deutschland bei einer Prävalenz von 5,7% als erste Abschätzung der ökonomischen Belastung auf Bevölkerungsebene zugrunde zu legen. Die Kosten betragen nach dieser Berechnung pro Jahr rund 3,2 Mrd. € für Deutschland, wobei die Kosten aus Arbeitsunfähigkeitszeiten die Kosten der direkten medizinischen Versorgung etwas übersteigen. Weitere Studien, insbesondere zur Prävalenz und Inzidenz, aber auch zu den mit der Krankheit einhergehenden Kosten unter Berücksichtigung verschiedener Subgruppen, sind jedoch unabdingbar. Besondere Aufmerksamkeit sollte den Kosten und möglichen Folgekosten der Diagnoseverzögerung zukommen, die in den vorliegenden Studien unterrepräsentiert sein dürften. Darüber hinaus muss hier kritisch angemerkt werden, dass in dieser kurzen Darstellung die Kosten nur unvollständig abgebildet werden. Nicht aufgezeigt wurden die nichtmedizinischen Kosten, die nicht erstattungsfähigen medizinischen Kosten, die Kosten alternativer (nicht erstattungsfähiger) Behandlungen und auch die Kosten aus Kinderwunschbehandlung blieben für die Hochrechnung der Kosten auf Gesellschaftsebene unberücksichtigt. Die Erhebung dieser Kostenparameter ist sehr aufwendig und wurde daher in den vorliegenden Studien nur zum Teil durchgeführt. Zur Vermeidung von Verzerrungen wurde auf eine Darstellung verzichtet.

Tab. 15.4 Krankheitskosten auf Gesellschaftsebene, variiert nach Prävalenz

Kosten-Parameter	EVA-Studie	EndoCost-Studie Deutschland	CloE-Studie	EVD-Studie
Direkte Kosten Prävalenz 8,1%	5.321.380.698,00 €	1.988.506.422,00 €	1.784.046.708,00 €	4.233.944.520,00 €
Direkte Kosten Prävalenz 5,7%	3.744.675.306,00 €	**1.399.319.334,00 €**	**1.255.440.276,00 €**	2.979.442.440,00 €
Indirekte Kosten Prävalenz 8,1%	2.576.554.272,00 €	2.493.322.884,00 €	2.752.063.938,00 €	2.453.516.568,00 €
Indirekte Kosten Prävalenz 5,7%	1.813.130.784,00 €	**1.754.560.548,00 €**	**1.936.637.586,00 €**	1.726.548.696,00 €
Gesamtkosten Prävalenz 8,1%	7.897.934.970,00 €	4.481.829.306,00 €	4.536.110.646,00 €	6.687.461.088,00 €
Gesamtkosten Prävalenz 5,7%	5.557.806.090,00 €	**3.153.879.882,00 €**	**3.192.077.862,00 €**	4.705.991.136,00 €

Anmerkungen: Direkte Kosten umfassen hier die Kosten der ambulanten, stationären und medikamentösen Versorgung, indirekte Kosten berücksichtigen ausschließlich Arbeitsunfähigkeitszeiten

Eine Analyse der **internationalen gesundheitsökonomischen Literatur** zur Endometriose zeigt folgende Kostenschätzungen: So werden die Kosten für Krankenhausaufenthalte in Italien auf 54 Mio. € pro Jahr geschätzt unter der Annahme, dass 3 Mio. italienische Frauen an Endometriose erkrankt sind (Luisi et al. 2009). Zugrunde gelegt wurde eine Prävalenz von 10% aller italienischen Frauen. Des Weiteren hat eine kanadische Studie auf Basis von 27 chirurgisch behandelten Frauen mit Endometriose für das Jahr 2009 Kosten in Höhe von durchschnittlich $ 5048,00 (Canadian Dollars) errechnet. Diese wurden von den indirekten Kosten in Höhe von $ 4403,00 dominiert, wogegen die direkten Kosten nur $ 1005,00 betrugen. Die jährliche Gesamtbelastung für die kanadische Bevölkerung wurde auf 1,3 bis $ 2,4 Mrd. Canadian Dollar geschätzt. (Levy et al. 2011). Eine Studie im Auftrag der UK Endometriosis All Party Parliamentary Group errechnete bis zu 30 Mrd. €, die in der EU jährlich allein für die Arbeitszeitausfälle von Frauen mit Endometriose anfallen (nachzulesen auf den Seiten des europäischen Dachverbandes für Endometriose ► www.endometriosis.org). Simoens et al. (2007) haben auf Basis eines systematischen Reviews die Kosten für die Bevölkerung der USA hochgerechnet. Bei einer angenommenen Prävalenz von 10% ermittelten sie direkte und indirekte Kosten in Höhe von 22 Mrd. US Dollar für das Jahr 2002.

Aufgrund des Auftretens der Erkrankung in jungen Jahren sind die Frauen nicht nur in der biologisch reproduktiven Phase, sondern in der aus gesellschaftlicher Sicht so wichtigen (beruflich) produktiven Phase beeinträchtigt. Dieses ist bei anderen chronischen Erkrankungen eher nicht der Fall, da der Erkrankungsgipfel erst in höherem Alter auftritt. Darüber hinaus sind die Frauen mit Endometriose über einen sehr langen Zeitraum erkrankt. Insofern sind neben den Krankenkassen auch weitere Sozialversicherungsträger, wie z. B. die Rentenversicherungen, finanziell beteiligt. Viele Frauen entwickeln jedoch auch Strategien im Umgang mit der (zeitweisen) Leistungsminderung, die sich nicht in den Routinedaten (Sozialdaten) widerspiegeln. Hierzu gehören die Arbeitszeitreduzierung (freiwillig und ohne Lohnausgleich) sowie die Kompensation von Tätigkeiten an leistungsschwachen Tagen durch leistungsstärkere Tage. Darüber hinaus wird eher im privaten Bereich »gekürzt« (Hausarbeiten verschoben, private Termine abgesagt), um im Beruf weiterhin leistungsfähig zu bleiben. Grundsätzlich stellt sich auch die Frage, inwieweit die Ausbildung und das Fortkommen im Beruf negativ durch die Erkrankung beeinflusst werden. Es ist sicherlich gut nachvollziehbar, dass die Erhebung und noch viel mehr die Bewertung dieser Parameter schwierig ist, zumal noch methodische Unklarheiten bestehen. Diese Aspekte sind bei anderen Erkrankungen, die Menschen in höherem Alter treffen, eher nachrangig.

Exkurs: Prävalenzberechnung

Die Ergebnisse zeigen deutlich den großen Effekt der Prävalenzannahmen auf die Hochrechnung. Damit kommt der Prävalenzannahme eine besondere Bedeutung zu, wenn die wirtschaftliche Belastung der Gesellschaft durch die Endometriose abgeschätzt werden soll. Die Angaben zur Prävalenz schwanken stark und reichen von 4% bis 30% (Renner et al. 2009). In der deutschen und internationalen Literatur findet sich häufig die Annahme, dass ungefähr 10% der Frauen in der reproduktiven Lebensphase von Endometriose betroffen sind (Finas et al. 2004, Gao et al. 2006, Simoens et al. 2007). Die Unterschiede sind darauf zurückzuführen, dass die Berechnungen auf Subgruppen mit unterschiedlichen Risiken basieren. Die Nurses' Health Study II zeigte für die Jahre 1989–1999 in den USA eine Prävalenz zwischen 0,3% und 5,3% (Levy et al. 2011), während das Healthcare Cost and Utilization Project Prävalenzen von 2,3% und 2,4% für die Jahre 1991 und 1992 ermittelte (Zhao et al. 1998).

In aktuelleren Publikationen werden die Erkrankungsraten mit 3% bis 6% angegeben (Parazzini et al. 2012). Der Top-down-Ansatz von Abbas et al. über die Routinedaten (Sozialdaten) einer großen gesetzlichen Krankenversicherung ermöglicht eine weitaus bessere Qualität der Erkrankungsrate. Aber auch diese Untersuchung geht mit gewissen Unsicherheiten einher. Eine Unterschätzung der Prävalenz ist wahrscheinlich, da weiterhin von einer Unterdiagnostizierung der Endometriose ausgegangen werden muss. Darüber hinaus ist aber auch eine Überschätzung der Prävalenz nicht ausgeschlossen, da nur für einen Teil der Versicherten die Sicherheit einer endgültigen Diagnose im Rahmen einer Laparoskopie dokumentiert war.

Eine Bevölkerungsbefragung in Bremen im Jahr 1999 zeigte eine Prävalenz von 3% für Endometriose. Befragt wurden allerdings Frauen im Alter von 40–70 Jahren, sodass hier sicherlich eine Unterschätzung vorliegt (Jahn et al. 2001). Eine noch niedrigere Prävalenz wurde von Mirkin et al. für die Versicherten einer privaten Krankenversicherung in den USA ermittelt. Diese betrug für Frauen zwischen 18 und 55 Jahren 0,7% (Mirkin et al. 2007). Allerdings beruhte die Prävalenzberechnung dieser Studie nicht auf den Fällen (Personen), sondern den Jahren mit dokumentierter Leistungsinanspruchnahme. Daher konnte eine Frau sowohl in der Gruppe der Endometriose sein (z. B. von 1999 bis 2000) und gleichzeitig auch in der Gruppe der Nicht-Endometriose-Fälle (von 2001 bis 2003). Damit wird implizit unterstellt, dass Frauen ohne Leistungsinanspruchnahme nicht als erkrankt gelten. Diese Vorgehensweise führt sicherlich zu einer deutlichen Unterschätzung, da Versicherte einer privaten Krankenversicherung die Kosten aus Leistungsinanspruchnahmen häufig nicht geltend machen, um am Jahresende eine Beitragsrückerstattung nicht zu verwirken.

15.4 Aspekte der Vergütung

Über die Ausgestaltung des Vergütungssystems werden an die Leistungserbringer ganz wesentliche Signale zur Leistungserbringung gegeben. Daher müssen Vergütungssysteme, wenn sie effektiv sind, folgende Funktionen erfüllen:

1. **Steuerungs- und Anreizfunktion**: Danach sollen die Anbieter veranlasst werden, ihre Leistungen bedarfsgerecht und wirtschaftlich zu erbringen. Vergütungssysteme sind so auszugestalten, dass sie Anreize enthalten, welche Anstrengungen zur Kostensenkung und zur Erhöhung der Lebensqualität belohnen und der Erbringung von nicht bedarfsgerechten Leistungen entgegenwirken. Auf Seiten der Versicherten sollen Anreize zu einer angemessenen Inanspruchnahme gesetzt werden.
2. **Finanzierungs- und Verteilungsfunktion**: Das Vergütungssystem muss so ausgestaltet sein, dass den Anbietern ein leistungsgerechtes Einkommen gewährt wird, zugleich aber eine zu hohe Belastung der Leistungsfinanzierer vermieden wird (Hajen et al. 2010a).

3. **Umsetzbarkeit und Akzeptanz**: Eine weitere Voraussetzung für die Effektivität eines Vergütungssystems besteht darin, dass das System transparent ist und einfach im Alltag umzusetzen ist und somit von allen Beteiligten akzeptiert wird.

15.4.1 Vergütung von Krankenhausleistungen

Bei dem DRG-Fallgruppensystem, das für die Abrechnung stationärer Krankenhausleistungen 2004 eingeführt wurde, handelt es sich um ein Patientenklassifikationssystem, in dem Patienten anhand von Diagnosen, Prozeduren und weiteren Parametern in medizinisch ähnliche Gruppen eingeteilt werden. Dabei sollen die Fälle einer Gruppe einen vergleichbaren Ressourcenverbrauch aufweisen. Die DRGs bilden Erkrankungen mit einem vergleichbaren Behandlungsaufwand als Fallgruppe ab, der mit einem einheitlichen Betrag vergütet wird. Es gilt der Grundsatz, dass der Betrag die durchschnittlichen Behandlungskosten abdecken soll. Aus ökonomischer Sicht setzt das DRG-System – gewünschte – Anreize für eine effizientere Leistungserstellung, unter anderem auch dadurch, dass die Budgetsteuerung sowohl über die Höhe der Fallpauschalen wie auch über die Verweildauer erfolgt. Ein leistungsgerechtes Einkommen kann erzielt werden, sofern entsprechend differenzierte (leistungsadäquate) Fallpauschalen vorliegen. Es wird jedoch auch die Gefahr negativer Anreize für die Patientenversorgung gesehen, wenn eine Selektion der behandelten Fälle, z. B. nach Schweregrad oder Komplexität der Behandlung, zu einer Qualitätseinbuße sowie einer Verlagerung in andere Versorgungssektoren führt. Ein weiteres Problem ist in der aktuell bestehenden Komplexität der Regelungen durch verschiedenste Ausnahme- und Sonder-Entgeltregelungen, Zu- und Abschlägen und besondere Pflegesätze zu sehen, die dem Gebot der Einfachheit und Transparenz nicht entsprechen (Hajen et al. 2010b, Paetow et al. 2010c, Simon 2010b).

Leider liegen zum Thema Vergütung der Leistungserstellung im Rahmen der Diagnostik und Therapie der Endometriose nur sehr wenige Informationen vor. Ein – allerdings sehr oberflächlicher – Abgleich der Vergütung im akutstationären Bereich in zwei deutschen Kliniken mit mehreren hundert Endometriose-Operationen pro Jahr hat gezeigt, dass die im Controlling errechneten Selbstkosten überwiegend durch die DRGs gedeckt werden. Das gilt jedoch **nicht** für schwierige und langwierige Operationen, z. B. bei Mitbeteiligung des Darms. Vergleichbare Ergebnisse hat auch eine umfassendere Analyse anhand der Daten des Universitätsklinikums Münster erbracht. Schäfer et al. haben in ihrer Publikation festgestellt, dass das bestehende Kodierungssystem keine ausreichende Differenzierung zulässt, sodass eine tief infiltrierende Endometriose nicht immer entsprechend ihrem Aufwand vergütet wird. Aus ökonomischer Sicht besteht die Gefahr, dass falsche Anreize in Richtung einer Risikoselektion gesetzt werden (Foit u. Vera 2006, Schäfer et al. 2008).

Darüber hinaus ist das Ziel einer angemessenen Finanzierung der erbrachten Leistung gefährdet. Die Folge ist eine **Quersubventionierung** innerhalb der Abteilung durch besser vergütete Indikationen oder auch klinikübergreifend durch andere Fachabteilungen. Darüber hinaus können die beschriebenen fehlenden Ausdifferenzierungen der DRGs hinsichtlich der superfiziellen und tief infiltrierenden Endometriose zu folgenden **Fehlanreizen** führen:

- Es können Anreize zu nicht bedarfsgerechter Leistungserbringung gesetzt werden, indem auf besser vergütete Prozeduren im Sinne einer Fehlversorgung ausgewichen wird. Damit wird das Ziel einer wirtschaftlich wie auch medizinisch angemessenen Versorgung verfehlt, da für die Gesellschaft höhere Kosten entstehen.
- Es können Anreize zur Risikoselektion gesetzt werden mit der Folge einer Unter- oder Fehlversorgung der Patientinnen und damit einhergehend möglichen Folgekosten. So wird z. B. bei Darmbeteiligung eine mehr als doppelt so hoch vergütete DRG fällig, wenn ein Darmsegment entfernt wird, als wenn der Knoten von der Darmwand abpräpariert wird. Auch dadurch wird die Steuerungsfunktion einer bedarfsgerechten und wirtschaftlichen Versorgung nicht erfüllt.

15

- Beide Fehlanreize können darüber hinaus unerwünschte Einflüsse auf andere Bereiche der Versorgung haben. Dies ist denkbar, wenn die Versorgung durch andere Leistungserbringer erfolgt, z. B. durch Verlagerung in den ambulanten Sektor oder in die Rehabilitation. Dieses Vorgehen hat nicht nur entsprechende finanzielle Belastungen dieser Versorgungsbereiche zur Folge, sondern geht möglicherweise auch mit Qualitätseinbußen einher. Ein weiterer Effekt entsteht durch die bereits erwähnte Quersubventionierung innerhalb der Abteilung oder Klinik. Das entspricht nicht dem Grundsatz einer leistungsgerechten Vergütung und führt langfristig durch den Druck sinkender Gewinne zur Risikoselektion.

Grundsätzlich ist mit der fehlenden Transparenz und der hohen Komplexität der Entgeltstruktur die Gefahr von Fehlkodierungen verbunden, die im Fall der Endometriose durch die teilweise fehlende Kostendeckung zu weiteren Gewinneinbußen führen kann (Brumm et al. 2002).

15.4.2 Vergütung von ambulanten Gesundheitsleistungen

Für den Bereich der niedergelassenen Ärzte gilt in Deutschland ein komplexes Vergütungssystem, das international keine Entsprechung findet. So konstatiert Simon: »Das System ist mittlerweile allerdings derart komplex, dass es vollständig im Grunde nur von wenigen Verbandsexperten und zuständigen Ministerialbeamten beherrscht und verstanden wird.« (Simon 2010a). Die Abrechnung erfolgt über ein zweistufiges Verfahren, bei dem die Kassenärztlichen Vereinigungen (KVen) zwischen den gesetzlichen Krankenkassen und den Ärzten stehen. Entsprechend dem Vertragsarztänderungsgesetz (VÄndG) von 2007 wird auf regionaler Ebene zwischen den KVen und den Krankenkassen bzw. deren Spitzenverband eine Gesamtvergütung auf Grundlage des Versorgungsbedarfs vereinbart, die nur in Ausnahmefällen überschritten werden darf. Zusätzlich werden arztbezogene Regelleistungsvolumina (RLV) mit festen Preisen bestimmt, Überschreitungen werden degressiv gestaffelt. Die Leistungen der Ärzte werden in Punkten gemessen und diese Punkte werden mit jährlich neu festgelegten und an den Kosten orientierten Punktwerten vergütet. Das aktuell geltende Vergütungssystem wird insofern als Fortschritt angesehen, als es keine Anreize mehr zur Leistungsausweitung setzt und die Ärzte gegenüber dem vorausgegangenen System eine höhere Einkommenssicherheit haben.

Für die Endometriose konnten keine Publikationen zu der Vergütungssituation im ambulanten Sektor gefunden werden. Insgesamt ist es schwierig, aussagefähige Informationen zur Vergütung niedergelassener Gynäkologen zu erhalten. Die Veröffentlichungen der Kassenärztlichen Bundesvereinigung (KBV) zu unterschiedlichen Fachgebieten beruhen auf den Honorarumsätzen je Behandlungsfall (▶ http://www.kbv.de/media/sp/131215_HB_4_Q2012_web.pdf) und nicht auf den Fallwerten. Die Honorarumsätze zeigen erhebliche regionale Unterschiede. Diese Unterschiede sind – zumindest zum Teil – durch abweichende Berechnungsmodi in den KV-Regionen begründet. Eine belastbare Aussage zu den aktuellen Fallwerten ist jedoch auf dieser Grundlage nicht möglich. Für das ärztliche Gespräch, die Untersuchung einschließlich transvaginalem Ultraschall und den schriftlichen Bericht können etwa 30,00 € abgerechnet werden. In Gesprächen mit niedergelassenen Gynäkologen wird jedoch deutlich, dass Frauen mit Endometriose nicht adäquat im Vergütungssystem abgebildet sind. Begründet wird das damit, dass die Krankheit einen deutlich höheren Gesprächsaufwand bedingt als andere gynäkologische Erkrankungen. Nicht nur die komplexen medizinischen Aspekte, sondern auch die unklare Pathogenese und die unterschiedlichen Lebenskonzepte der Frauen erfordern Beratungszeiten, die über die durchschnittliche Dauer eines Arztkontaktes von 8 min hinausgeht (▶ http://www.aerzteblatt.de/pdf.asp?id=67549). Bislang wird jedoch durch das bestehende Vergütungssystem ein Anreiz zugunsten der apparativen Diagnostik und zulasten der sprechenden Medizin gesetzt. Die Aufhebung dieser Verzerrung durch eine Honorarreform fordert der GKV-Spitzenverband in seinem Positionspapier von 27. Juni 2013 (▶ http://www.gkv-spitzenverband.de/media/dokumente/presse/pressekonferenzen_gespraeche/2013_1/20130701_pk_zukunfstmodell_gkv/pressemappe_130701/07_13-06-27_Positionspapier_GKV-Spitzenverband.pdf [Seite 13,14]).

Es besteht Einigkeit darüber, dass die Behandlung von Frauen mit Endometriose im niedergelassenen gynäkologischen Bereich durch andere Indikationen oder Routineuntersuchungen quersubventioniert wird. Die hier geschilderten Probleme der ambulanten Vergütung führen – vergleichbar dem stationären Sektor – zu Fehlanreizen, wie der Risikoselektion, und zu nicht bedarfsgerechter und nicht qualitätsgerechter Versorgung.

15.5 Aspekte der Versorgung

Über die Versorgungswege der Endometriose und die Erfahrungen der betroffenen Frauen liegen kaum Erkenntnisse vor. Die bislang durchgeführten Untersuchungen schließen überwiegend sehr stark belastete Frauen ein, die nicht als repräsentativ gelten können.

Es ist davon auszugehen, dass die Mehrheit der Frauen erst mit einem **Zeitverzug** von 1–3 Jahren nach Auftreten der Symptome ihren behandelnden Arzt auf die Probleme anspricht, wie die CLoE-Studie und die EndoCost-Studie gezeigt haben. Dies ist üblicherweise der Frauenarzt, je nach Art der Symptome werden jedoch auch Hausärzte, Orthopäden, Internisten, Urologen oder Ärzte anderer Fachrichtungen aufgesucht. Die immer wieder benannte Problematik des häufigen Ärztewechsels (Arbeitsgemeinschaft der Wissenschaftlichen Medizinischen Fachgesellschaften [AWMF] 2009) ist jedoch nicht eindeutig belegt. Möglicherweise trifft dies nur auf einen Teil der erkrankten Frauen zu. Die Suche nach einer in Endometriose erfahrenen gynäkologischen Praxis stellt die Frauen vor erhebliche Herausforderungen, wie eine Auswertung der schriftlichen Anfragen bei der Endometriose-Vereinigung Deutschland e.V. gezeigt hat (Zimmermann et al. 2009). Der Zugang zu zertifizierten Einrichtungen ist sicherlich noch verbesserungsbedürftig. Hier ist zu berücksichtigen, dass vorhandene Informationsangebote (z. B. Internetseiten) häufig nicht gefunden werden oder die spezifischen Bedürfnisse der Frauen nicht abdecken konnten. Insbesondere Frauen, bei denen die Endometriose erstmalig diagnostiziert wird, sind sich der Bedeutung einer Behandlung in einer zertifizierten Einrichtung nicht bewusst. Hier ist noch sehr viel Aufklärungsarbeit zu leisten. Das gilt auch für den stationären Bereich. Es ist wohl davon auszugehen, dass die Frauen erst bei Rückkehr der Beschwerden oder Auftreten eines Rezidivs eine besser informierte Klinikwahl treffen.

Einige wenige Studien haben im Rahmen von qualitativen Erhebungen verschiedene Versorgungsprobleme thematisiert, z. B. die möglichen Gründe für Diagnoseverzögerung (Ballard et al. 2006) oder die Erfahrungen in der medizinischen Grundversorgung (Denny 2004). Ungeachtet der Unterschiede in den Gesundheitssystemen dürften einige der genannten Probleme auch für Deutschland gelten. Die Krankheit ist geprägt durch folgende Faktoren:

- **Unwissenheit** (»Menstruationsbeschwerden sind normal«),
- **Normalisierung und Verharmlosung** sowohl durch die Patientin selbst, Personen aus dem Umfeld wie auch dem ärztlichen Bereich (»überempfindliche Simulantin«),
- **Vorurteilen** in der Gesellschaft (»Krebs der Karrierefrau«) und
- dem Problem eines **Tabu-Themas** (Ballard et al. 2006, Denny 2004, Ehret-Wagener 2003).

Besondere Probleme zeigen sich in der durchaus kontroversen Diskussion um die Probleme und möglichen Verbesserungsansätze in der Diagnostik (Ballrad et al. 2006, Garry 2006, Schenken 2006, Steege 2006, Stratton 2008) wie auch in Fehldiagnosen (Hudelist et al. 2012). In den letzten Jahren wurden die psychosomatischen Aspekte der Endometriose (bzw. der Unterbauchschmerzen) in der Literatur diskutiert (Siedentopf u. Kentenich 2004, Siedentopf u. Rauchfuß 2010, Yüksel et al. 2000). Evaluierte Therapieansätze liegen bislang jedoch nicht vor (Neises 2006).

Auch wenn die Neuerkrankungsrate mit jährlich 40.000 Fällen vergleichbar der Prävalenz von Brustkrebs ist, ist die Endometriose in der Bevölkerung weitgehend unbekannt und gilt innerhalb der Medizin als eine **Erkrankung »ohne Lobby«**

(Schweppe 2003) (»an Endometriose stirbt man nicht.«). Entsprechend inadäquat ist die Informationsversorgung der betroffenen Frauen. Einer amerikanischen Studie nach suchen Mädchen trotz hoher Prävalenz der Dysmenorrhoe (Leitsymptom der Endometriose) zu 65% keine medizinische Hilfe auf oder werden – auch für ihr eigenes Empfinden – nicht adäquat behandelt. Nur in 2% der Fälle erhielten sie Hilfe und Rat (O'Connell et al. 2006), 98% der Mädchen versuchten sich selbst zu helfen: Wärme, Ablenkung und Ruhe waren die am häufigsten genannten »Therapeutika«, die sich jedoch nur in 40% der Fälle als erfolgreich erwiesen. 30–70% der befragten Adoleszentinnen versuchten es mit Selbstmedikation durch frei verkäufliche Schmerzmittel (»over the counter«) in zumeist »unter-therapeutischen« Dosen (57%) und ohne Wissen der therapeutischen Wirkungen oder Kenntnis der Wirkstoffnamen (Campbell u. McGrath 1997).

Ein besonderes Problem bei der Endometriosebehandlung stellt die fehlende **Zuweisung in die Rehabilitation** dar. Pro Jahr werden laut Gesundheitsberichterstattung des Bundes (GBE) nur rund 500 Rehabilitationsmaßnahmen mit Zuweisungsdiagnose Endometriose in Anspruch genommen (GBE: Diagnosedaten der Vorsorge- oder Reha-Einrichtungen ab 2003). Angesichts der hohen Fallzahl von rund 23.750 stationär behandelten Fällen (GBE: Diagnosedaten der Krankenhäuser ab 2000) und den vielen Arbeitsunfähigkeitstagen von 53.214 (GBE: Arbeitsunfähigkeit bei AOK-Pflichtmitgliedern 2008) wären deutlich höhere Zuweisungszahlen zu erwarten. Ein Grund mag seitens der Ärzte und Ärztinnen sicherlich in der Unkenntnis des Bedarfs und der Indikation liegen, aber auch die geringe Vergütung für das Antragsverfahren stellt keinen positiven Anreiz dar. Die Anspruchsberechtigung bei Vorliegen bestimmter Voraussetzungen und die Kostenübernahme durch die Kostenträger sind jedoch klar definiert und mit praktischen Empfehlungen auf verschiedenen Internetseiten nachzulesen.

Die Unterstützung durch andere betroffene Personen bei chronischen Erkrankungen, z. B. im Rahmen der **Selbsthilfegruppen**, ist eine wertvolle Hilfe im Umgang mit der Krankheit. Auch für die Endometriose existiert eine bundesweit agierende Selbsthilfeorganisation. Diese wird intensiv kontaktiert, doch sind die persönlichen Treffen in einem kleinen Kreis eher rückläufig. Zunehmend in Anspruch genommen werden telefonische und internetbasierte Informationsangebote. Das ist eine Entwicklung, die auch für andere Erkrankungen zu beobachten ist. Das stellt die Bedeutung der Selbsthilfe nicht infrage, erfordert jedoch einige Anstrengungen, um den veränderten Bedürfnissen der Frauen gerecht zu werden. Auch wenn für die Selbsthilfe finanzielle Mittel in Sozialgesetzbuch V rechtlich verankert sind, so wird die Arbeit der Selbsthilfe weiterhin überwiegend im Ehrenamt erbracht.

15.6 Fazit

Es kann festgestellt werden, dass die ökonomische Bedeutung der Endometriose sicherlich nicht angemessen in der Gesellschaft wahrgenommen wird. Um die Aufmerksamkeit der Entscheidungsträger stärker auf die Erkrankung und die Probleme in der Versorgung der Endometriose zu richten, erscheint es sinnvoll, die wirtschaftliche Belastung deutlicher zu betonen. Allerdings liegen im Vergleich zu anderen Erkrankungen bislang national wie international nur wenige Studien vor. Aufgrund der unterschiedlichen Methodik ist es zudem schwer, die Ergebnisse zu bewerten.

Die derzeit vorliegenden Daten lassen nicht erkennen, ob und inwieweit unterschiedliche Bewertungsansätze – wie staatlich administrierte Preise bzw. kollektivvertraglich vereinbarte Preise versus Selbstkosten – zu deutlich unterschiedlichen Krankheitskosten führen. Hinsichtlich der Vergütung hat sich jedoch der Verdacht auf unerwünschte Anreize zu Unter- und Fehlversorgung vertieft, Hinweise auf Überversorgung (z. B. durch medizinisch nicht indizierte wiederholte Operationen) lassen sich aus den vorliegenden Daten nicht ableiten.

Um den unterschiedlichen Krankheitsverläufen und -phasen gerecht zu werden, erscheint es sinnvoll zukünftige Studien stärker an einem Lebenszyklus orientierten Ansatz auszurichten (Brosens et al. 2013). Wichtig erscheint auch, gezielt unterschiedliche Subgruppen zu untersuchen, z. B. sehr junge Frauen mit Endometriose (zur Verbesserung der Diagnostik und Therapie) oder Frauen mit sehr langen Diagnoseverzögerungen (zur Identifikation möglicher Versorgungsprobleme).

Es ist davon auszugehen, dass mögliche Ansätze zur Verbesserung der Versorgung der Frauen mit Endometriose sowohl im Gesundheitssystem bestehen (intensivere Vermittlung in Aus-, Fort- und Weiterbildung, finanzielle Anreize, verstärkte Bildung von Zentren im ambulanten und stationären Sektor) als auch bei den Frauen selbst (intensivere Aufklärung über Massenmedien, bessere Zugänge zu qualitativ hochwertigen Informationen) und nicht zuletzt in der Gesellschaft insgesamt (Enttabuisierung des Themas, angemessenere Wahrnehmung des chronischen Unterbauchschmerzes).

Literatur

Abbas S, Ihle P, Köster I, Schubert I (2012) Prevalence and incidence of diagnosed endomteriosis and risk of endometriosis in patients with endometriosis-related symptoms: findings from a statutory health insurance-based cohort in Germany. European Journal of Obstetrics & Gynecology and Reproductive Biology 160: 79–83

Arbeitsgemeinschaft der Wissenschaftlichen Medizinischen Fachgesellschaften (AWMF) (2009)

Ballard K, Lowton K, Wright, J. (2006) What's the delay? A qualitative study of women's experiences of reaching a diagnosis of endometriosis. Fertility and Sterility 86:1296–1301

Brandes I (2007) Lebensqualität von Endometriose-Patientinnen. Geburtsh Frauenheilk 67:1–5

Brandes I, Bönisch A, de Vries U, Ehlebracht-König I, Petermann F, Krauth C (2008) Modellhafte Einführung von Patientenschulungsprogrammen in der Rehabilitation. Phys Med Rehab Kuror 18:344–348

Brandes I, Kleine-Budde K, Mittendorf T (2009) Krankheitskosten bei Endometriose. Geburtsh Frauenheilk 69:925–930

Brandes I, Wunderlich B, Niehues C (2010) Rahmenbedingungen für die Umsetzung eines ambulanten Schulungsprogramms – Besonderheiten und Abgrenzung zu einer stationären Schulung. Rehabilitation 50:111–117

Brosens I, Puttemans P, Benagiano G. (2013) Endometriosis: a life cycle approach? Am J Obstet Gyn: 307–316

Brumm C, Beckmann A, Jap D, Oppelt P, Beckmann M (2002) Diagnosis Related Groups (DRGs) in der Frauenheilkunde und Geburtshilfe. Frauenarzt 43:22–30.

Burchert H, Hansmeier T, Hessel A et al. (1999) Förderschwerpunkt »Rehabilitationswissenschaften«. Empfehlungen der Arbeitsgruppen »Generische Methoden«, »Routinedaten« und »Reha-Ökonomie« (ed Verband Deutscher Rentenversicherungsträger), Frankfurt, S. 195–246.

Campbell M, McGrath P (1997) Use of medication by adolescents for the management of menstrual discomfort. Arch Pediatr Adolesc Med 151:905.

Denny E (2004) 'You are one of the unlucky ones': delay in the diagnosis of endometriosis. Diversity in Health and Social Care 1:39–44.

Ehret-Wagener B (2003) Gynäkologische Patientinnen in der Rehabilitation. Der Gynäkologe 36:1092–1098.

Finas D, Hüppe M, Diedrich K, Kowalcek I (2005) Chronischer Unterbauchschmerz am Beispiel der Endometriose – Problempatientin in der Gynäkologie? Geburtsh Frauenheilk 65:156–163.

Foit K, Vera A (2006) Anreizorientierte Krankenhausvergütung mit Fallpauschalen. Gesundheitsökonomie und Qualitätsmanagement 11:245–251.

Fourquet J, Báez L, Figueroa M, Iriarte I, Flores I (2011) Quantification of the impact of endometriosis symptoms on health-related quality of life and work productivity. Fertility and Sterility 96:107–112.

Fourquet J, Gao Y, Zavala D et al. (2010) Patients' report on how endometriosis affects health, work, and daily life. Fertility and Sterility 93:2424–2428.

Gao X, Outley J, Bottemann M, Spalding J, Simon J, Pashos C (2006) Economic burden of endometriosis. Fertility and Sterility 86:1561–1572.

Garry R (2006) Diagnosis of endometriosis and pelvic pain. Fertility and Sterility 86:1307–1309.

Guo S-W, Wang Y (2006a) Sources of heterogeneities in estimating the prevalence of endometriosis in infertile and previously fertile women. Fertility and Sterility 86:1584–1595.

Guo S-W, Wang Y (2006b) The Prevalence of Endometriosis in Women with Chronic Pelvic Pain. Gynecologic and Obstetric Investigation 62:121–130.

Hajen L, Paetow H, Schumacher H, Hrsg. (2010a) Gesundheitsökonomie. Strukturen-Methoden-Praxis. Verlag W. Kohlhammer, Stuttgart: S. 153–159

Hajen L, Paetow H, Schumacher H, Hrsg. (2010b) Gesundheitsökonomie. Strukturen-Methoden-Praxis. Verlag W. Kohlhammer, Stuttgart: S. 188–205.

Hajen L, Paetow H, Schumacher H, Hrsg. (2010c) Gesundheitsökonomie. Strukturen-Methoden-Praxis. Verlag W. Kohlhammer, Stuttgart: S. 181–187.

Hessel A, Kohlmann T, Krauth C et al. (1999) Förderschwerpunkt »Rehabilitationswissenschaften«. Empfehlungen der Arbeitsgruppen »Generische Methoden«. »Routinedaten« und »Reha-Ökonomie« (ed Verband Deutscher Rentenversicherungsträger). Frankfurt: S. 106–194.

Holt V, Weiss N (2000) Recommendations for the Design of Epidemiologic Studies of Endometriosis. Epidemiol 11:654–659.

Hudelist G, Fritzer N, Thomas A et al. (2012) Diagnostic delay for endometriosis in Austria and Germany: causes and possible consequences. Human Reproduction 27:3412–3416.

Jahn I, Pfuhl J, Post A, Stroth S, Starker A (2001) Frauengesundheitsbericht Bremen 2001. Der Senat für Arbeit, Frauen Gesundheit Jugend und Soziales. 2001. Bremen
Krauth C, Hessel F, Klingelhöfer H, Schweikert B, Hansmeier T, Wasem J (2005) Gesundheitsökonomische Evaluation von Rehabilitationsprogrammen im Föderschwerpunkt Rehabilitationswissenschaften. Rehabilitation 44:e46–e56.
Levy A, Osenenko K, Lozanao-Ortega G et al. (2011) Economic Burden of Surgically Confirmed Endometriosis in Canada. J Obstet Gynaecol Can 33: 830–837
Luisi S, Lazzeri L, Ciani V, Petraglia F (2009) Endometriosis in Italy: From cost estimates to new medical treatment. Gynecological Endocrinology 25: 734–740
Mirkin D, Murphy-Barron C, Iwasaki K (2007) Actuarial Analysis of Private Payer Administrative Claims Data for Women With Endometriosis. Journal of Managed Care Pharmacy 13: 262–272
Neises M (2006) Psychosomatische Aspekte chronischer Unterbauchschmerzen der Frau. Geburtsh Frauenheilk 66: 349–354
Nnoaham K, Hummelshoj L, Webster P et al. (2011) Impact of endometriosis on quality of life and work productivity: a multicenter study across ten countries. Fertility and Sterility 96:366–373.
O'Connell K, Davies A, Westhoff C (2006) Self-treatment Patterns Among Adolescent Girls with Dysmenorrhea. J Pediatr Adolesc Gynecol 19:285–289.
Oehmke F, Suwandinata F, Deisting C, Tinneberg H-R (2007) Datenlage zur Endometriose. Der Gynäkologe 7:521–526.
Oppelt P, Chavtal R, Haas D et al. (2012) Cots of in-patient treatment for endometriosis in Germany 2006: an analysis based on the G-DRG-Coding. Gynecological Endocrinology 28:903–905.
Parazzini F, Vercellini P, Pelucchi C (2012) Endometriosis: Epidemiology, and Ethiological Factors. In: Giudice L, Evers J, Healy D (Hrsg.) Endometriosis. Science and Pratice. Chichester: Wiley-Blackwell: 19–26
Reichert B (2010) Kostenfaktor Endometriose in der stationären Versorgung in Deutschland - Analyse anhand des DRG-Systems für die Jahre 2005 und 2006. Dissertation.
Renner S, Oppelt P, Binder H, Beckmann M (2009) Endometriose. Geburtshilfe und Frauenheilkunde 69: R115–R135
Rogers P, D'Hooghe T, Fazleabas A et al. (2013) Defining Future Directions for Endometriosis Research: Workshop Report From the 2011 World Congress of Endometriosis in Montpellier, France. Reprod Sci 20: 483–499
SchäferS, Brüning K, Fiori W, Kiesel L, Buchweitz O (2008) Wird die operative Therapie der Endometriose im aktuellen DRG-System sachgerecht abgebildet? Geburtsh Frauenheilk 68:1089–1094
Schenken R (2006) Delayed diagnosis of endometriosis. Fertility and Sterility 86:1305–1306
Schöffski O, Uber A. (2000) Gesundheitsökonomische Evaluationen. In: Schöffski O, Schulenburg JGvd. Springer Verlag, Berlin, Heidelberg: S. 175–203
Schulenburg JGvd, Greiner W, Jost F et al. & Mitglieder des Hannoveraner Konsens (2007) Deutsche Empfehlungen zur gesundheitsökonomischen Evaluation – dritte und aktualisierte Fassung des Hannoverander Konsens. Gesundheitsökonomie und Qualitätsmanagement 12:285–290
Schweppe K-W (2003) Endometriose – Eine Erkrankung ohne Lobby. Zentralbl Gynäkol 125: 233
Siedentopf F, Kentenich H (2004) Der chronische Unterbauchschmerz - a never ending story? Geburtsh Frauenheilk 64:1351–1354
Siedentopf F, Rauchfuß M (2010) Chronischer Unterbauchschmerz der Frau. Frauenheilkunde up2date 4: 218–220
Simoens S, Hummelshoj L, D'Hooghe T (2007) Endometriosis: cost estimates and methodological perspective. Human Reproduction Update 13: 395–404
Simoens S, Hummelshoj L, Dunselman G, Brandes I, Dirksen C (2011) Endometriosis cost assesment (the EndoCost study): a cost-of-illness analysis protocol. Gynecologic and Obstetric Investigation 71: 170–176
Simoens SDG, Dirksen C, Hummelshoj L et al. (2012) The burden of endometriosis: costs and quality of life of women with endometriosis and treated in referral centres. Human Reproduction 27: 1292–1299
Simon M, Hrsg. (2010a) Das Gesundheitssystem in Deutschland. Verlag Hans Huber, Bern: S. 208–228
Simon M, Hrsg. (2010b) Das Gesundheitssystem in Deutschland. Verlag Hans Huber, Bern: S. 294–316
Steege J (2006) Too soon, too late, too often, too seldom? Fertility and Sterility 86: 1310–1311
Stratton P (2008) The tangled web of reasons for the delay in diagnosis of endometriosis in women with chronic pelvic pain: will the suffering end? Fertility and Sterility 86: 1302–1304
Vigano P, Parazzini F, Somigliana E (2004) Endometriosis: epidemiology and aetiological factors. Best Pract Res Clin Obstet Gynaecol 18: 177–200
Yüksel E, Siedentopf F, Kentenich H (2000) Chronische Unterbauchschmerzen unter Berücksichtigung psychosomatischer und kulturspezifischer Überlegungen – Darstellung des »Göbek Düsmesi« (=Nabelfalls) anhand einer Kasuistik. Geburtsh Frauenheilk 60: 475–477
Zhao S, Wong J, Davis M, Gersh G, Johnson K (1998) The Cost of Inpatient Endometriosis Treatment: An Analysis Based on the Healthcare Cost and Utilization Project Nationwide Inpatient Sample. The American Journal of Managed Care 4: 1127–1134
Zimmermann A, Brandes I, Babitsch B (2009) Informationsbedürfnisse und fehlendes Krankheitswissen von Frauen mit Endometriose. Geburtsh Frauenheilk 70: 568–573

Serviceteil

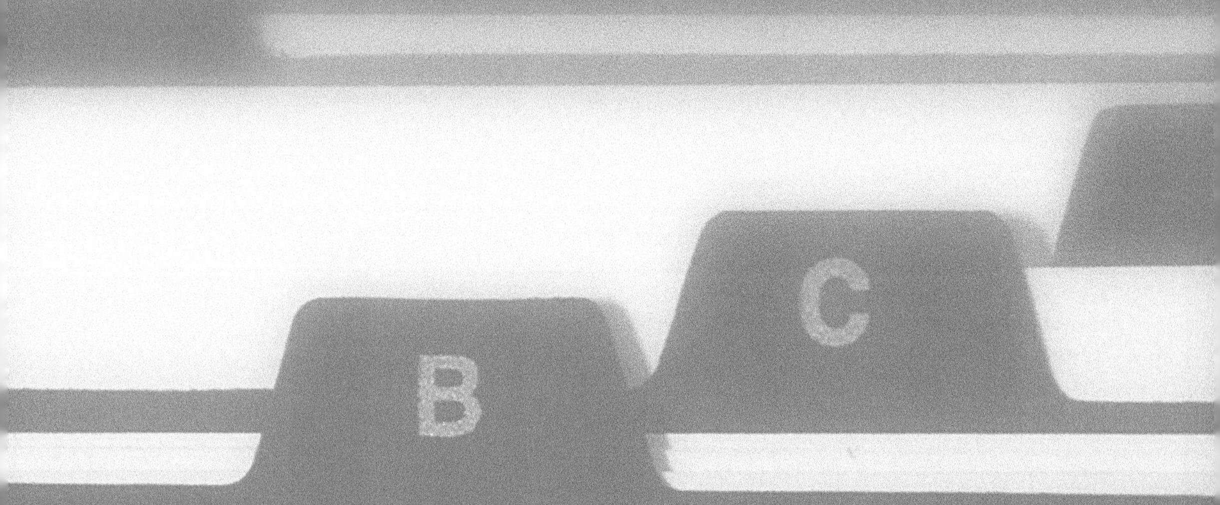

M. Sillem et al. (Hrsg.), *Leitsymptom chronischer Unterbauchschmerz der Frau*,
DOI 10.1007/978-3-662-43669-1,

Stichwortverzeichnis